全国中医药行业高等教育"十三五"创新教材

亚健康学概论

（供中医学、中西医临床医学、针灸推拿学、中医养生学等专业用）

主　编　肖子曾　宋炜熙

中国中医药出版社
·北　京·

图书在版编目（CIP）数据

亚健康学概论 / 肖子曾，宋炜熙主编 . -- 北京：
中国中医药出版社，2019.8（2024.12重印）
全国中医药行业高等教育"十三五"创新教材
ISBN 978 - 7 - 5132 - 5607 - 0

Ⅰ . ①亚⋯ Ⅱ . ①肖⋯ ②宋⋯ Ⅲ . ①亚健康—中医
学院—教材 Ⅳ . ① R441

中国版本图书馆 CIP 数据核字（2019）第 118066 号

中国中医药出版社出版

北京经济技术开发区科创十三街 31 号院二区 8 号楼
邮政编码　100176
传真　010-64405721
三河市同力彩印有限公司印刷
各地新华书店经销

开本 787×1092　1/16　印张 11.75　字数 265 千字
2019 年 8 月第 1 版　2024 年 12 月第 6 次印刷
书号　ISBN 978 - 7 - 5132 - 5607 - 0

定价　42.00 元
网址　www.cptcm.com

服 务 热 线　010-64405510
购 书 热 线　010-89535836
维 权 打 假　010-64405753

微信服务号　zgzyycbs
微商城网址　https：//kdt.im/LIdUGr
官 方 微 博　http：//e.weibo.com/cptcm
天猫旗舰店网址　http：//zgzyycbs.tmall.com

如有印装质量问题请与本社出版部联系（010-64405510）

全国中医药行业高等教育"十三五"创新教材

《亚健康学概论》编委会

前　言

随着社会的发展，先进的药物和诊疗仪器不断出现，人类的寿命不断延长，重大疾病病死率不断下降，但出现不适症状的"病人"却越来越多。世界卫生组织对健康提出了全面而明确的定义："健康不仅是没有疾病和虚弱，而且是身体上、心理上和社会适应能力上的完美状态。"相对于健康，亚健康是指人体处于健康与疾病之间的边缘状态，也被称为"第三状态"。

有学者研究指出，我国人口15％属于健康人群，15％属于非健康人群，70％属于亚健康人群，亚健康人数超过9亿。亚健康状态也是很多疾病如肝炎、心脑血管疾病、代谢性疾病等的前期征兆。随着社会发展和国人疾病谱的转变，生活方式病和慢性病日益增多，对亚健康人群进行深入研究与指导是国家与社会发展的迫切需求，但现状是缺乏适合国情的全面而系统的亚健康知识。亚健康学科体系是对健康事业的一种开拓性探索。科学构建亚健康学体系，需要发挥中医特色，运用中医学、现代医学与其他学科的理论知识与技能研究亚健康领域的理论知识、人群状态表现、保健预防及干预技术。亚健康学是一门以自然科学属性为主，涉及医学、心理学、社会学、哲学、人文科学等多个领域的综合学科。

中医理论认为，健康的状态就是"阴平阳秘，精神乃治"。中医未病理论可概括为"未病先防、既病防变"，正如《素问·四气调神大论》所说："是故圣人不治已病治未病，不治已乱治未乱，此之谓也。夫病已成而后药之，乱已成而后治之，譬犹渴而穿井、斗而铸锥，不亦晚乎？"健康的生活、行为、工作方式是提高生命质量，预防亚健康和疾病的根本方法；主张饮食有节、起居有常、调畅情志、劳逸适度等养生之术，如《素问·上古天真论》云："虚邪贼风，避之有时；恬惔虚无，真气从之；精神内守，病安从来？"告诉人们养生之道是注意生活起居，保持良好的生活态度。从这一点看中医"未病"概念应为包括了亚健康状态在内的所有机体阴阳失调但尚未至病的状态。

本教材是为学生了解亚健康学的基本理论、基本知识而编写的公共课或选修课教材，适用于高等中医药院校中医学、中西医临床医学、针灸推拿学、中医养生学、护理学、心理学等专业的学生使用，亦可作为广大医务工作者的参考工具书。

本教材的编写凝聚了全国多个中医药院校教师的集体智慧，编写人员来自湖南中医药大学、广西中医药大学、陕西中医药大学、山西中医药大学、河南中医药大学、成都中医药大学、黑龙江中医药大学等单位。内容上，分为五章，包括健康与亚健康、亚健康与未病学、亚健康的检测评估、亚健康状态的综合干预、亚健康的研究展望。编委会在继往使用的基础上对教材内容进行了更新和优化，力求体现科学性、继承性、先进性、创新性与规范性，并且着重从中医药理念、优势特色、临床应用等方面来理解亚健康学科体系。

鉴于学科进展，教材内容与形式仍有提升空间，敬请广大读者提出宝贵意见和建议，以便再版时修订和提高。

编委会

2019 年 5 月

目　录

第一章　健康与亚健康 ▷▷▷▷

　　健康与亚健康状态研究是 21 世纪疾病预防研究领域的热点问题。健康和疾病是生命过程中对立的两极，亚健康是它们之间的过渡状态。2003 年 10 月，美国 NIH 公布了全球健康的 14 大挑战，其中"发展可以量化评估人口健康状态的技术""发展能评估人体多种状态和病原体的临床检测技术"，就是针对亚健康状态提出的。目前，如何减少亚健康状态人群，增加健康状态人群已成为国内外医学界研究的重点。在健康和疾病两种状态之间，人体生命活动不断变化，疾病的发生不可避免，对疾病复杂性的认识和健康状态的研究具有现实意义，而对疾病的欲发或始发阶段——"亚健康"状态的重视体现了科技进步和时代的特征。

第一节　健康概念的形成与发展

一、健康概念的提出

　　健康是人类生存发展的一个基本要素，健康问题既属于个人又属于社会。不同时代历史、文化、经济条件和认知水平不同，人们对健康的认识也不同。随着社会的进步和科学的发展，健康的内涵也不断丰富和完善。20 世纪 50 年代以前，人们对健康的理解仅仅局限于生理概念上的"不生病"，通过疾病定义健康，并形成了健康就是能正常工作或没有疾病的健康观。1948 年《世界卫生组织宪法》指出：健康不仅为疾病或羸弱之消除，而系体格、精神与社会之完满状态。20 世纪 50 年代以后，随着科学技术的突飞猛进，人们面对着更加激烈的竞争，生活节奏加快，心理压力增加，于是以一种崭新、多元的视角全面看待健康。《渥太华宪章》认为：良好的健康是社会、经济和个人发展的主要资源，也是生活质量的重要部分。1978 年的《阿拉木图宣言》重申：健康不仅是疾病与体虚的匿迹，而是身心健康，社会幸福的总体状态。1984 年世界卫生组织（WHO）制定的《保健大宪章》中指出：健康不仅是没有疾病和虚弱症状，而且包括身体、心理和社会适应能力的完整状态（Health is a state of complete physical, mental and social well being and not merely the absence of disease or infirmity）。这一概念强调："健康是个人或群体能够实现其愿望和满足需要，改变或适应环境的程度。健康是每天生活的资源，而不是生活的目标；它是一个积极的概念，强调机体的能力，也强调社会和个人资源。"1989 年，WHO 关于健康的概念有了新的发展，即把道德修养纳入了健康的范畴。将健康的定义修改为："健康不仅仅是身体没有疾病，而且还要具备心理健康、社会适应良好、道德健康。"这个概念纠正了把身体、心理和社会分割的传统观念，纠正了健康就是人体生理功能正常、没有缺陷的偏颇；把健康放在人类社会生活中，指出健康是身体、精神和社会幸福的总和。这标志着医学模式从单纯的生物医学模式向社会—心理—生物现代医学模式的转变。1992年WHO在《维多利亚宣言》中提出健康的四大基石：合理膳食、适当运动、良好生活习惯、平衡心理。在WHO的推动下，健康的新概念在全球得到了传播并日益为人们所接受。

二、健康概念的内涵及其关系

最新的健康概念包含躯体健康、心理健康、社会适应性和道德健康四个方面。

1. 躯体健康　是指以人体各器官组织结构完整、发育正常、功能良好、生理生化指标正常、没有疾病或身体不处于虚弱状态。

2. 心理健康　是指各类心理活动正常、关系协调、内容与现实一致和人格处在相对稳定的状态。通俗地讲，一般有三个方面的标志：第一，具备健康心理的人，人格是完整的，自我感觉是良好的。情绪是稳定的，积极情绪多于消极情绪，有较好的自控能力，能保持心理上的平衡。自尊、自爱、自信心以及有自知之明。第二，适应环境，有充分的安全感，且能保持正常的人际关系，能很好地处理来自各方面的压力，受到别人的欢迎和信任。第三，对未来有明确的生活目标，有幸福感；在工作和职业中，能充分发挥自己的能力，过着有效率的生活；能切合实际地、不断地进取，有理想和事业追求。

3. 社会适应良好　是指对于社会环境和一些有益或有害的刺激，能积极调整、适应，不让自己长期处于一种封闭、压抑的状态。社会适应性标准有两层含义：一是以人的心理和行为是否严重违背一定社会公认的道德规范和行为准则为标准；二是以某个人一贯的心理活动和行为表现为依据。

4. 道德健康　包括不以损害他人利益来满足自己的需要，具有辨别真伪、善恶、美丑、荣辱等是非观念，能按照社会认可的道德行为和规范准则约束、支配自己的思维和行为。

躯体健康、心理健康、社会适应性和道德健康四个方面是相互联系，密不可分的。其中躯体健康是人体结构的完整和生理功能正常，是其他健康的物质基础。心理健康是整个心理活动和心理特征的相对稳定、相互协调，是以生理健康为基础并高于生理健康，是生理健康的发展，是生理健康的精神支柱。良好的情绪状态可以使生理功能处于最佳状态，反之则会降低或破坏某种功能而引起疾病。身体状况的改变可能带来相应的心理问题，生理上的缺陷、疾病，特别是痼疾，往往会使人产生烦恼、焦躁、忧虑、抑郁等不良情绪，导致各种不正常的心理状态。作为身心统一体的人，身体和心理是紧密依存的两个方面。社会适应性归根结底取决于身体和心理的素质状况，道德健康则取决于自身教育和社会风气的影响等。道德健康是平衡健康的第一要素，健康应"以道德为本"。道德是人类所应当遵守的所有自然、社会、家庭、人生的规律的统称。违反了这些规律，人们的身心健康就会受到伤害。

三、健康的不同属性

（一）健康的时间性

在社会发展的不同时期，对于不同的群体或个体，健康的概念都是不断发展变化的，不能用同一标准来衡量。健康不能由主观或客观的物质来决定，其衡量标准取决于当时的科技水平和对人体病理状态的认识深度，人们努力用主观表现和客观认识相结合综合理解健康的概念。

（二）健康的动态性

"健康"是一个动态概念，是人与自然环境及社会之间的一种动态平衡。"健康"与"疾病"同处在一个轴线上，在健康与疾病之间不存在明确的界限。医学界有人把"健康"称为第一状态，人们生活的目的就是维持身体健康、心理健康、社会适应良好三者的和谐，即健康状态。但是健康状态的维持也是最难的，绝对的健康在现实中是不存在的，人类只能达到相对的健康或接近健康。任何一种不良因素的干扰，都会打破原有的平衡而陷入不健康的状态，因此健康是动态变化的，在人的一生当中，过去、现在或将来能够一直维持身体、精神、社会的绝对完好状态是不可能的，健康状态是对生命过程中不同阶段生命特征的概括，因此，生命过程中健康状态是相对的，一直变化的。

（三）健康的地域性

人是一个有机的整体，并与社会、自然环境息息相关，不同国家不同地区，人们生活的环境，包括自然环境中的原生环境和次生环境；社会环境中的政治、经济、文化环境和社会生活事件中的各种行为与生活方式是不同的。人的健康应与自然环境、社会环境的变化协调平衡。人们应根据国家地区的不同，可能达到的良好状态，逐步建立理想的健康标准。由于受到政治制度、经济水平和社会文化环境等因素的影响，人们对健康的认识和理解具有差异性，故在认识人类健康的普遍性时，要考虑不同地域对健康认识的差异性和特殊性。

四、现代社会健康观与健康现状

（一）现代社会的健康观

目前，公认的现代社会健康观的内涵是：人民健康是由政治、经济、文化、生态、自然环境决定的多元函数；人民健康水平是反映社会政治、文化和自然生态发展优劣的主要综合指标之一，促进人民健康在现有基础上达到最佳水平，是执政党、政府及全社会的主要责任和共同目标。要通过政治、经济、文化协调、全面可持续发展和改革促进人民健康，寓人民健康于政治、经济、文化发展中。随着生物医学科学的发展，尤其是基因研究的深入，完全没有健康风险或者说完全健康的人是不可能存在的。目前健康已由原来的单一维度发展到了今天的七个维度：躯体健康、情绪健康、理智健康、心灵健康、社会健康、职业健康、环境健康。各个维度相互作用，相互影响，使个体处在不同的健康水平。影响健康的所有维度的整合构成个体的整体健康，这些维度相互作用、相互影响共同推动个体健康水平的发展。加强健康的任何一个维度将有益于其他健康维度的发展，而忽视健康的任何一个维度将损害个体的整体健康。因此，充分认识各个维度的作用及其相互影响，保持各个维度平衡发展将有益于个体的整体健康。

（二）现代社会健康面临的主要问题

现代化进程影响着现代社会的各个方面，社会状况、生活方式、思维方式、情感方式，人的生理活动与心理活动对人体健康具有同等重要的意义。影响健康的因素主要有以下几个方面：①工作紧张、压力过大引起心理、精神问题和心身疾病；②环境污染对人居住环境的破坏，如气体、水源、电磁辐射等对人体代谢平衡的影响；③药物滥用、各种食品、农药残留物等对身体安全的影响；④过度疲劳、免疫力下降导致的亚健康状态和工作、生活质量下降；⑤不良生活方式，如酗酒、吸烟、缺乏运动等，引发的心身疾病；⑥身体素质包括遗传因素导致的遗传性疾病；⑦感染性因素导致的感染性疾病；⑧交通事故、意外伤害等因素导致的损伤。社会是人类相互有机联系、互利合作形成的群体，反过来对个体的生活质量和预期寿命产生重要影响。吸烟、饮酒、久坐等不健康生活方式是现代社会诸多疾病的诱因，而这些诱因归根究底又是社会因素影响的结果。

（三）社会对健康现状的评价方法及认识

目前社会对健康现状的评价尚无公认的方法，不同的评价方法、评价指标得出的结论各有差异。比较公认的方法是从健康的定义出发，考虑生理、心理、道德、社会适应多个方面，用量表测量方法进行研究。浙江大学医学院社会医学教研室和卫生统计学教研室研制了适合中国国情的健康状态评估量表 SF–36 量表（中文版），采用多阶段混合型等概率抽样法，用 SF–36 健康调查量表（中文版）对 1000 户家庭的居民进行自评量表式调查；参照国际生命质量评价项目的标准程序，进行正式的心理测验学试验，此大样本调查为 SF–36 健康调查量表适用于中国提供了证据。北京大学医学部公共卫生学院儿童青少年卫生研究所与北京大学医学部公共卫生学院教育部体育卫生与艺术教育司安维维、余小鸣等为了解全国高校在校学生健康素养水平现况，于 2010 年采用分阶段目的抽样和方便抽样混合的抽样方法，对全国 7 省市 28 所不同类型高校非毕业年级学生 5070 人使用自编问卷进行健康素养现况的横断面调查。5070 名调查对象健康素养基本知识和技能得分百分制平均分为（74.139±12.0223）分，38.4% 具有基本健康素养（≥ 80 分）；在健康素养基本知识与技能的 5 个维度中，慢性病预防维度及格率最低（1.1%）；健康素养基本知识与技能总分及 5 个维度得分的及格率在不同性别、不同地区高校和不同高校类型间的分布差异有统计学意义（$P<0.05$）；高校所处地区、高校类型是影响学生健康素养水平的重要因素（$P<0.05$）。高校在校学生中低健康素养流行率较高，在慢性病预防、基本医疗知识等维度尤为突出；低健康素养在其不同人群中分布

存在差异。北京大学 2007 ~ 2011 年连续 5 年，对全国 9 个城市城镇居民的健康水平、健康公平和健康绩效现状和趋势进行详细分析，结论是：第一，人群之间的健康差异是不可避免的，健康不公平仅是健康差异中间不合理的、可避免的部分，差异和不公平这两者不可混淆；第二，中国城镇居民的健康水平从总体上呈现逐年改善的趋势；第三，不管是慢性病、残疾还是自评健康，中国城镇居民的健康状况都存在不同程度的不公平，其中，负向的慢性病和伤残指标主要倾向于穷人，正向的自评健康指标则倾向于富人；第四，促进健康公平，不能以损害健康水平为代价。无论穷人还是富人，健康损害都是不能接受的。健康绩效能同时反映居民的健康水平和公平性，具有较高的政策参考价值。2002 年 8 ~ 12 月，在卫生部、科技部和国家统计局的共同领导下，由卫生部具体组织各省、自治区、直辖市相关部门在全国范围内开展了"中国居民营养与健康状况调查"，调查结果发现膳食高能量、高脂肪和少体力活动与超重、肥胖、糖尿病和血脂异常的发生密切相关；高盐饮食与高血压的患病风险密切相关；饮酒与高血压和血脂异常的患病危险密切相关。特别应该指出的是脂肪摄入最多体力活动最少的人，患上述各种慢性病的机会最多。

第二节　亚健康概念的形成与发展

一、亚健康概念的提出与形成

亚健康状态是 20 世纪后期国际医学界的医学新视角，是人们在身心、情感方面处于健康与疾病之间的健康低质量状态与体验。最早在 20 世纪 80 年代中期，苏联学者 N. 布赫曼通过 WHO 有关健康的定义和标准及其他一些相关研究发现，生活中有许多人存在着一种似健康非健康、似病非病的中间状态，并把这种介于疾病和健康的中间状态称为"第三状态"。由于过去人们习惯上把健康称作"第一状态"，把患病称为"第二状态"，因此布赫曼等人把这种介于疾病与健康的中间状态称为"第三状态"，也称为"灰色状态""次健康""游移状态""病前状态""亚临床期""临床前期""亚临床状态""中间状态""潜病期""前病态"等。这一概念实际上十分模糊，在主流学界反响甚少。国内学者王育学在 20 世纪 90 年代中期首次提出"亚健康"这一名词，并初步定义为：介于健康和疾病的中间状态，在相当高水平的医疗机构经系统检查和单项检查，未发现有疾病，而病人确实感觉到了躯体和心理上的种种不适，这种情况称其为"亚健康"。2001 年 8 月，在青岛召开的"第 8 届亚健康学术研讨会"上，亚健康的英文名被修正为"SUB-HEALTH（SH）"，此后在社会上被各领域人们广泛应用。中华中医药学会发布的《亚健康中医临床指南》指出：亚健康是指人体处于健康和疾病之间的一种状态。处于亚健康状态者，不能达到健康的标准，表现为一定时间内的活力降低、功能和适应能力减退的症状，但不符合现代医学有关疾病的临床或亚临床诊断标准。西方医学叫"医学难解释症状群"（Medically unexplained symptoms，MUS）。具体来讲，亚健康多指无临床症状和体征，或者有病证感觉而无临床检查证据；人们偏离健康但未导致实质性病变，临床检验显示临界状态；有潜在发病倾向的信息，处于一种机体结构退化和生理功能减退与心理失衡状态。

亚健康的临床表现多种多样，躯体方面可表现为疲乏无力、肌肉及关节酸痛、头昏头痛、心悸胸闷、睡眠紊乱、食欲不振、脘腹不适、便溏或便秘、性功能减退、怕冷或怕热、易于感冒、眼部干涩等；心理方面可表现有情绪低落、心烦意乱、焦躁不安、急躁易怒、恐惧胆怯、记忆力下降、注意力不能集中、精力不足、反应迟钝等；社会交往方面可表现有不能较好地承担相应的社会角色，工作、学习困难，不能正常地处理好人际关系、家庭关系，难以进行正常的社会交往等。

亚健康作为一种中间状态，介于健康与疾病之间，其概念很广泛，很难对亚健康下一个确切的定义，我们对亚健康的定义采取现代医学对疾病定义的方法进行描述，实质上采用的是排除法。健康、亚健康、疾病这几种状态都是动态发展、互相转化的，不是一成不变的，但亚健康如何与疾病及健康状态进行界定，其主要特征是什么，在时间上如何限定，其转归如何，目前尚未有统一的界定方法。虽然如此，加强亚健康概念和内涵的研究，对于提高人群健康意识和防治水平已经显得十分重要和迫切。

二、亚健康的范畴

由于亚健康的概念很广泛，亚健康的范畴也是宏观而模糊的，很难对亚健康的范畴给出一个准确的截点。

从西医角度认识，亚健康可能涉及的医学范畴包括：①因体内的生理变化而出现的一些暂时的症状或实验室指标的改变，或由于个体差异而表现出来的一些生物参数的偏离正常范围等；②机体对所处环境或情境的不良适应所反映出来的身心及社会交往方面的种种不适的表现，如疲劳、虚弱、情绪改变、社会交往困难等，或某些生物参数的轻度异常；③机体身心功能的轻度失调而表现出来的种种躯体、心理等方面的症状，或个别生物参数的轻度异常；④由于组织结构及生理功能减退所导致的各种虚弱表现，或某些生物参数的轻度异常；⑤某些疾病经手术或药物等不同手段治愈，或自然痊愈后（病灶消除、生物参数恢复正常等），或由于身体内经历了较大的生理变化（如妇女的流产、分娩等）后，机体的功能处于恢复阶段，仍存在各种虚弱或不适的表现；⑥某些疾病发病前的生理病理学改变所导致的种种临床症状表现，或某些生物参数的轻度异常；⑦某些疾病在体内已经出现病理改变（主要指形态）的证据，但由于临床上尚未出现明显的症状表现，而没有引起重视进行相应的检查，或由于现有诊断技术及水平的限制，检查不出证据来，或现有的证据不能得出相应的诊断结论。

导致亚健康状态普遍存在的原因是多方面的，既有社会、环境、生活方式、习惯、行为方面的因素，也有精神、心理以及遗传等方面的因素。据 WHO 界定，人类的健康和长寿，40% 依靠遗传因素和客观条件，这其中 15% 为遗传，10% 为社会因素，8% 为医疗条件，7% 为气候条件，而 60% 则依靠自己建立的生活方式和心理行为习惯，如饮食不合理、休息不足（特别是睡眠不足）、心理过度紧张、压力太大、长久的不良情绪影响、过度疲劳造成的精力、体力透支等。

综合多数学者的意见，根据亚健康状态的临床表现，可以将其分为以下几类：①以疲劳，或睡眠紊乱，或疼痛等躯体症状表现为主；②以抑郁寡欢，或焦躁不安，急躁易怒，或恐惧胆怯，或短期记忆力下降，注意力不能集中等精神心理症状表现为主；③以人际交往频率减低，或人际关系紧张等社会适应能力下降表现为主。

上述 3 条中任何一条持续发作 3 个月以上，并且经系统检查排除可能导致上述表现的疾病者，目前分别被判断为处于躯体亚健康、心理亚健康、社会交往亚健康状态。临床上，上述三种亚健康表现常常相兼出现。

三、亚健康的分类

由于亚健康的症状多种多样且不固定，故又被称为"不定陈述综合征"。目前众多学者对亚健康的分类方法不一，主要有以下几种分类方法。

（一）根据亚健康状态的轻重程度进行分类

对亚健康状态人群症状、程度，从时间和影响程度进行定量，将亚健康分为轻重两类：轻度亚健康和重度亚健康。轻度亚健康，处于轻度身心失调阶段，常以疲劳、失眠、纳差、情绪不稳定等为主要表现，本身有较好的自愈倾向，以简单、非药物疗法为主要的干预手段，主要从自我保健、自我养生进行群体自我干预；重度亚健康，轻度心身失调进一步发展，则进入前临床状态，在非干预情况下容易向疾病发展，这时已经呈现出可能发展成某些疾病的高危倾向，突出的表现是：三种减退（活力、反应能力、适应能力）和三高一低（高血脂、高血糖、高血黏、低免疫力），并有向"五病"（肥胖、高血压、冠心病、糖尿病、脑卒中）综合发展的趋势。

（二）根据亚健康状态的症状表现进行分类

《亚健康中医临床指南》根据亚健康状态的临床表现，将其分为以下几类：

1. 躯体亚健康 躯体亚健康状态总的特征是持续的或难以恢复的疲劳，常感体力不支、懒于运动，容易困倦疲乏。但由于还伴有多种躯体表现，故分为以下亚型。

（1）疲劳性亚健康：以持续 3 个月以上的疲乏无力为主要表现，并排除一切可能导致疲劳的疾病（如病毒性肝炎、肿瘤、糖尿病、重症抑郁等）。

（2）睡眠失调性亚健康：以持续 3 个月以上的失眠（入睡困难，或多梦、易惊醒，或睡眠不实，或早醒而醒后难以入睡等），或嗜睡，晨起时有明显不快感，或不解乏的睡眠为主要表现，并排除可能导致睡眠紊乱的各种疾病（重症抑郁、睡眠呼吸暂停综合征、发作性睡眠病等）。

（3）疼痛性亚健康：以持续 3 个月以上的各种疼痛为主要表现，并排除可能导致疼痛的各种疾病。

头痛：多为全头部或额部、颞部、枕部的慢性持续性的钝痛、胀痛、压迫感、紧箍感，属于肌紧张性头痛，另一种更为强烈的慢性头痛是血管性头痛，伴有头昏或眩晕。

其他部位疼痛：肌肉酸痛、关节疼痛、腰酸背痛、肩颈部僵硬疼痛、咽喉痛等。

（4）其他症状性亚健康：以持续 3 个月以上的其他任何症状为主要表现，并排除可能导致这些症状的各种疾病。

以上各类型的症状如果同时出现，以最严重的症状作为归类依据。

此外，也有根据西医生理病理特点进行分类的，如易感冒性亚健康（显著特征是抵抗力下降，易感染，反复感冒、易出汗，常伴咽痛、低热等）；心肺功能低下性亚健康（不明原因的胸闷气短、胸痛、喜出长气，心悸、心律失常，血压不稳，经各种检查排除器质性心肺肝肾等疾病）；消化不良性亚健康（常见食欲不振，有饥饿感却没胃口、腹胀、嗳气、腹泻、便秘等症状）；内分泌代谢紊乱性亚健康（轻度的高血脂、高尿酸，糖耐量异常；腰痛，尿频、尿痛，但相关检查正常；性功能减退，月经紊乱、痛经）等。种种的躯体不适，严重影响着人们的生活质量，妨碍生活、学习、工作和事业，它可以长期的、潜隐的损害健康，最终走向疾病，也可因某种因素促发重症，甚至发生猝死。据统计近几年来日本每年发生"过劳死"超过万例，我国青壮年人群猝死也明显增多。

2. 心理亚健康　心理亚健康是由于社会竞争日趋激烈，生活节奏不断加快，人们不可避免地要面对各种矛盾和冲突，承受极大的心理压力，造成情绪被压抑和心理冲突，对机体的生理过程有明确的影响，引起植物神经系统、内分泌系统和免疫系统的一系列变化。最为常见的心理亚健康类型有：

（1）焦虑性亚健康：持续 3 个月以上的焦虑情绪，并且不满足焦虑症的诊断标准。焦虑情绪是一种缺乏具体指向的心理紧张和不愉快的情绪，主要表现为精神焦虑不安，急躁易怒，恐慌，可伴有失眠、噩梦及血压增高、心率增快、口干、多汗、肌肉紧张、手抖、尿频、腹泻等植物神经症状，也可因这些躯体不适而产生疑病和忧郁。

（2）抑郁性亚健康：持续 3 个月以上的抑郁情绪，并且不满足抑郁症的诊断标准。抑郁情绪是一种消极情绪，主要表现为情绪低落、抑郁寡欢、兴趣减低、悲观、冷漠、自我感觉很差和自责，还可以有失眠、食欲和性欲减低、记忆力下降、体重下降、兴趣丧失、缺乏活力等，有的甚至产生自杀欲念。

（3）恐惧或嫉妒性亚健康：持续 3 个月以上的恐惧情绪，并且不满足恐惧症的诊断标准。主要表现为恐惧、胆怯等不良情绪，还有妒忌、神经质、疑病、精神不振、记忆力下降、注意力不集中、失眠、健忘、反应迟钝、想象力贫乏、情绪易激动、遇小事容易生气、爱钻牛角尖、过于在乎别人对自己的评价等。

（4）记忆力下降性亚健康：持续 3 个月以上的近期记忆力下降，或不能集中注意力做事情为主要表现，且排除器质性疾病或非器质性精神类疾病者。

心理亚健康状态普遍存在，可导致工作效率降低，人的社会适应能力下降，人际关系不和谐，以致造成认知和决策偏差，严重影响生活质量和生命价值，对自己、对家庭、对他人造成不应有的伤害。但是，它又常常不被个人所认识，不被社会所承认，不为医学所确认，因而使人感到莫名的痛苦。不良情绪持续存在，最终导致病理改变，即心身疾病，如常见的高血压、冠心病、胃和十二指肠溃疡以及癌症等。

3. 社会交往亚健康　以持续 3 个月以上的人际交往频率减低或人际关系紧张等社会

适应能力下降为主要表现。现代社会是开放和信息爆炸的社会，观念不断更新，竞争激烈，新事物层出不穷，要求人们具备良好的社会适应能力，不能很好地处理社会与人际关系的个体，可以出现适应不良的征象。

（1）青少年社会交往亚健康：青少年因家庭教养方式不良及个人心理发育等因素，导致社会适应困难，一旦离开家庭，独立生活能力差，难以适应新的生活环境，处理不好各种人际关系，从而阻碍了有益的信息交流，导致情绪压抑、苦闷烦恼。

（2）成年人社会交往亚健康：成年人面对的问题有许多，如工作环境变换、复杂的人际关系、建立家庭、养育子女、工作压力、知识更新等，一旦不能解决这些问题，就会陷入不良情绪当中。

（3）老年人社会交往亚健康：老年期退休后生活内容、社会地位的改变，都要求老年人不断调整行为方式，积极地适应。

社会适应的亚健康状态，明显影响人们的学习进取、生活安宁和身心健康。引起程度不等的心理障碍，压抑、苦闷、自卑、孤僻、意志脆弱，缺乏应付生活矛盾和克服困难的决心及毅力。人际关系适应不良，则不能融入群体，不能获得"社会支持网"的援助，自怨自艾，无端猜疑，表现出某些偏离行为，或成为时代的落伍者，还可能诱发种种心身症状。

4. 道德（思想）的亚健康 持续 3 个月以上的道德问题，直接导致行为的偏差、失范和越轨，从而使人产生一种内心深处的不安、沮丧和自我评价降低的状态。

由于思维方法不科学、错误选择接受、从众、去个性化等心理影响，很多人在某些特定的时空，会产生一定程度的思想道德以及行为的偏差，出现道德亚健康。如运动场上球迷闹事，他们精神正常，也并非道德败坏，却因情绪激动，违反社会秩序，不但损害了自己的身心，甚至导致违法犯罪。

（三）根据亚健康者的不适表现进行分类

型态是个体生理、心理、社会、文化和精神的综合，体现了"亚健康者－环境"的互动，在进行亚健康型态的判定基础上，结合亚健康状态者脏腑、气血、阴阳盛衰情况的病理阶段概括的证的因素以及相对稳定的体质因素，进行亚健康"三位一体"分级分类判定，具体可分为以下 6 种类型亚健康。

1. 活动－休息型亚健康 活动－休息型亚健康指个体在活动运动、睡眠休息、能量平衡、心肺－血管性反应方面的亚健康状态。常见表现包括虚弱、疲劳、精力不足、易患感冒、关节疼痛、肌肉酸痛、颈肩僵硬、失眠、早醒、多梦、困倦、起立时眼发黑、心慌、心悸、畏寒、手足发凉、头昏沉、偏头痛等。中医常见以肺脾气虚、肝郁脾虚、心脾两虚、肝肾阴虚证为主，兼见脾肾阳虚、肝郁化火、气滞血瘀等证，中医体质常见气虚质、阳虚质、阴虚质、血瘀质等体质。

2. 营养－代谢型亚健康 营养－代谢型亚健康指个体在吞咽、消化、吸收、代谢、水化方面的亚健康状态。常见表现包括食欲缺乏、体质量减轻、体质量超标、易患感冒、大便中含有不消化的食物、口臭、呃逆、恶心、泛酸、腹胀、腹痛、咽干、口渴、眼睛干涩、皮肤干燥、皮肤瘙痒等。中医常见以肝郁脾虚、脾虚湿阻、脾胃虚弱证为主，兼见肺胃阴虚、肺气不足等证，中医体质常见气虚质、湿热质、痰湿质、阴虚质等体质。

3. 排泄型亚健康　排泄型亚健康指个体在排尿、排便、排汗、气体交换方面的亚健康状态。常见表现包括尿频、尿急、尿无力、尿余沥、腹泻、便秘、大便时干时稀、大便先干后稀、多汗、无汗、盗汗、皮疹、脱发、咽干、咽痛、咽喉异物感、咳痰、气短、少气懒言、胸闷等。中医常见以肾气虚、肝郁脾虚、湿热内蕴证为主，兼见肺气虚、痰湿蕴肺等证，中医体质常见气虚质、气郁质、湿热质等体质。

4. 感知型亚健康　感知型亚健康指个体在视觉、听觉、味觉、痛觉、平衡觉等各种感觉方面的亚健康状态。常见表现包括视力下降、耳鸣、颅鸣、听力减退、口中异味、疼痛、眩晕等。中医常见以肝肾阴虚证为主，兼见气血两虚、肝阳上亢等证，中医体质常见气郁质、气虚质、血虚质、阴虚质等体质。

5. 性－生殖型亚健康　性－生殖型亚健康指个体在性特征、性功能、生殖方面的亚健康状态。常见表现包括性功能异常、腰痛、腰膝酸软、月经不调、遗精、白带增多等。中医常见以肾气虚、肝气郁结证为主，兼见肾阳虚、气血不调等证，中医体质常见气虚质、阳虚质、气郁质等体质。

6. 认知－应对－关系型亚健康　认知－应对－关系型亚健康指个体在注意力、认知、沟通、自我感知、自尊、创伤后反应、应对反应、家庭关系、角色履行方面的亚健康状态。常见表现包括注意力不集中、健忘、反应迟钝、孤独、自卑、精神压力大、紧张、恐惧、焦虑、抑郁、角色错位、对工作、学习、生活环境难以适应、人际交往频率减低、人际关系紧张等。中医常见以肝气郁结、心肾不交证为主，兼见心胆气虚、肝胆火旺等证，中医体质常见气郁质、气虚质、阴虚质、湿热质等体质。

四、亚健康状态的流行病学调查

（一）国外亚健康状态的流行现状

据有关资料统计，美国每年有 600 万人被怀疑处于亚健康状态，年龄多在 20～45岁之间。日本有关疲劳的专题调查研究表明，表示正感到"非常疲劳"的竟高达 60%，其中因工作量大、家务重、精神紧张的占 44%，还有不少人说不出原因。俄罗斯约有 1/4 的人患有慢性疲劳综合征（chronic fatigue syndrome，CFS），从 20 世纪 70 年代至今已失去了 500 万有劳动力的男性，据此俄罗斯提出"保护男人"的口号。据有关研究资料提示：CFS 发生率至少在 0.2%～0.4%；最多见的发病年龄为 20～45 岁；在儿童最普遍的发病年龄为 13～15 岁，但也有更低年龄段的儿童发病；CFS 在女性中的发生率是男性的 2 倍；CFS 影响着所有种族的人群。WHO 的一项全球性调查表明，真正健康的人仅占 5%，患有疾病的人占 20%，而 75% 的人处于亚健康状态。

（二）国内亚健康状态的流行现状

据中国国际亚健康学术成果研讨会公布的数据：我国人口 15% 属于健康，15% 属于非健康，70% 属于亚健康，亚健康人数超过 9 亿。而其中 70% 左右是知识分子。

1. 亚健康的区域特点 经济发达地区高于经济落后地区，沿海城市高于内地城市。在经济发达地区，生活节奏相对较快，人们往往更不注意生活习惯，缺乏体育锻炼，激烈的社会竞争、复杂的人际关系也压得人们时常保持紧张状态，从而引起生理心理的功能紊乱，使健康向亚健康方向转化。调查发现，经济较发达地区处于亚健康状态的人口在总人口中所占的比例明显高于其他地区，其中北京为 75.31%，上海为 97.49%，广东为 73.41%，陕西为 94.9%，河南为 62.83%。据调查，上海、无锡、深圳等城市 60%的人有失眠、多梦、不易入睡或白天打瞌睡，62% 有腰痛、背酸，58% 干活就累，48%脾气暴躁或焦虑。

2. 亚健康的性别特点 女性较男性为高发人群，可能与女性要同时面对学习、工作、家庭及生理方面的压力有关。女性对环境刺激敏感性高，情绪变化快，遇到挫折和压力时耐受性差；且女性的社会角色多，在培养子女、赡养老人、承担家务方面付出要比男性多，承担的生活压力相对较高。生理上的差异也让女性更容易处于亚健康状态。女性在经期、胎产期、围绝经期由于机体内分泌水平的变化，从而导致特殊生理期妇女生命活力减退、反应能力减弱、适应能力降低。例如女性在月经来潮前及围绝经期表现出烦躁、不安、情绪不稳、易激动等。围绝经期妇女亚健康状况主要影响因素为躯体化、强迫、人际关系敏感、抑郁、焦虑、敌对几个方面，学历水平、有无工作、经济情况、夫妻和睦、亲友支持、性格特征等因素与围绝经期综合征病情程度相关。低文化程度人群更容易发生亚健康状态，究其原因，可能是其保健意识不强，相关知识缺乏。婚姻生活和谐的妇女其健康状态相对较好，与此同时，性格开朗、乐与人交往的人群健康水平较高，医疗保障较完善的妇女生活状态较好。多数研究显示性别特征在亚健康状态中非常突出，女性亚健康发生率明显高于男性。但也有少数报道男性亚健康的发生率略高于女性。

3. 亚健康的职业特点 脑力劳动者高于体力劳动者。脑力劳动者多是机关企业干部、白领阶层、教师、医务人员、媒体工作者等。脑力劳动者承担着比体力劳动者更多的精神压力，长时间会导致心理失衡，往往缺乏运动，忽视锻炼，机体抵抗力下降，对威胁自己健康的因素缺乏应有的警惕，易造成生理与心理的双重疲劳。我国脑力劳动者是亚健康状态的高发人群，其亚健康状况堪忧。

4. 亚健康的学历特点 有研究发现发生亚健康的各学历中，以大学学历者最多，其次为大专学历。一个 5 万例的人群调查显示，亚健康的状态分布率达到 56.18%，其中大多数为 20 ～ 40 岁的青壮年，他们中以白领、知识分子为主。

5. 亚健康的年龄特点 中年人为高发人群。在这个年龄段的人社会竞争强，工作压力大，家庭负担重，长期超负荷运转，身体机能降低，容易处于亚健康状态。青少年人群的亚健康有上升趋势，他们身体变化大，心理不稳定，家长期望高，考试压力大。幼龄儿童也可因为家庭教育不当、父母关系不和等而产生各种心理问题。此外，还有老年人群，由于生理机能的减弱、退休以后的失落感和寂寞心态等因素，其亚健康状况也不容忽视。国务院体改办公布的一项调查结果指出，"白领阶层"是亚健康的主要人群，而企业管理者中85%以上的人处于亚健康状态。

有研究显示，亚健康的发生还与下列因素相关：性格内向者高于性格外向者；非独生子女高于独生子女；家庭结构缺陷高于家庭结构完整的；不重视体育锻炼者高于重视体育锻炼者。

五、不同亚健康人群的表现特点及相关因素

（一）不同年龄的亚健康表现特点及相关因素

1. 老年人 老年人的生理机能逐渐衰退，应激能力、承受心理负担和心理压力的能力都有所降低，加之社会角色的变化，社会地位、工作和生活方式的改变，以及子女长大离开家庭，老年人不再被看作"生产力"人群，在家庭和社会中的权威性减弱，甚至丧失，被排斥在众多经济和社会活动之外。再者，传统观念与现代观念之间的强烈反差，使老年人很难接受社会的一些新生事物，对社会的适应能力相对减弱。许多老年人感到茫然、无助、无所适从，产生烦躁、抑郁、焦虑情绪，缺乏生活兴趣和满足感，出现心理或生理问题，可表现为不同程度的孤独、自卑、空虚、失眠、易怒、反应迟钝、情绪低落等精神心理症状，以及失眠、不同部位的疼痛、躯体性疲劳等躯体症状。

鉴于老年人的生理状况，其慢性病的发生率相对较高，亚健康状态常与疾病并存或重叠，一定程度上影响对其亚健康状态的有效判断，不利于对其亚健康状态的干预。在这种情况下，应仔细分析老年人表现的症状与已患疾病之间的关系，如高血压病人血压已控制在正常或良好范围内，心功能不全者心功能已控制在 I 级以下，但相应症状仍存在，应考虑这些症状可能为亚健康的表现。

2. 中年人 有关研究显示，中年人群的亚健康发生率较高。中年人正面临着事业发展阶段，又是家庭的经济支柱，同时肩负着照顾亲人的重担，多重压力使得中年人繁忙劳碌，心理压力大。另外，中年时期也是个人事业和家庭的动荡期，会面临失业、家庭裂解等压力，同时社会交往的增加，使得中年人在社会交际方面耗费精力，鲜有时间与他人交流，使其陷入孤独的心境中，这种孤独感日久会滋生一系列心理问题，如心绪的起伏不定；而紧张、压抑的情绪导致中年人焦虑、烦躁和健忘。中年人繁忙劳碌的同时，很少有放松身心的机会，生活起居没有规律，体力和脑力消耗超过生理和心理的承受范围，久而久之导致躯体疲劳、失眠、不同部位的疼痛等身体不适。因此，中年人的躯体亚健康和心理亚健康均表现较为突出。

3. 青少年 青少年正面临着升学、就业等一系列问题，处于角色转换时期，心理上承受着各种应激刺激和压力，且在意志、品格、思想及观念方面处于发展阶段，对于学业、工作乃至爱情方面的变化还没有良好的心理承受能力，相对来说处于比较浮躁阶段。因此，在遇到应激事件或长期刺激后，青少年会出现焦虑、抑郁、恐惧等心理症状

表现。加之青少年自恃精力充沛，不在乎身体及心理健康，喜欢追求自由自在的生活，容易养成不良的生活习惯，久而久之对身体健康造成很大的伤害。再者，青少年很少与人交流，且爱幻想，往往喜欢一些虚拟的、不真实的生活，如沉迷网络等，加之自我意识较强，故对社会的适应性相对较弱。所以，青少年容易出现生理、心理、社会适应等方面的亚健康表现。

而一些未步入社会的中学生，身心正处于发展时期，世界观、人生观、价值观正在形成，对事物是非功过的判断正处于朦胧期，极易受外界因素的影响，同时还承受着来自学校和家庭的压力，常常担心学习成绩能否满足家长和老师的要求，面临升学的压力。此外，来自家庭负面的影响，教育体制中的重知识学业、轻体育锻炼和人文培育的弊端，都造成中学生亚健康状态的出现，如精神不振、情绪不稳定、烦躁、注意力不集中及压抑感等心理亚健康表现。此外，中学生正处于身体发育阶段，如果没有良好的营养和睡眠，会对身体造成不良影响，出现躯体亚健康表现。另外，家庭和社会不良因素的影响及缺乏正确的引导，还会导致中学生在道德意识上的偏差，从而出现社会适应能力差等表现，如对事物认识上的偏差，对他人无信任感，对事物或情感过度敏感，在世界观、人生观、价值取向上存在着不利于自己和社会发展的偏差等道德亚健康表现。

4. 儿童　儿童正处于生长发育过程中，脏腑娇嫩，形气未充。机体的各个方面尚不够成熟、不够完善。面对愈演愈烈的环境污染、全球变暖、原生态食物的大幅减少以及药物滥用等因素的影响，使相当一部分儿童极易处于"亚健康"状态，稍有不慎，就会引起疾病。一些家长特别溺爱自己的孩子，让孩子养成了偏食的习惯，长期不恰当的饮食，会给孩子增加脾胃负担，造成小儿脾胃功能紊乱，形成脾胃不和，导致孩子亚健康状态产生。父母望子成龙心切，给学龄前和学龄儿童安排过重课外学习计划，学习负担过重，精神长期处于高度紧张状态是诱发学龄前和学龄儿童亚健康的主要原因。小婴儿则往往因受到惊吓等刺激而出现哭闹、易激惹。

儿童的亚健康状态的主要表现有精神不振，乏力，面色发黄、消瘦或肥胖，偏食厌食，发育迟缓和睡觉出虚汗、爱磨牙、腹泻或便秘、经常腹痛、头痛头晕、呕吐、多动或太安静、注意力不集中、容易疲劳、经常生病、心烦、易激惹等。

儿童亚健康会造成很多危害，归纳起来主要有以下四个方面：①影响发育：儿童亚健康常有食欲不振、代谢紊乱等现象，造成机体营养素摄入不均衡，影响骨骼、神经等身体发育。②心理危害：儿童亚健康带来的悲观、没耐心、没兴趣等负性情绪给孩子的性格成长、人格完善造成不自信、多疑、自恋、偏执等性格缺陷。③影响学习：儿童亚健康状态使孩子学习动力不足和缺乏效率、厌学、承受学习压力的能力差，从而导致成绩下降；而成绩的不理想进一步减小学习兴趣，形成恶性循环。④埋下疾病"祸根"：儿童亚健康状态容易使肿瘤、心脑血管疾病、消化系统疾病和代谢性疾病乘虚而入。因为这些疾病均有一个缓慢渐进的发展过程，青春期代谢旺盛，容易将这些疾病的早期症状掩盖。如果忽略开始时的亚健康状态，就为真正疾病的发展创造了条件。还有，儿童亚健康状态有可能使孩子染上恶习。儿童自我约束、调节能力差，亚健康状态若长期得不到校正即可诱发心理和行为问题，如吸烟、吸毒、酗酒、少女怀孕、斗殴等。儿童早期的健康状况不但直接影响其当时的生长发育和健康状况，还会影响成年乃至终生的生活质量。

（二）不同职业亚健康发生率及相关因素

1. 教师　应试教育模式下的繁重课程及面临的升学率压力、社会发展要求知识不断更新、伴随深化改革而来的岗位竞争和人际关系的复杂性，使教师职业具有挑战性，许多教师感到压力大、精神紧张。教师要经常备课、批改作业，导致不少教师生活不规律，生活方式不科学，缺乏运动，睡眠不足，这些是造成教师亚健康状态发生的因素，从处于亚健康状态教师的分布情况来看，高、初中教师处于亚健康状态的比例要高于小学和大学教师，这可能与高、初中教师所面对的压力和工作的繁重程度比小学教师大有关。

2. 学生　导致青少年亚健康的主要因素包括学习压力加大、缺乏身体锻炼、学习兴趣不高、就业态度不乐观、在校表现不满意、父母身体欠佳等。概括来说，学生出现亚健康状态主要有社会因素、家庭因素、营养因素及其他一些因素。

（1）社会因素：由于社会的进步、科学技术的迅猛发展、对物质方面更高的追求，使得整个社会对个人能力的要求越来越高。社会、家庭都对孩子的成长赋予更高的期望，很多家长由于经历坎坷，失去了很多原本属于他们的机遇，希望在孩子身上完成他们的梦想，使得心身疲惫，不堪重负。

（2）家庭因素：由于家长"望子成龙"，学校片面追求升学率，学生课业负担过重，内外压力过大，休息和锻炼时间严重不足，导致学生身心都遭到了损害。据最新体质健康监测数据显示，如今的青少年耐力、力量、速度等体能指标持续下降，"眼镜族"越来越庞大，肥胖、超重者比例明显增加，半数以上青少年学习超时，睡眠不足，心理发育不健康遇到挫折就逆反、厌学，甚至出现过激行为，网络成瘾者更是沉迷于虚拟世界不可自拔，延误学业。家庭的压力使得青少年出现亚健康的概率变大。

（3）营养因素：营养过剩和营养失衡同时存在是我国青少年的营养现状，这直接关系到 21 世纪我国的国民素质。营养是青少年生长发育的物质基础，也是增强体质、提高健康水平的必要条件。营养不良及不均衡时整个免疫系统会衰弱，肺和消化道黏膜变薄，抗体减少，增加病原体入侵成功的概率。因此营养不均衡的人不但容易感冒，也容易腹泻（这更加重了营养不良的情形），甚至更严重的感染（如败血症等）。

（4）其他因素：现代医学研究结果表明，青少年的亚健康状态形成还和很多因素有关，比如遗传因素、免疫功能缺陷、寝室卫生条件较差、体育锻炼不足、水源污染、空气污染、噪声污染和电磁波辐射等。

3. 医务工作者　医务人员的心理健康是医务工作者健康素质的重要组成部分，其中最主要、最典型的原因就是由各种高强度压力因素造成的躯体、心理、脑力影响。有研究显示，医疗人员相对于普通居民而言，其健康状况相对较差，亚健康发生率较其他职业更高（57.28%）。医务工作者亚健康状态表现特征多为精神紧张、身心疲劳、肌肉关节酸痛、免疫能力下降、反应能力减退、机体活力降低、工作效率减低等。

4．军人 在军人群体中，飞行人员处于亚健康状态的比例较大，高于新兵及其他人群。这与他们所处的环境有很大关系，如飞行人员长期高空作业、活动受限、精神紧张、饮食难以规律，体力、脑力、心理负荷大，影响了人的心理、生活协调并导致植物功能失调。另外，长时间单调的飞行训练、与社会家庭隔离亦可导致相应的心理、生理改变。

5．其他职业人群 亚健康相关研究文献还对企事业人员、机关干部和外来打工人员的亚健康发生率及相关因素进行研究。调查发现，企业管理工作人员亚健康发生率在67.8%，以36～45岁的年龄组发生率最高75.1%，男性组明显高于女性组。对亚健康的发生有重要影响的因素包括缺少运动、各种压力、过量饮酒、社会环境等。

从上述有关某一人群亚健康发生率及相关因素的研究文献来看，亚健康状态已经在很多职业人群中出现，而其发生也与生理状况、心理状况、社会、环境等诸多因素有关。在很多情况下，是诸多因素综合作用的结果，这种情况给亚健康的有效干预带来了一定的困难，也提示我们，身体和心理的综合调理是干预亚健康状态的有效方法。

第二章　亚健康与未病学 ▷▷▷▷

第一节　亚健康状态的中医认识

　　从中医角度认识，亚健康属于中医"疾病"和"未病学"的范畴。中医认为，疾病是机体在一定致病因素作用下，人体稳定有序的生命活动遭到破坏，出现气血紊乱、阴阳失调、形质损伤、机能失常或心理障碍，表现出一系列的临床症状和体征的异常生命过程。亚健康的发生，是机体"阴平阳秘"正常生理平衡遭到破坏，引起"气血紊乱、阴阳失调、脏腑功能失和"所致。

　　中医未病思想古已有之，"萌芽""欲病""未病""微病"等术语所表示的内容相当于亚健康状态。亚健康状态与现代未病学中的潜病未病态和欲病未病态的内涵接近，亚健康不是无病，而是已涉及人体自我平衡稳定系统的失调，如果不采取有效的措施就会发展到"已病"的层次。

　　亚健康虽然是西医学基于健康新概念提出的新概念，但其所反映的理念早在中医《黄帝内经》时代的"治未病"思想中就有体现，也就是要重视疾病的预防，提高健康质量及生活质量。如《素问·四气调神大论》指出："圣人不治已病治未病，不治已乱治未乱……夫病已成而后药之，乱已成而后治之，譬如渴而穿井，斗而铸锥，不亦晚乎。"这是"治未病"最经典的论述，即处于健康状态时，要未病先防。《内经》中还有其他篇章提到"治未病"。如《素问·刺热》指出："肝热病者，左颊先赤，心热病者，颜先赤……病虽未发，见赤色者刺之，名曰治未病。"这里的"治未病"是指在疾病初发之际，症状轻微不明显时（热病首先通过面色赤表现出来），就及时予以治疗。又如《灵枢·逆顺》指出："上工，刺其未生者也，其次，刺其未盛者也，其次，刺其未衰者也。下工刺，其方袭者也，与其形之盛衰者也，与其病之与脉相逆者也。故曰：方其盛也，勿敢毁伤，刺其已衰，势必大昌。故曰：上工治未病，不治已病。此之谓也。"这里的"治未病"，主要强调在疾病未发、病后邪气未盛、病后正气未虚时要及时治疗。

　　亚健康状态是健康和疾病之间的临界状态，是从健康向已病的过渡，虽然中医学目前尚未明确提出亚健康的概念，但是古代医贤早就认定医学的目的首先是"消患于未兆""济羸劣以获安"（《素问·序》），其次才是治病。"未兆"即未有显著疾病征兆之时；"羸劣"即虚损或不太健康，但不一定是有病，这些正是亚健康状态。而中医学一直倡导"上工治未病"，主张"未病先防"和"天人合一""形神统一""动静结合"等思想，这些均与人类健康观念的变化及医学模式的转变相适应。正是中医这种特有的理论体系及其整体观、辩证观，使得中医防治常见亚健康的方面有着独特的优势。

一、中医对亚健康形成的认识

中医学认为，健康状态应该为"阴平阳秘"。人体的阴气平顺，阳气固守，两者互相调节，维持其相对平衡，是进行正常生命活动的基本条件。这种平衡是体内外各种因素相互作用，并在机体的自身调节下达到内外环境和谐统一的结果。这是一种动态平衡，既包括机体内部的阴阳平衡，又包括机体与外界环境的阴阳平衡。如果机体能够维持平衡则各系统功能正常，表现为健康有活力。若来自内外环境中的各种因素引起机体气血阴阳偏盛偏衰，失去应有的调节能力，则会逐渐出现内外环境的失衡。这种从平衡到失衡的变化，即人体由健康到不健康的演变过程，亚健康状态就是这个过程中的一个阶段。当人在某些因素的影响下，体内出现轻度阴阳失衡，引发相应的症状，产生了人体自身或人体与社会环境相处的不协调，但尚未达到西医疾病诊断的标准，即为亚健康状态。此时若能及时调整机体的阴阳偏颇，则可促进机体恢复健康或防止其进一步加重。反之，则机体的"阴平阳秘"被进一步破坏，阴阳偏差加剧，导致气血紊乱、阴阳失调、脏腑经络功能异常，不仅对外界环境适应能力下降，劳动能力明显降低或丧失，还会出现一系列的病理损伤而发展为真正的疾病。

总之，亚健康状态的发生是先天不足、后天失调共同作用的结果，是机体内在因素和外界环境因素、社会因素共同作用的结果。原因复杂，需要根据不同情况具体分析。要改变亚健康状态，就要积极调整，改变不良生活习性，形成健康的生活习惯，保持机体的阴阳平衡。正如《素问·上古天真论》所云："饮食有节，起居有常，不妄作劳，故能形与神俱，而尽终其天年，度百岁乃去。"

二、中医对亚健康诊断的认识

（一）亚健康状态早期诊察的手段——四诊合参

亚健康状态是人体生理机能失调的综合表现，是人在躯体、精神心理及社会适应性等方面的不适应感觉所反映出的种种症状。西医运用物理及生化的检查方法往往难以诊断。而中医学对人体的认识区别于现代医学最显著的特点，是注重研究人体的功能反应状态。在中医发展过程中形成的望、闻、问、切四种诊查方法，实际上是中医整体观念在诊断学上的具体体现，是了解症状、体征和诊断病理状态的重要手段。四诊合参能够比较全面而可靠地了解疾病状态，动态地把握各种病理信息。将通过四诊收集的各种现象和体征加以分析、综合和概括，可为进一步分析疾病的病变机理提供客观依据，有利于对亚健康状态进行早期诊断和观察。

（二）亚健康状态辨识及调摄的依据——辨证

西医认为亚健康状态是一种尚未达到器质性改变的功能性变化，因其理化检查达不到明确诊断为"某病"的标准，而不能算作疾病。因此，现代医学很难把握亚健康状态的诊治规律。而中医学"辨证论治"思想和理论就突显了其优势。

中医学认为，亚健康状态是人体阴阳、气血津液、脏腑经络出现超出正常消长范围的偏颇所致，是一种以主观感觉为主的状态，具有明显的个体差异，其诊断及治疗均不可一概论之，因此结合患者的病因及症状进行"辨证论治"尤为重要。利用"辨证论治"思维研究及处理亚健康状态具备极大的灵活性，既可以对亚健康进行准确辨识，又可在亚健康状态的不同阶段实施个体化的预防及干预措施，做到"对症下药"，从而达到"谨察阴阳所在而调之，以平为期"（《素问·至真要大论》）的目的。

"证"是一种状态，对于亚健康而言，不管现代医学的诊断能否成立，总能依据四诊合参得出中医辨证，然后做出适当的调治。通过运用中医的辨证论治，对亚健康常见证候进行辨识及调摄，具有极重要的意义。

（三）进一步认识亚健康的依据——中医体质学说

体质禀受于先天，得养于后天。先天禀赋决定着体质的特异性和相对稳定性。而后天的环境、营养、精神、锻炼、疾病等各种因素的影响又可使体质发生变化，使体质具有可变性。这是调整体质的理论基础。体质的可调性使调节体质、防病治病成为可能。体质实质上是体内阴阳、气血津液、脏腑经络的生理性偏向，一般情况下其偏颇在正常消长范围内。多数人的体质不能用一种类型来概括，表现为多种类型的混合，从而形成复杂多样的个体差异。中医通过四诊，结合辨证论治思维，可以诊断出体质偏颇，如气虚体质、血虚体质、痰湿体质等。偏颇体质是导致疾病发生的关键因素，具有发生相关疾病的倾向性。而且体质的差异决定着疾病发生、发展、转归及预后的差异。因此根据个体体质的不同进行辨证，并给予相应的中医药干预，有针对性地纠正或改正偏颇体质，可以降低机体对疾病的易感性。体质的调整优化，可达到预防疾病或延缓疾病发生发展的目的，有助于保持或促进健康状态。通过筛检，早期诊断出偏颇体质，予以积极调整，进行病因预防，将成为有效预防亚健康状态的重要方法。

三、中医对亚健康治疗的认识

从健康到疾病，需经过健康－体质偏颇－亚健康－疾病的演变，是一个连续的渐进过程。因而治未病包括两个阶段：一是未病先防，二是既病防变。中医可以在早期就进行干预调摄。另外，亚健康状态的出现与体质密切相关，受体质差异的制约和影响，因此正确判断体质，因时因地因人制宜，通过辨证论治调节偏颇体质是防治亚健康的重要手段。

中医历代医家在《内经》基础上发展"治未病"的内涵，其范畴可以概括为以下几个方面：①未病养生、防病于先；②欲病救萌、防微杜渐；③已病早治、防其传变；④瘥后调摄、防其复发。中医"治未病"思想为亚健康的调摄指明了方向，其理论体系可指导亚健康的临床辨识及干预，其优势具体可表现为以下几个方面：①中医"天人相应""形神合一"等整体观的思想为亚健康的辨识与干预提供了理论依据；②中医"三因制宜"思想为亚健康人群的个体化诊疗提供了基本原则；③中医"四诊合参"的诊察手段，有利于对亚健康状态的早期诊察；④中医体质学说与辨证理论有利于对亚健康状态的辨识与分类；⑤中医丰富多样的治疗方法和技术为亚健康的干预提供了手段；⑥中医科学的养生理念及丰富的保健手段可运用于亚健康的预防和调摄。

中医对于亚健康状态的调治，有着极其丰富多样的方法。在长期的临床实践中，总结了调摄情志、适度劳逸、合理饮食、谨慎起居等养生调摄之术，形成了食疗、针灸、推拿、按摩、气功、导引、内外药物治疗等多种调治方法，正所谓"杂合以治，各得其所宜"（《素问·异法方宜论》）。中医学治疗方法的多样化，在亚健康状态的预防及治疗中拥有毋庸置疑的优势。

第二节　未病学的形成与发展

"治未病"思想首见于《黄帝内经》，《素问·四气调神大论》谓："圣人不治已病治未病，不治已乱治未乱，此之谓也。夫病已成而后药之，乱已成而后治之，譬犹渴而穿井，斗而铸锥，不亦晚乎！"中医"治未病"是指遵循道法自然、平衡阴阳、增强正气、规避邪气、早期诊治、防病传变的基本原则，采取未病先防、欲病早治、已病防变、病后防复的措施，从而防止疾病的发生与发展，是中医养生及预防医学的重要内容。"治未病"思想历史悠久，起源于远古人民的生活实践，理论渊源于《易经》、诸子百家；形成于秦汉；充实于两晋隋唐；发展于宋金元；兴盛于明清；在近代短暂停滞后，在现代又再次被关注而弘扬。

一、"未病学"思想的源流及其初步形成

（一）"治未病"思想萌芽时期——远古夏商

远古时期，人们在生活中开始萌发了防病意识，并初步积累了防病治病的原始经验。如《韩非子·五蠹》云："上古之世，人民少而禽兽众，人民不胜禽兽虫蛇。有圣人作，构木为巢，以避群害，而民悦之……号之曰有巢氏。""构木为巢，以避群害"，这些行为说明上古时期人们已有朴素的预防疾病思想。他们在与自然环境长期斗争中积累了一些生活经验，如取火熟食、生火驱寒、将烧热的卵石熨身以治疗身体疼痛不适，以砭石为针防治疾病等。以上说明，远古及夏商时期我们的祖先就已开始最简单的治未病实践活动，并在实践中初步积累了防病治病的原始经验。

（二）"治未病"思想起源时期——西周和春秋战国

进入周朝以后，巫术日衰，医学逐兴，百家争鸣，朴素的哲学理论与医学结合，是中医"治未病"思想的雏形阶段。

《周礼·疾医篇》记载了"百病怒起""忧郁生疾"。春秋时期秦国名医医和提出了著名的"六气致病说"，从四时、五节、六气及七情等天人结合的角度来认识疾病，以阴、阳、风、雨、晦、明的失序解释疾病发生的原因，标志着朴素的未病理论起源。孔

子提出养生"三戒",如《论语·季氏》曰:"君子有三戒:少之时,血气未定,戒之在色;及其壮也,血气方刚,戒之在斗;及其老也,血气既衰,戒之在得。"以预防疾病发生。

"治未病"一词首见于《黄帝内经》。《素问·四气调神大论》提出"圣人不治已病治未病,不治已乱治未乱",是对治未病最为经典的论断,明确提出了"无病先防"的思想。《素问·刺热论》中有:"肝热病者,左颊先赤;心热病者,颜先赤……病虽未发,见赤色者刺之,名曰治未病。"《素问·序》曰:"消患于未兆,济羸劣以获安"。即重视对疾病的先兆症状进行观察,在病而未发之时预先治疗,以防止疾病发作,此即为"欲病早治"。《灵枢·逆顺》指出"上工,刺其未生者也;其次,刺其未盛者也;其次,刺其已衰者也……故曰:上工治未病,不治已病。"强调早期治疗,防止疾病的传变。

(三)"治未病"的临床应用时期——秦汉晋隋

此阶段以《难经》,以及华佗、张仲景、葛洪、巢元方等医家为代表,开始将中医"治未病"思想应用于临床。

《难经·七十七难》:"所谓治未病者,见肝知病,则知肝当传之于脾,故先实其脾气,无令得受肝之邪,故曰治未病焉。"此处的未病指未病的脏腑。此时机体已处于疾病状态,应"已病防传",保护其他未受邪的脏腑。

华佗创立了"五禽戏",重视运动健身,他认为"人体欲得劳动,但不当使极尔。动摇则谷气得消,血脉流通,病不得生,譬犹户枢不朽是也。"

汉·张仲景用中医整体观念和五行学说的生克制化理论,继承和发扬了《内经》"治未病"思想,有效指导了临床实践,为后世预防医学奠定了基础,具体体现为:①未病先防。如《金匮要略》曰:"若人能养慎,不令邪风干忤经络……更能无犯王法,禽兽灾伤,房室勿令竭之,服食节其冷、热、苦、酸、辛、甘,不遗形体有衰,病则无由入其腠理。"强调无病时重在摄生以防病。②有病早治。《金匮要略》云:"适中经络,未流传脏腑,即医治之。四肢才觉重滞,即导引、吐纳、针灸、膏摩,勿令九窍闭塞。"指出感邪后必须及早治疗,防微杜渐,勿使邪陷入内。③已病防变。如《金匮要略》曰:"见肝之病,知肝传脾,当先实脾。"依据脏腑病证的传变规律,以治肝实脾为例,提出了治肝补脾、防止传变的原则。将治未病的脏腑作为已病防变的重要措施。④慎治防变。书中列举了大量临床上因为医家误治而引发严重不良后果的医案以警示后人,如"淋家不可发汗,发汗则必便血"等。还将顾护脾胃作为慎治防变的关键环节,在施治过程中不忘"勿犯胃气及上二焦"。⑤瘥后防复。《伤寒论》专列"辨阴阳易差后劳复病脉证并治"篇,示人应重视病后调治,方能巩固疗效,防止疾病复发。

晋·葛洪重视精神因素对人体的影响,提出除六害:"一曰薄名利,二曰禁声色,三曰廉货财,四曰损滋味,五曰除佞妄,六曰去沮嫉。""夫善养生者,先除六害,然后可以延驻于百年。"

隋·巢元方在《诸病源候论》中记载了许多民间防病习俗。如"灸颊以防噤",即用灸法预防小儿惊风。关于小儿养生防病,应"任自然,皆得无横夭"。妇女怀孕应适当劳动使"骨气强，胎养盛"，一改卧床养胎的旧习。

（四）"治未病"的经验积累时期——唐宋金元明清

1. 唐宋时期　唐·孙思邈首次提出未病状态三层次。《备急千金要方·诊候第四》云："上医医未病之病，中医医欲病之病，下医医已病之病。"首次将疾病分为"未病""欲病""已病"三个层次，告诫人们要"消未起之患，治未病之疾，医之于无事之前"。强调养生防病重在养性。"夫养性者……性既自善，内外百病皆悉不生。"重视治未病的饮食调养，反对暴饮暴食，其曰："饱则伤肺，饥则伤气。"提倡少食多餐，食不欲杂，"杂则或有所犯，有所犯者或有所伤，或当时虽无灾苦，积久为人作患。"

宋·陈直编著的《养老奉亲书》是老年人养生防病的首部专著，书中指出："高年之人，真气耗竭，五脏衰弱，全仰饮食以资气血。"所以"凡老人有患，宜先食治，食治未愈，然后命药，此养老人之大法也"。

2. 金元时期　朱丹溪在《丹溪心法》一书中提出"不治已病治未病"，指出"与其救疗于有疾之后，不若摄养于无疾之先"，强调治未病的重要性。提出"阳常有余，阴常不足"之"保养阴精论"，丰富了治未病的内涵。

忽思慧编著的《饮膳正要》，是我国现存第一部药膳养生专著，标志着中医营养学的盛起，书中强调了调理脾胃为治未病的重中之重，其曰："保养之法……调顺四时，节慎饮食，起居不妄，使以五味调和五脏……夫上古圣人治未病不治已病，故重食轻货盖有所取也。"

李东垣认为治未病要重视调脾胃，"若胃气之本弱，饮食自倍，则脾胃之气既伤，而元气亦不能充，而诸病之所由生也"。

刘完素注重诊察发病先兆及早期药物预防，治疗未发之病。如《素问病机气宜保命集·中风论》记载："故中风者，俱有先兆之证。凡人如觉大拇指及次指麻木不仁，或手足不用，或肌肉蠕动者，三年内必有大风之至……宜先服八风散、愈风汤、天麻丸各一料为效。"

3. 明清时期　张景岳认为"谨于微"就是"未病先防"，是治未病的关键所在。如《类经》记载："祸始于微，危因于易，能预此者，谓之治未病，不能预此者，谓之治已病。知命者，其谨于微而已矣。"对于已病者宜尽早用药。他在《景岳全书·瘴气》中指出："居瘴地者……稍觉不快，即宜如法服药以解之，微邪易伏，固不致病也，惟其不能防微，则势必至于渐盛，故曰：不治已病治未病。此之谓也。"

喻嘉言所著《医门法律》一书以未病先防、已病早治的精神贯穿始终。《医门法律·虚劳门》谓："仲景于男子平人，谆谆致戒，无非谓荣卫之道纳谷为宝。居常调荣卫以安其谷，寿命之本，积精自刚，居常节嗜欲以生其精。至病之甫成，脉才见端，惟恃建中、复脉为主治。"明确指出男子无病之时要注重调荣卫、节嗜欲，方能葆精长寿。

薛立斋等将治未病理论用于中风的预防，指出："预防者，当养气血，节饮食，戒七情，远帏幕。"

王孟英对预防疫病、霍乱病提出多途径的预防措施和方法，尤其重视饮水和环境卫生。如"住房不论大小，必要开窗通气，扫除洁净"，"疏河凿井，施药救人，敛埋暴露，扫除秽恶诸事，不但保身而杜病，吾闻积德可回天，不仅可御霍乱也已。"

徐灵胎阐发了"病从浅治"的中医未病思想。如《医学源流论·防微论》："病之始生，浅则易治，久而深入，则难治"，"盖病之始入，风寒既浅，气血脏腑未伤，自然治之甚易"，"故凡人少有不适，必当即时调治，断不可忽为小病，以致渐深。"

叶天士根据温病卫气营血的发展规律及热邪易化燥伤阴的特质，治疗"先安未受邪之地，恐其陷入易易耳"，防止温邪陷入，阻断病势进展，达到既病防变的目的，这也是治未病的重要内容。

二、现代未病学的形成与发展

（一）现代未病学的形成

社会的进步、医学的发展都在呼唤预防医学，"21 世纪是预防医学的时代"已成为共识。20 世纪 90 年代，沉寂已久的中医"治未病"思想再次受到人们的关注，国内外呼吁建立"未病学"新概念的学者愈来愈多。1992 年宋为民、罗金才在总结前人治未病理论和医疗实践的基础上著《未病论》，希望它会适应即将到来的"大健康"理念的需要，发展成"未病学"。1999 年祝恒琛主编的《未病学》，将未病理论推进了一大步，标志着未病学的形成。2005 年，龚婕宁、宋为民主编的《新编未病学》出版，本书以中医基本理论立论，用现代科学知识剖析、阐述了未病学的科学依据、研究方法，并通过未病学的临床实践揭示了未病的多种形态，探讨了治未病的具体方法，使中医未病学理论具有更高的科学性、系统性和实用性。2015 年王琦主编的《中医未病学》从基本概念、基本原则、方法论体系和价值体系四个方面，为中医未病学理论体系构架做出了创造性工作。现代未病学不等同于中医的养生学和治疗学及西医的预防医学，是以传统中医理论和中医治未病思想为基础，多学科交叉的现代医学的独立分支，未病学的建立是医学自身发展的需要。

（二）现代未病学的理论体系

现代未病学是建立在古代对未病认识的基础上，结合现代预防医学、临床医学、基础医学等学科的相关理论与知识而逐步形成的一门新兴学科，其研究内容主要涉及未病学的基本概念、基本理论和基本知识，与现代医学相关学科的关系以及对健康与亚健康的促进作用等。其研究范畴包括运用各种手段发现各种未病态的表现，并及时采取"治未病"手段使其恢复到健康未病态，有着丰富的内涵与外延，经过多年的发展形成了系统的理论体系，包括：

1. 未病学的方法论体系　未病状态的测知、干预和评价需要运用一定的方法。测知方法，古有取象认知、司外揣内的认知方法及运气预测等，现有体质论、全息论、时空论等。干预方法，针对无病、欲病、已病 3 个不同状态采取相应的措施和手段。关于评价方法，根据国家相关部门制定的治未病标准和工作方案，借鉴现代卫生经济学和循证医学等方法，建立未病学的评价体系。

2. 治未病与中医养生　中医养生知识是"治未病"的重要内容。《管子·形势篇》云："起居时，饮食节，寒暑适，则身利而寿命益。起居不时，饮食不节，寒暑不适，则形体累而寿命损。"指出养生保健的宜忌。《黄帝内经》记载了四季养生预防病害："故智者之生也，必须顺四时而避寒暑"，"春夏养阳，秋冬养阴"。中医养生包含调摄精神情志、预防饮食失节、避免劳逸过度、防止意外伤害、加强运动锻炼等，具体措施包括五音、五色、五方养生，乐疗、香疗、食疗、导引、针推、砭石、药茶、膏方等多种干预手段。

3. 治未病与亚健康防治　亚健康是指介于健康与疾病之间的第三种状态，是躯体功能和适应能力减退的症状，但不符合现代医学有关疾病的临床或亚临床诊断标准。中医学中没有亚健康一说，"亚健康"是现代医学提出的新概念，但是对亚健康的预防思想源于《黄帝内经》的"治未病"理论，如《灵枢·官能》谓："是故上工之取气，乃救其萌芽"。"萌芽"即是亚健康阶段，即西医学认为尚未发生疾病，但中医学认为人体阴阳平衡已出现偏差，病属初期，"救其萌芽"、治疗亚健康状态才是高明的医生所为。亚健康状态防治强调健康、有规律的生活、行为和工作方式，调养精神，内保真元，科学的饮食、适当的运动，及中药、气功、针灸、按摩、精神调摄、食疗等多种中医传统特色干预方法，防止亚健康状态向疾病状态发展。

4. 治未病与体质辨识　国医大师王琦教授于20世纪70年代提出中医体质的概念，后又通过对全国范围自然人群的流行病学调查，发现并证实了9种基本体质类型，即平和质、气虚质、阳虚质、阴虚质、痰湿质、湿热质、血瘀质、气郁质和特禀质。并制定《中华中医药学会标准·中医体质分类与判定》，认为不同的体质类型对疾病具有不同的易感性、对治疗具有不同的耐受性。提出"体质可分""体病相关""体质可调"3个关键科学问题，从而为中医治未病找到了辨识工具、测病依据和干预手段。

5. 治未病与健康管理　疾病谱的变化，慢性病发病率、死亡率的持续上升，老龄化社会等问题所导致的医疗负担日益沉重，逐渐成为影响国家社会经济可持续发展的重要因素之一。如何在满足国民日益增长的健康需求的同时，有效控制医疗费用快速上涨，是世界各国所面临的共同难题。无论国家还是个人，对于医疗费用减少及个体健康的维护，前瞻性的健康管理方式均可起到积极的作用。因此，现代未病学以中医"治未病"思想为指导，与西方健康管理模式有机结合，通过建立中医健康管理档案，制订个体化健康调养方案，通过精神调摄、饮食、良好生活习惯、运动以及各种调治手段，来维护、管控自身身体的阴阳平衡和健康状态，完成"上工治未病"的健康服务和健康管理工作，建立具有中国特色、符合中国国情的治未病健康管理服务体系，在充分满足公众预防保健需求的同时，也可实现以最少医疗费用投入达到最优健康管理的效果。

6. 治未病与慢性病防控　进入21世纪以来，人类疾病谱发生了变化，如糖尿病、心血管疾病、慢性呼吸系统疾病、恶性肿瘤等在内的慢性病发病率逐年升高。慢性病具有发病机制复杂，潜伏期长，病程长，发病率、致残率、死亡率高，医疗负担重，可防、可控，但难以治愈等特点，因此早防、早控尤为重要。现代未病学拥有先进的治未病三级预防理念、多元化的治未病防控手段及可推广的个体化防控工具等优势，在慢性病防控中起到重要的作用。现代未病学以体质三级预防理念为依据，以中医体质辨识法为工具，采用多元化调节防控手段，在慢性病防控实践中取得了一定的成果，从而实现慢性病早预防、早预测、早干预，达到慢性病防治关口前移的目的。

7. 治未病与老龄化社会　人口老龄化是全球性问题，伴随老年人口的数量快速增长与高龄化，人们的关注焦点已从以往人口寿命长度转向老年阶段的生命质量。老年化与慢性病是不可分割的，而慢性病一旦发生，病死率高，致残率高。所以对于老龄化人口，预防与治疗慢性病同等重要。近年来治未病在国家层面上得到认可并作为重点健康保障项目执行，我国政府也将解决老龄化问题作为长期应对战略。基于中医学的广泛群众基础与高度文化认同，结合中医治未病理念的养老服务体系在解决老龄化问题方面具有独特优势。

（三）现代未病学的发展

进入 21 世纪以来，随着医学模式的转变以及医学发展趋势由"以治病为目标对高科技的无限追求"，转向"预防疾病与损伤，维持和提高健康"，给"治未病"的发展带来前所未有的机遇。疾病防治重心的前移，说明治未病的重要性，特别对于亚健康人群，更要重视养生，防病于未然。近年来，国家出台了一系列与"治未病"相关的政策，并为医疗卫生机构的中医预防保健服务搭建平台，以实现"未病先防，欲病早治，已病防变，瘥后防复"为目标，达到防病治病，健康长寿的目的。平台建设具体如下：①中医预防保健服务提供平台，中医医院建立"治未病"科，开展"治未病"服务；②中医预防保健服务技术支撑平台，制定了常见疾病的高危人群中医预防保健技术指南和中医养生保健技术操作规范；③中医预防保健服务人才队伍平台，将师承教育和院校教育有机结合，构建研究型和应用型人才培养体系；④中医预防保健服务政策保障平台，将中医药健康管理项目列入国家基本公共卫生服务项目之中。

另外，结合中医养生学、中医体质学、中医疾病预测学等方面，对中医治未病与健康管理、慢性病防控、老龄化社会及与多学科关联等方面进行了相关研究，在中医治未病理论体系和学科建设的构建上日臻成熟。

医学的发展方向是预防，人们在深化预防研究中建立了预防医学，并惊异地发现中医学中的"未病""治未病"理论与经验和预防医学一致。预防医学多年来的研究成果几乎全部包涵于"治未病"体系中，而"治未病"体系中还有很多预防医学未涉及的领域，从而引起对"未病学"的重视。所以，现代未病学有着更深广的内涵与外延，值得发掘、整理与提高，使之走向世界。

三、未病学的内涵

（一）中医"未病"的含义

继《黄帝内经》之后，历代医家在临床实践过程中，进一步认识到"治未病"的重要意义，丰富了对"未病"的认识。认为"未病"是对人体处于无疾病状态（无病）、有疾病的先兆或小病（疾）状态（病而未发）、已病的早期状态（病而未传）和疾病初愈未复发状态（病瘥未复）的高度概括。

1. 无疾病状态（无病） 无疾病是对"未病"最直观的理解。现阶段没有疾病并不意味着以后也没有疾病，只有通过养生保健，如顺应四时、调畅情志、起居有常、饮食有节等措施才能保持这种状态持久存在，这也是"治未病"的一种。如《素问·上古天真论》中黄帝请教岐伯，为何上古之人能够健康活到一百岁？岐伯对曰："上古之人，其知道者，法于阴阳，和于术数，食饮有节，起居有常，不妄作劳，故能形与神俱，而尽终其天年，度百岁乃去。"懂得养生之道才能够形体与精神都很健旺，不仅可以预防疾病，而且可以延年益寿活到天赋的自然年龄。并进一步指出："今时之人不然也，以酒为浆，以妄为常，醉以入房，以欲竭其精，以耗散其真，不知持满，不时御神，务快其心，逆于生乐，起居无节，故半百而衰也。"指出没有疾病的人如果不遵守养生之道，也会很快出现疾病或衰老，不能享尽天年。同时，人们认识到"无病"不单纯指躯体健康，还包括精神健康。如《灵枢·百病始生》说："喜怒不节则伤脏。""美其食，任其服，乐其俗"（《素问·上古天真论》），调畅情志，淡泊名利，保持心情愉快，方能身心健康。

对于"未病"是无疾病状态，继《黄帝内经》之后的医家也多有论述。西汉《淮南子·卷十六》说："良医者，常治无病之病，故无病；圣人常治无患之患，故无患。"晋代葛洪在《抱朴子》中指出："是以圣人消未起之患，治未病之疾，医之于无事之前，不迫于既逝之后。"唐代孙思邈《千金要方》中云："治未病之病，内外百病皆悉不生，祸害灾害亦无由作。"清代曹庭栋《老老恒言·慎药》云："以方药治未病，不若以起居饮食调摄于未病。"这里的"无病""无患"均属于"未病"之没有疾病状态。

2. 有疾病的先兆或小病（疾）状态（病而未发） 《黄帝内经》云："肝热病者，左颊先赤。"中医认为人体的脏腑是互相关联的整体，五脏与六腑之间，体表五官九窍与脏腑之间，经络与脏腑之间均有相关或络属关系。故脏腑病变可以从体表、经络等表现出来，在出现类似面赤等先兆之时，就应给予治疗。《素问·阴阳应象大论》曰："故邪风之至，疾如风雨。善治者治皮毛，其次治肌肤，其次治筋脉，其次治六腑，其次治五脏，治五脏者，半死半生也。"疾病的传变有其轻重变化过程，因此，对于病情轻浅阶段，应当仔细检查，及早治疗，如此才能使之尽快恢复健康。《素问》言："消患于未兆"，"济羸劣以获安"，"未兆"和"羸劣"均可理解为有疾病的先兆或小病（疾）状态，即"病而未发"，也就是唐代孙思邈的"欲病"之说，如《备急千金要方·诊候第四》曰："上医医未病之病，中医医欲病之病，下医医已病之病。"这里所说的"欲病之病"，是指机体内已蕴含病理信息或已处于发病的萌芽状态。在当代，应包含发病先兆、疾病高危人群及亚健康状态等。

中国古代"疾"与"病"含义不同，《说文》中谈道："疾"是指不易觉察的小病，"病"则是有明显表现的、程度较重的病变。陆懋修在《不谢方·小引》中也提出："古时疾、病有别，初之疾，甚为病。治未病乃已疾之后，未病之先，即当早为之药也。"

这种患疾的状态，在中医学中称"疾""未病""小病"。

明·袁班在《证治心传·证治总纲》中也谈道："欲求最上之道，莫妙于治其未病。大凡疾病虽发于一朝，已实酿于多日，若于未发之先必呈于形色，遇明眼人预为治疗，可期消息于未萌也。"指出疾病的发生非一朝一夕所成，在酝酿阶段必先有形色的改变，此时高明的医生可以及时给予治疗，消灭疾病于萌芽状态，并认为此乃"未病"。

3. 未发生传变或已病的早期状态（病而未传） 古代医家认识到，疾病有一个由轻到重的演变过程，及时、及早治疗，防止疾病加重、传变或复发，对于已病的早期阶段，未发生传变的脏腑或未受邪之地均属于未病。

《难经》首先提出了未发生传变的脏腑属于"未病"。《难经·七十七难》曰："所谓治未病者，见肝之病，则知肝当传之与脾，故先实其脾气，无令得受肝之邪，故曰治未病焉。"肝已经患病则临床易导致脾病，中医谓之"肝木乘脾土"。在肝病存在，脾脏处于无病状态之时，用健脾之法，即培土抑木，健脾疏肝，以防止发生脾病致肝脾同病而加重病情。现代医学也证实，疾病发生后，若不给予及时治疗，必然会引起机体其他脏腑功能发生病理性改变而造成更大的危害。故在未传变阶段，若能辨明病因，把握疾病发展的大势，采取相应的治疗措施，顺应并诱导机体正气的功能，对于尚未发生的病变预先采取措施，防止疾病由一个部位向另一个部位传变，以求稳中取胜。

继《难经》之后的医家发展了这种理论，张仲景在《伤寒论》中指出："凡人有疾，不时即治，隐忍冀差，以成痼疾……若或差池，病即传变，虽欲除治，必难为力。"强调治未病就是要在疾病的早期及时治疗，一旦拖延时日，就会使病情加重，或成痼疾、或发生传变，再治疗就十分困难；书中还提出"安内攘外，截断病传"，即先安未受邪之地，以截断病传。疾病的过程是邪正斗争的过程，治疗的目的就是祛邪扶正，控制疾病的发展，使之向愈。依据病势和脉证预测其发展趋势，预先采取有效措施，增强抗病能力，使体内未受邪之处不受病邪侵袭，截断疾病的传变。"未病"指体内未受邪之处，若病在浅表，深部为未受邪之处；病在太阳经，则阳明、少阳、太阴、少阴、厥阴为未受邪之处。清代名医叶天士对于"既病防变""先安未受邪之地"研究颇深。温病属热证，病程发展具有明显的阶段性，邪可由卫分，到气分、到营分、到血分进行传变，涉及上焦心肺、中焦脾胃、下焦肝肾的病机变化。故邪在卫分，则气、营、血分为"未病"；邪在上焦，中下焦为"未病"等。

4. 疾病愈后未复发状态（病瘥未复） 疾病初愈，正气尚虚，邪气留恋，机体处于不稳定状态，机体功能还没有完全恢复。此时，若不注意调摄，不但可使病情复发，甚者加重危及生命。故疾病初愈未复发状态属于中医"未病"阶段，应给予适当的善后调治，避免有害机体的各种诱因。病后复发的原因主要有三：①外感六淫邪气而使疾病复发或继发他病；②大病初愈，正气受损较重尚未复原，又因情志刺激或形体劳倦或房室不节，使旧疾复发；③因饮食不当或劳累过度而致病复发。

《素问·至真要大论》云："有者求之，无者求之，盛者责之，虚者责之。必先五脏，疏其血气，令其调达，而致和平。"推求邪气是否存留，仔细研究实证还是虚证，一定要先分析五气中何气所胜，然后疏通其血气，使之调达舒畅，就可以巩固这种平衡，避免疾病的复发。可见当时人们对防止疾病复发已经有了较深刻的认识。

《素问遗篇·刺法》论云："不相染者，正气存内，邪不可干，避其毒气。"疾病初愈，正气渐复，残留的邪气易稽留不去，以"正虚邪恋"和"阴阳未和"为基本特点。此时，应扶正为主，祛邪务尽。同时还应远离六淫疫气、慎起居、节饮食、勿作劳，做好疾病后期的善后治疗与调理，方能巩固疗效，防其复发。在补养时还应做到缓治图功，切忌大补、峻补，不可急于求成，以免适得其反。所以，病后调摄，以防疾病复发，亦不失为治未病内容的延伸。

《黄帝内经》之后，对这种状态的认识更加深入，张仲景认为病复有食复、劳复、复感之分。《伤寒论》398 条云："以病新瘥，人强与谷，脾胃气尚弱，不能消谷……"，393 条："大病瘥后，劳复者……"指出饮食不当，劳累过度会引起疾病复发。《伤寒论》于六经病篇之后，设有《辨阴阳易瘥后劳复病脉证并治》，指出伤寒热病新愈，正气未复，脏腑余邪未了，气血阴阳未平，若起居作劳，或饮食不节，就会发生劳复、食复之变，从而告诫人们应该忌房事、慎起居、节饮食、勿作劳，做好疾病后期的善后治疗与调理，方能巩固疗效，防止疾病复作，以收全功。

认识并界定"无病、病而未发、病而未传、瘥后未复"这四种未病状态及其含义，是进一步理解中医治未病概念和内涵的理论基础。

（二）"未病学"的现代观

现代社会，物质、精神生活的丰富使人们对健康的要求更高，并意识到等出现临床症状才去就医已经不是疾病早期，对疾病的治疗更是一个痛苦而漫长的过程，到目前为止许多疾病只能维持或临床痊愈，很难真正治愈，遇到诱发因素就会加重或反复，如高血压、糖尿病、心脑血管疾病等。所以如何早期发现，彻底消灭疾病是全人类的共同心愿。中医学历来倡导的"防患于未然""防微杜渐"的"治未病"思想越来越受到关注。现代医家总结了历代治未病思想，对"未病"进行阐述，将其分为四种状态。

1. 健康未病态　健康未病态是指机体尚未产生病理信息，亦即人体没有任何疾病时的健康状态。在未病的范畴中，有相当一部分属于无病的健康人，这些人尚未产生病理信息，但机体时刻处于不断变化的自然和社会环境及各种致病因素的威胁之下，将会有病理信息产生，只是尚未出现不适症状；或目前宏观的四诊及微观医学，尚不能检测出病理信息；或在人体正气（即抗病能力）的作用下，消除了未知的病理信息，这种状态称为健康未病态。

健康未病态除要求躯体的完整和健全外，还包括心理社会适应等。1989 年 WHO定义健康为"健康不仅仅是身体没有疾病，还要具备心理健康，道德健康和社会适应健康"。中医经典著作中称"阴阳平和之人"，即相当于此态，但阴阳平衡是动态的平衡，不是一成不变的，需要通过养生保健来维持，从而达到机体不受病理信息的折磨和损伤，延年益寿而善终天年。在健康未病态下，不断有致病因素积累，若正气不能清除这些致病因素，就会留于体内，机体进入另一种未病态——潜病未病态，如长期劳累，长期慢性酒精中毒等。

2. 潜病未病态　潜病未病态是指机体内病理信息隐匿存在的阶段，尚无任何临床表现，未达到临床"显化"程度。潜病未病态是"未病"概念中一个非常关键的时期，尽管无明显症状，但内在却并非无病。长期以来人们对此时的病理信息不易或未能识别，而被误认为健康无病。

随着现代科学技术的发展，检测水平的提高，人们能越来越早发现这种状态的存在，也有一些办法能够对潜病未病态加以识别、诊断及治疗，从而消除病理信息，恢复健康未病态。任何事物的发展变化，都具有由量变到质变的过程。而量的变化往往是缓慢积累、渐进性发展的。从健康到患病，也具有这样的规律。人体内的病理信息很微弱时，机体往往无外在的显著症状，病变仅停留在分子、细胞水平，是一种潜在的病理改变，若没有极其灵敏的检测仪器，几乎不可能被人们发现。随着病理信息的不断积累，在量上有了较大的变化，病变开始向组织、器官等处演变、浸润，但由于病变较轻，不借助现代检测方法，也很难被认识。只有当某种疾病的病理信息积累到一定的阈值，或检测手段进步，才能被人发现。

目前这种检测手段越来越多。如恶性肿瘤早期功能影像和体液蛋白生化表达检测，心脑血管危险因子预测。再如出现变态反应性疾病者，很可能在其儿童时代就已发展出对某一特定物质产生某种变态反应的内因，若此人一生不与这类物质接触，就可以永久处于"健康状态"，假如若干年后恰与此变应原相接触，则必然发生相应的反应。未发病前，此人貌似健康，实属于潜病未病态。基因组学、蛋白组学研究发现，许多人类疾病的最早变异都起自基因突变，甚至可追溯到蛋白质的异常变化，也属于潜病未病态。潜病未病态尚有一种较为特殊的类型，即发作性疾病在发作之前的缓解期或静息期也可无任何临床表现，如疟疾发作的静止期、癫痫的缓解期、支气管哮喘的静息期等。

3. 欲病未病态　欲病未病态是潜病未病态的继续发展，指存在于机体中的病理信息越来越多，已有所表露，已经达到疾病发病的临界状态或呈现少数先兆症状或体征的小疾小恙状态，在临床上尚无定性的依据可以明确诊断其病证类型的未病态。

唐代医家孙思邈云："消未起之患，治未病之疾，医之于无事之前。"所谓"未起之患""欲病"和《黄帝内经》中的"萌芽"均指其处于疾病的早期阶段。在这个阶段，各种因素造成人体内部出现了轻度的阴阳气血失调而"阴气未动，阳气未散，气血未乱"。还进一步解释说："五脏未虚，六腑未竭，精神未散，服药必活。"意思是说：当五脏六腑、气血阴阳以及心理状态还没有发展到已病之前，用药调理完全可以康复。突出了"欲病"之病可以逆转的看法。不同疾病的欲病表现千差万别，即使是同一种疾病，由于体质阴阳虚实的差异、正气强弱的不同、中邪程度的深浅等因素，表现也有区别。例如，脾病早期多见面色黄，如土不能胜木则可能会出现死青之色。中风病的欲病表现多种多样，或眩晕，或肢麻，或肌肤不仁等。

处于欲病未病态的患者基本上尚未影响正常生活及工作，有的可能工作效率较低，但不久就可能出现明显症状而发展为疾病（已病）。例如，在众多老年性疾病中，糖尿病因其并发症多而难治，预后较严重。其起病隐匿，发展较慢，从起病到发病可经过5～10年，不易被人察觉。潘孝仁等教授对530例出现糖耐量减低（impaired glucose tolerance，IGT）人群进行 6 年前瞻性观察发现，随访期间 263 例转变为糖尿病，占 49.6%。故糖耐量减低阶段可以看作是糖尿病的欲病未病态。获得性免疫缺陷综合征（acquired immunodeficiency syndrome，AIDS）中的无症状 HIV 感染期，无特殊临床症状，外周血 CD4$^+$ 淋巴细胞正常或轻度下降，约持续 8 ～ 10 年进入艾滋病期。CD4$^+$ 淋巴逐渐下降阶段可以看作是 AIDS 的欲病未病态。

4. 传变未病态 传变是中医学的经典术语，用它来描述这一状态也是中医学中"未病"的经典含义之一。在疾病的发展过程中，若欲病阶段未及时干预，进一步发展到气血阴阳失衡、脏腑功能紊乱的程度，就是"已病"阶段了。身体某一脏器已经出现了明显病变，根据疾病的传变规律及脏腑之间的生理病理关系，病邪可以进一步传入其他脏腑而使之发生病变，在病邪处于某一脏腑未发生传变时，对于可能出现病变的脏腑的未病状态，称为传变未病态。中医学中的脏腑相关学说，五行生化制克，经络、六经传变理论等提供了系统传变规律及机体相关影响法则，身体某一组织、器官有病变、按照传变规律会影响到其他组织、器官，并使之生病。例如肝病极易传脾，在脾尚未出现病变时，脾处于传变未病态。这是中医关于此类未病态的典型例子，即"见肝之病，知肝传脾，当先实脾"。而现代医学中所说的并发症，也是系统、器官之间相互影响而致病的例子。

传变未病态与前三类未病态的显著不同点在于：前三种状态皆为发病之前的状态，而传变未病态是指在疾病已经发作的情况下，病情有可能进一步发生传变的情况。前三种状态是就个体的整体性而言，而传变未病态则是针对个体的脏腑器官、系统的不同层次而言。研究未病四种状态的目的是为了更好地防治未病。

第三节　亚健康与未病学的关系

随着人们生活水平的提高及医学科学的发展，医疗模式由传统的"单纯的疾病治疗"转变为现代"预防、保健、治疗、康复相结合"的新型模式。20 世纪末，全球医学界大讨论的最终结论是：最好的医学不是治好病的医学，而是使人不生病的医学。人类的健康理念发生了转变，健康被赋予新的内涵。WHO 提出的有关健康的概念为：健康不仅仅是没有疾病和不虚弱，而且是身体上、心理上和社会适应能力上三方面的完美状态。由此理解"非健康"状态，则包含了"亚健康"和"不健康"（即疾病状态）。

一、亚健康状态与未病学的联系

（一）亚健康状态与未病学内涵的联系

现代医学认为导致亚健康状态的主要原因是生活和工作节奏加快、心理和社会压力加重、饮食不规律、长期处于紧张状态、睡眠不足和自然衰老等。未病学认为未病状态的形成是由于饮食不节、起居无常、情志不遂、劳逸无度、年老体衰等原因，导致脏腑阴阳气血失调或正气耗伤。则由此可见现代医学与中医学对亚健康产生的认识是相近的。

亚健康概念的提出体现了古代"上工治未病"的预防为主的思想，属于未病学的研究范畴。亚健康状态与现代未病学中的潜病未病态和欲病未病态的内涵接近，而未病学内涵更加丰富，外延更加广泛。在实际研究中，既不能将二者完全等同，又不能完全分割。不论是未病学还是亚健康，均体现了人们从对疾病的治疗向预防转变的观念，是人们追求健康的方法和手段，体现了更加积极的预防医学观。二者之间存在密切关系。

亚健康的研究可丰富和发展未病学，未病学来源于传统中医理论，亚健康则是现代社会的产物，亚健康理论研究的兴起，大大激活了未病学的内在动力。一方面随着临床实践的深入，以及广大群众防病治病、健身强体、心怡安康要求的提高，促使未病学在原有基础上前进；另一方面，新兴科技的发展正与未病学的思维框架相吻合，尤其是亚健康理论的提出，更与未病学研究目的相一致。

（二）亚健康的体质与中医体质学说的联系

西医认为亚健康的病因除了与不良生活方式、行为习惯、社会心理因素、环境因素有关外，还与遗传、体质等因素相关。体，是指身体、形体，个体；质，是指素质、质量，性质。体质的范围甚广，各学科均有涉及。例如，从组织形态学而论，主要是指人体的形态结构特征，包括人体各个组成部分及各组织、器官和各功能系统的形态特征与正常范围；从生理学而论，体质是机体所具有的各种特性的总和，不仅和形态学的特征有关，尤其和生理学的特征有关，所以体质是机体在形态、生理上的特性和本质；从遗传学而论，体质是在遗传素质的基础上，个体在发育过程中，内外环境相互作用而形成的整个机能状态和躯体形态特征，其更侧重于体质的形成因素与遗传及生活环境相关性的研究。体质涵盖了运动能力、身体素质等方面的内容，体力活动也对体质水平变化影响重大。影响人的体质的因素很多，如遗传、环境、营养、教育、体育锻炼、卫生保健、生活方式等。

在同等外在因素下，每个个体的表现不同，就与个人体质有密切关系了。体质的形成既与先天因素有关，又有后天因素的影响，对人们亚健康状态的形成和发展具有举足轻重的作用。体质的检测指标包括：①形态指标：身高、体重、胸围、坐高等。②功能指标：安静心率、血压、肺功能、心血管运动试验等。③身体指标：力量指标（握力、背肌力等）、爆发力指标（纵跳、立定跳远）、悬垂力指标、柔韧性、灵敏和协调性、平衡性、耐力指标。④能力指标：跑、跳、投等。

在中医的体质学说中，体质是指在人体生命过程中，由先天遗传和后天获得所形成的，个体在形态结构和功能活动方面所固有的，相对稳定的特质。是人类在生长、发育过程中所形成的与自然、社会环境相适应的人体个性特征。表现为结构、功能、代谢以及对外界刺激反应等方面的个体差异性，以及发病过程中对某些致病因子的易感性，疾病发展的倾向性。它具有个体差异性、群类趋同性、相对稳定性、动态可变性、可调性等特点。体现了中医"天人合一""形神合一"的整体观。其内涵与素质、气质、性格、形态、体格、体型相关。中医将体质分为平和质、气虚质、阳虚质、阴虚质、痰湿质、湿热质、血瘀质、气郁质、特禀质等。根据中医的辨证论治理论进行辨证及调治。中医的体质学说融入了西医的体质学说内容，具有中医的特色，对亚健康的辨证、调治具有重要作用。

（三）亚健康状态的干预与中医治未病的联系

目前对于亚健康的干预，主要通过中医治未病思想进行综合调理。

近十年来，罗仁教授课题组在国家"863"项目支持下，较系统地研究了亚健康的干预方案，并在临床应用，得到同行专家的认可，具有较好的科学性、实用性和操作性，即亚健康的三级干预方案。

一级干预：以自我保健、健康教育为主，辅以运动指导、饮食指导、心理指导等措施以消除亚健康的危险因素。

二级干预：进行普查、筛查、定期健康检查以及亚健康量表自测等干预亚健康，以早发现、早诊断、早治疗（即"三早"干预）。经常检测自身的呼吸、脉搏、血压心率，观察大小便情况，同时定期进行健康体检。

三级干预：采用中医辨证论治为主要措施的临床治疗干预亚健康，采集中医四诊资料，运用中医临床辨证方法，对其进行辨证调治，提出相应的健康调养方案，以防止亚健康恶化，从而促进其向健康转化。

总之，未病学思想给亚健康的临床诊断及治疗提供了一个崭新的思路，使人们越来越认识到临床治疗中多年来被动防御的局面是影响人类健康长寿的根源，只有深化预防研究的内涵，深刻理解健康、疾病，以及疾病演变规律，才能够把握健康，享有天年。

二、中医治未病原则

治未病是中医学的核心理念之一，是通过饮食起居、情志调理、运动疗法及中草药等多种措施，调理身体阴阳气血平衡，增强人体抗病能力，使人体少生病或不生病，纵使生病也能尽快痊愈，痊愈后少复发。

唐代医家孙思邈按病情进展阶段把疾病分为"未病、欲病、已病"三个层次，并指出要"消未起之患，治未病之疾，医之于无事之前"。并确定了中医"治未病"的三个目标：未病先防、既病防变、已病早治。孙氏还将医者分为三个层次：上医、中医、下医，如《千金要方·论诊候第四》记载："古人善为医者，上医医未病之病，中医医欲病之病，下医医已病之病，若不加心用意，于事混淆，即病者难以救矣。"

中医治未病可遵循以下四大原则：一是未病先防，扶正避邪；二是欲病早治，防微杜渐；三是已病防变，截断扭转；四是愈后防复，综合调摄。

（一）未病先防，扶正避邪

1. 未病先防　是指在尚未患病的时候，要积极预防疾病的发生，尽可能不患病、少患病。古代先贤对于"未病先防"尤为重视，如《丹溪心法·不治已病治未病》曰："与其救疗于有疾之后，不若摄养于无疾之先。"清·曹庭栋也认为："以方药治已病，不若以起居饮食摄于未病。"无一不是强调预防疾病的重要意义。未病先防的具体措施包括"饮食有节""起居有常""不妄作劳""精神内守"和"天人合一"等，从衣、食、住、行等方面积极消除致病因素，防止疾病发生。

（1）饮食有节：饮食是人体赖以生存的必需之品，是化生气血的物质基础，饮食的合理与否直接关系着人体的健康状况，故曰"民以食为天"。《黄帝内经》有"五谷为养，五果为助，五畜为益，五菜为充。气味和而服之，以补精益气"之说，确定了饮食的基本原则，即饮食要有节制，不要过饥过饱，要有规律，吃饭要定时，营养要全面均衡，不要挑食偏食。这里的"有节"具体包含四层意思：

一是指饮食的"数量"应适当。对于食量应有所节制，既不可过饱，导致"饮食自倍，肠胃乃伤"的恶果；也不可过少，否则气血生化乏源，脾胃纳腐失职，水谷精微失布，则五脏六腑功能失调。

二是指饮食的"规律"应讲究。要保持良好的饮食习惯，按时进食，尤其是不可轻易忽略早餐，否则易致胆汁浓缩发生结石、胆囊炎等疾病，或过度饥饿导致消化性溃疡性疾病；也不可睡前多食，或午夜进食，或食后即睡，均易造成脾胃失和，食滞胃肠，夜寐不安，正所谓"胃不和则卧不安也"。

三是指饮食的"品种"应齐全。合理地调节饮食品种，粗细交叉，荤素搭配，咸淡适宜，五味俱全，才能使人体获取所需的各种营养成分，切忌饮食偏嗜。即使因身体需要而多食某些饮食，也要适可而止，不可过量或长期偏食，否则会影响健康。

四是指饮食的"性味"应合理。食物也有四性五味，可以致病，也可以治病。每个人的饮食应按其不同体质而有所侧重。如偏阳虚体质的人可以多吃苦味、辛味的食品以助阳气的生发，偏阴虚体质的人则可以多吃酸甘之品以养阴。高明的医生能用食物治愈疾病。所以调摄饮食是防病祛病、延年益寿的上策，是最高水平的"治未病"之术。

（2）起居有常：是指起卧作息和日常生活的各个方面有一定的规律，并合乎自然界和人体的生理常度。这是强身健体、延年益寿的重要原则。人生活在自然界中，与自然界息息相关。因此，人们的起卧休息只有与自然界阴阳消长的变化规律相适应，才能有益于健康。例如，平旦之时阳气从阴始生，到日中之时，则阳气最盛，黄昏时分则阳气渐虚而阴气渐长，深夜之时则阴气最为隆盛。人们应在白昼阳气隆盛之时从事日常活动，而到夜晚阳气衰微的时候，就要安卧休息，也就是古人所说的"日出而作，日入而息"，这样可以起到保持阴阳运动平衡协调的作用。又如，一年之中，四时的阴阳消长，对人体的影响尤为明显。

因此，孙思邈说："善摄生者卧起有四时早晚，兴居有至和之常制。"即根据季节变化和个人的具体情况制定出符合生理需要的作息制度，养成按时作息的习惯，使人体的生理功能保持在稳定平衡的良好状态中，这就是起居有常的真谛所在。清代名医张隐庵说："起居有常，养其神也，不妄作劳，养其精也。能调养其神气，故能与形俱存，而尽终其天年。"合理的作息规律，能够保养神气，使人体精力充沛，生命力旺盛，面色红润光泽，目光炯炯，神采奕奕；还能提高人体的免疫能力和适应能力。反之，若起居失常，生活规律破坏，经常睡眠颠倒或是熬夜，不能合乎自然规律和人体常度来安排作息，天长日久则神气衰败，就会出现精神萎靡，面色不华，目光呆滞无神，精神紊乱，脏腑功能损坏，身体各组织器官都容易产生疾病。故《内经》告诫人们，如果"起居无节"，便将"半百而衰也"。

（3）不妄作劳："作劳"，即劳作，指消耗体力、精力的各种活动或者行为。妄，随意，胡乱，放肆。"劳"包括劳力、劳心、房劳三方面。一是劳力，指过度劳累、体力消耗过量，耗伤气血；二是劳心，思虑过多、思考过度，易伤心脾；三是房劳，房事过度，妄泄肾精。"以妄为常，醉以入房，以欲节其精者，以耗散其真"，是造成早衰的重要原因。

"不妄作劳"，指不能没有节制地消耗体力精力，不可过度劳累。应考虑季节、时间、年龄、体力及有无疾病影响等诸多因素，做到量力而行，不可长时间从事某一种形式的劳作，以防止"久视伤血，久卧伤气，久坐伤肉，久立伤骨，久行伤筋"，影响健康。一旦过劳，则易出现精神萎靡、神疲思困、两目干涩、头脑昏沉、头晕头痛、反应迟钝、烦躁焦虑、月经不调、失眠多梦等多种症状。

（4）精神内守：原意是说精气和神气留在体内，不要外泄。是指人在生命过程中，要保持清心寡欲、内敛自省的精神状态，追求清净自然的生命状态。不心存妄想，不心浮气躁，保持内心的安宁平和。

不良的精神情绪是导致疾病的重要因素。《灵枢·百病始生》曰："喜怒不节则伤脏。"《素问·阴阳应象大论》曰："怒伤肝，喜伤心，思伤脾，忧伤肺，恐伤肾。"由精神因素引起的身心疾病是当代社会的多发病。中医学认为，喜、怒、忧、思、悲、恐、惊七情活动与五脏有密切联系，因此指出"人有五脏化五气，以生喜怒悲忧恐"。情志活动的失常，可以影响五脏功能，导致气机紊乱而发生病变。现代医学认为，高血压、溃疡病及月经不调等多种疾病均与情绪不良密切相关。因此，中医"治未病"强调养心守神，进入一种"宠辱皆忘"的恬惔境界。只有做到"精神内守"，心情愉快、乐观豁达，气血自然和调，才可能从根本上防止疾病的发生。

（5）天人合一：《素问·宝命全形论》曰："天覆地载，万物悉备，莫贵于人，人以天地之气生，四时之法成。"《素问·六节藏象论》曰："天食人以五气，地食人以五味。"都说明人要靠天地之气提供的物质条件而生存，人体脏腑的生理活动，必须适应四时阴阳变化，才能与外界环境保持协调平衡，达到"天人合一"的境界。中医学认为"天人合一"不仅是一种理想，而且还是一种现实存在的状态，其特征是"同气相求"，包含"人天同构、人天同类、人天同象、人天同数"等内容。

中医学非常重视天人相应、适应四时、顺乎自然的养生保健原则。要求人的生活起居在四时季节中必须顺应春生、夏长、秋收、冬藏的自然规律，人体的生理活动才能保持正常。要"以自然之道，养自然之身"。《黄帝内经》还提出了"春夏养阳，秋冬养阴"的论点，提倡在春夏阳气旺的季节，摄养阳气；在秋冬阴气盛的季节，保育阴气来适应防病之道。"春夏养阳，秋冬养阴"这一精辟论述至今仍有效地指导着人们的养生保健与疾病治疗。比如临床上对脾肾阳虚、夏缓冬剧的慢性咳喘患者，在春夏季节，适当采用温补脾肾之法治疗，往往能够收到更好的效果。这种"冬病夏治"的方法便是对

"春夏养阳"原则的具体运用。再有，按照中医的说法，冬天属于"闭藏"的季节，肾主封藏，也就是说冬天是养肾的时节。冬天通过进补，可以使"肾精"更为充盈，从而使得明年身体更好，更少得病，故民间有"秋冬进补，来年打虎"之说。这些都是在"天人合一"思想指导下的保健养生的具体运用。

2. 扶正避邪　即"扶助正气，规避邪气"之意。中医以"正气内存，邪不可干"的论述强调重视体质的内在因素。疾病的发生，关系到邪正两个方面。正气不足（体质虚弱）是疾病发生的内因和基础，邪气侵犯是疾病发生的重要条件，外邪通过内因而起作用。因此，预防疾病的发生也必须从这两方面着手：一是扶助正气，提高机体的抗邪能力，即"内养"；二是采取多种措施防止病邪的侵袭，即"外防"。

（1）扶助正气：中医认为，生命的体现是"气"，气是构成机体维持生命活动的最基本物质，是生命的原动力。"正气"具有抵御、驱除邪气，防止疾病发生、促进恢复健康的功能。所以，要想防止疾病发生，必须扶助、增强正气。扶助正气，一方面要强身健体，平时经常进行体育锻炼，促使血脉流通，气机调畅，从而增强体质，预防疾病的发生。体育锻炼的方式方法有多种，可根据个人情况和喜好选择和运用，诸如《黄帝内经》所列举的导引、吐纳等形式，或跑步、游泳、骑车、打球、太极拳、跳舞等。另一方面是用药物及人工免疫等方法，增强体质，提高抗邪能力，预防水痘、麻疹、结核、乙型肝炎等疾病的发生。

（2）规避邪气：《黄帝内经》提出"邪气发病"。因此，要想防止疾病发生就必须"避其毒气"。具体措施就是顺四时避六淫。六淫、疠气各有主时，春风、夏热（暑）、长夏湿、秋燥、冬寒，春天着重防止各种风寒、风热感冒等疾病，夏季避免暑邪侵袭之"中暑"，长夏注意避免湿邪困遏之呕吐、泄泻之证，秋季避免燥邪侵袭之咳嗽之证，冬季应防寒保暖，避免寒邪困遏肌表。所谓"虚邪贼风，避之有时"。同时，还要爱护生态环境，保护生态平衡；维持环境卫生，防止污染等。此外，还要注意饮食清洁，防止病从口入。

通过采取以上内养和外防两方面的措施，就可把握养生的基本原则，最大限度预防疾病的发生。

（二）欲病早治，防微杜渐

"欲病"阶段是指健康状态发展到接近疾病的阶段。"欲病早治"就是在疾病稍有苗头或征兆时，积极采取措施，早期施治，截断或扭转病势进展。一般来说，疾病的转变是由表入里，由轻变重，由简单到复杂的过程。因此，在防治疾病的过程中必须掌握疾病的发生、发展规律及其传变途径，做到早期诊断，及时治疗，在疾病发作加重之前，就加以预防与制止，阻断其继续发展。如《金匮要略》曰："若人能养慎，不令邪风干忤经络；适中经络，未流传脏腑，即医治之。四肢才觉重滞，即导引、吐纳、针灸、膏摩，勿令九窍闭塞。"充实和丰富了治未病思想的内涵。

（三）已病防变，截断扭转

"已病"之时，疾病已然发生，应该根据其病势演变规律采取阻截措施。《黄帝内经》指出，外邪侵犯机体具有由表入里、由浅入深的发展趋势，因而主张治浅治轻。另外，内伤杂病也有自己的传变规律，或以气血津液为序，或以阴阳互根互制为次，或以五行生克为第等，最终都是体现局部与整体相互影响。临床诊治疾病时，只是对已发生病变的部位进行治疗是远远不够的，还必须掌握疾病发展传变的规律，能够准确预测病邪传变趋向，对可能被影响的部位采取预防措施，以阻止疾病传至该处，终止其发展、传变，扭转病势。如《金匮要略·脏腑经络先后病脉证》曰："见肝之病，知肝传脾，当先实脾。"又云："实脾则肝自愈，此治肝补脾之要妙也。"就是依据疾病传变规律及早施治、截断扭转病情进展的经典论述。

（四）愈后防复，综合调摄

"愈后防复"，就是指在疾病的康复期，病情初步稳定之后，采取相应措施，防治疾病复发。此时大病初愈，邪气将尽，正气来复，脏腑机能尚未完全恢复，如果失于调摄，更容易出现余邪稽留或复感他邪之变。一般病人初愈后，大多虚弱，这就要求在康复医疗中，针对患者气血衰少，津液亏虚，脾肾不足，血瘀痰阻等病理特点，采取综合措施，促使脏腑组织功能尽快恢复正常，达到邪尽病愈，病不复发的目的。如临床上有些患者在感冒愈后一段时间内仍有轻度头痛、乏力、食欲不振、全身不适，对此可用中医药加以干预。

此时以中医的方法综合辨证调摄是最佳选择。一般多首选中医的非药物疗法，次选中药外用或内服。非药物疗法包括饮食、针灸、推拿、按摩、气功、导引、武术、保健等，用以调节体内阴阳气血，疏通经络，强筋健骨，调节情志，缓解精神压力等。药物疗法则利用药物的四气五味归经调整人体阴阳气血的偏胜偏衰和正邪的消长。只要辨证准确，用药精当，中医对亚健康阶段的调整十分适合。当然，此阶段也要注意"中病即止"，避免过度治疗以及药邪损害。

以上四点均以"防"字当先，时时处处皆以"防"为要义，从各个阶段把防治疾病的重心前移，正是"治未病"的核心所在。上述原则与现代"预防为主"的新医学模式正相吻合。

三、治未病思想对亚健康干预的指导

（一）中医"治未病"思想是防治亚健康的基本原则

"治未病"是从"天人相应""形神合一"的中医学整体观出发而建立的独特的理论，具有超前性。20世纪末，医学界讨论的结论是："好的医生应是使人不生病的医生，而不仅是把病治好的医生。"这与古代医家对于"上医、中医、下医"之说不谋而合。中医学虽无明确的亚健康状态一词，但在其渊博的理论体系和漫长的实践活动中早已广泛地融入了对亚健康状态的防治思想。中医之"未病",相当于现代医学所说的人体的神经、内分泌、免疫等系统协调失衡,功能紊乱所致各种自觉症状,恰恰类似于"亚健康状态"。由此可见,几千年前的"未病"思想与现代亚健康的新思维十分契合,这是中医"治未病"理念能够在亚健康调治方面发挥优势作用的原因,也是其成为防治当代亚健康的基本原则的依据。

(二)运用中医"治未病"方法综合干预亚健康

在有效干预亚健康状态方面,中医有针灸、气功、导引、心理治疗、音乐疗法等多种方法,并创立了数以千计的方药,这些中医疗法尤其是非药物疗法具有天然、无害、简便易行等特点,在亚健康医疗过程中显示了肯定的疗效优势。中医的"天人相应""四诊合参""三因制宜""辨证论治"以及"个体化治疗"等特点为防治干预亚健康提供了多种便利。

1. 中医"天人相应"等整体观为亚健康的辨识干预提供了理论依据 中医"治未病"以中医理论为指导,"天人相应""形神合一"等均是从整体观念出发而建立的独特理论。亚健康的理论基础也是从整体出发而创造的,对于临床常见的亚健康状态,用现代检测手段无法解释,可借助中医"治未病"的思想和中医辨证的方法,用中医辨证思维阐述其病因病机,并以中医"治未病"原则进行辨证施治。中医"治未病"理论重视情志、环境、生活习惯等因素在疾病发生、发展、预后方面所起的作用,重视对机体整体功能状态的调理,注重精神调养,这种整体思维模式,符合现代"生物 – 心理 – 社会"医学模式的特点,对亚健康的防治起到了很好的理论指导作用。

2. 中医"四诊合参"的诊察手段,有利于对亚健康状态的早期诊察 四诊合参就是把中医望、闻、问、切四种诊断手段获得的诊断资料,综合分析,由表及里,由此及彼,去粗取精,去伪存真,反复思考,推理判断,得出正确的诊断。中医独特的四诊合参、辨证论治的个体化诊疗体系注重人体由阴阳、气血津液的盛衰虚实变化导致的个体差异,是健康评价的重要途径之一。在亚健康人群中进行健康状态评估及体质辨识,可使受试者全面、清楚地了解自身体质特征,对于亚健康状态的早期识别和诊察具有重要意义,对其日常养生保健及疾病预防起着重要作用。

3. 中医"三因制宜"的思想为亚健康人群的个体化诊疗提供了基本原则 在临床中亚健康状态人群因年龄、性别、体质等因素不同,表现的症状不同,同时还受季节时令、环境地域等因素的影响,需要因人、因时、因地予以调理,体现了中医学"三因制宜"的重要治疗原则。

(1)因人制宜,调理体质:体质指由先天遗传性因素和后天获得性因素所形成,在形态结构、功能活动和心理状态方面相对稳定的个体特性。体质学说将人体的体质分为生理性体质和病理性体质。生理体质属于健康范畴;病理性体质即机体阴阳失衡状态,是机体在某些致病因素作用下所产生的阴阳偏盛偏衰或气血亏损、失和,或形成某些病理性产物如痰湿、瘀血等,导致机体对某些致病因子有趋向性及易感性。病理性体质尚未发展成疾病,属于亚健康状态范畴。由于病理性体质是临床病证形成的依据和基础，对亚健康人群的干预，调理病理性体质就显得尤为关键。因此，可根据个体所呈现的不同病理性体质给予相应中医药调理，阻断亚健康状态发展到疾病状态。清·徐大椿在《医学源流论》指出："天下有同此一病，而治此则效，治彼则不效，且不惟无效，而及有大害者，何也？则以病同人异也。"就是说同样的疾病同样的治法，而有的人有效，有的人无效甚至有害，就是源于体质的差异。故应根据体质的不同分别给予个体化治疗，才能提高疗效，即中医学的"同病异治"。

（2）因时制宜，应于时令：《灵枢·岁露论》曰："人与天地相参也，与日月相应也。"自然界天地阴阳之气的运动变化和昼夜星辰的运转，与人体生理状态和病理变化息息相通。在调理人体亚健康的过程中，不可忽略季节气候对人体的影响作用，必须考虑人体与季节气候阴阳的逆从关系，根据不同季节气候的特点，来制定适宜的治疗原则。一般而言，人体顺应四时可安然无恙。若六气不顺，寒温不适，燥湿不调，再加不知调摄，则有碍脏腑功能，适应能力下降，易形成亚健康状态。

（3）因地制宜，结合环境：地域气候差异、地理环境和生活习惯的不同在一定程度上影响着人体生理活动、脏腑机能和心理活动。《素问·异法方宜论》指出：东西南北中五方由于地域环境气候不同，居民生活习惯不同，形成不同体质，易患不同病症，因此防治亚健康需遵守"因地制宜"之法则。例如长期居住在东南沿海的居民，其环境属于温热区域，受海洋气候影响，空气中湿度较高，地下水中含盐量相对较高，故东南之人易形成痰湿病理体质，多见胸脘痞闷，腹胀，大便不爽，小便短少不利，肢节痹痛，头晕目眩等亚健康状态。且湿邪尤易困伤脾阳，脾为湿困，无权运化，水湿内停变生诸证。因此东南地区调理亚健康要注重祛痰化湿。

"三因制宜"思想在亚健康防治中具有重要意义。通过调整优化体质，四时养生，结合地域实情而综合调理亚健康，是天人合一和个体化灵活辨治思想的体现。

4. 辨证论治为干预亚健康提供了理论基础和实践方法

（1）对亚健康状态的辨证论治：辨证论治是以整体观为基础，从实践中建立起来的整体辨证治疗体系。由于亚健康状态症状表现复杂多变，涉及脏腑、阴阳、气血津液、寒热虚实等的变化，这种证候多样化的特点给临床干预带来一定困难。中医学别具特色的"辨证论治、四诊合参"在防治亚健康方面具有明显的优越性，正好在此发挥其独特优势。

（2）对疾病危险因素的辨证论治：对疾病危险因素的控制可以看作亚健康干预的重要组成部分。在亚健康状态下，理化指标可能完全正常，或略不正常，未达到疾病的诊断标准，但有抽烟、饮酒、久坐不运动、生活不规律等多种已知的危险因素存在，其发生疾病的风险远远高于健康人群。对此，宜根据危险因素采用不同的施治方法。如超重是多种慢性非传染性疾病的危险因素；体重过轻的人机体抵抗力下降；免疫功能低下者易患感染性疾病；抽烟是呼吸系统、心血管系统疾病发生的危险因素等，对此进行的干预主要是调整不良生活方式。中医辨证论治在干预危险因素过程中可以起到双向调节的作用，使阴阳平衡，气血调和，脏腑功能正常，对控制危险因素、恢复身体健康具有良好的效果。

5. 个体化诊疗是干预亚健康的有效措施　亚健康的发生是由于长期的、慢性的、多种内外不良刺激因素共同作用的结果。虽然亚健康在临床上没有理化检验的病理数据，没有器质性病变，但根据中医辨证论治理论，通过传统的"望、闻、问、切"四诊，"辨体质""识运气"及"中医体质辨识"，辨证分析亚健康人群的"病理性体质""临床前征兆"，即可确立核心病机、治疗大法，进行个体化治疗，改善体质偏颇，预防和调治亚健康状态。

6. 中医的治疗方法和技术手段为亚健康的干预提供了多种有效途径　中医调治亚健康的措施多种多样，主要有心理调治法、饮食调治法、起居调理法、中药调治法以及其他调治法等。

（1）心理调治法：有四气调神法、以情制情法、移情法、暗示法、说理开导法、节制法、疏泄法等。倡导顺应自然界春生、夏长、秋收、冬藏的规律，调摄精神活动；培养"恬惔虚无"的境界，"戒怒""慎思"，"莫嗔怒养肝气，少思虑养心气"，达到养生防病的目的。

（2）饮食调治法：饮食调治的方法多种多样。有"春夏养阳、秋冬养阴"的四季食养；有顺应二十四节气的"尝新食养""节转食养"和"融情食养"；有源于儒家文化的"不时不食""杂食以养"的中庸食养；有出自道家文化的"知食宜""戒虐杀"的自然食养；遵循"调五味、减食以疗病"、推崇"素食""茶疗""分餐制"内容及方式的佛医食疗，现代又有纠正体质偏颇的个性化食疗药膳等。"治未病"的饮食疗法涉及食疗心理、食疗原料、食疗方式、药膳技术等方方面面，内容丰富，方法多样，具有浓郁的中国传统文化特色。

（3）起居调理法：起居包括生活作息、穿着、居住环境等方面。葛洪在《抱朴子·极言》中指出："定息失时，伤也。"生活规律破坏，起居失调，容易产生疾病，如以睡眠为例，睡眠养生包含有睡眠的朝向、睡眠的姿势、睡眠的用具、睡前保健方法、午睡的质量以及四季睡眠养生的特点等，中医养生提倡睡"子午觉"，有"午睡养阳，子睡养阴"之说。午睡以食后十几分钟后入睡、睡眠在 1 小时内为佳，睡眠姿势以"右侧卧为善"。四季睡眠以"春季夏季晚睡早起，秋季早睡早起，冬季早睡晚起"为养生之道，使人体活动能顺应四时而颐养其气。正如孙思邈所说："善摄生者，卧起有四时之早晚，兴居有至和之制。"

（4）中药调治法：是指用中药调理达到预防亚健康的目的。现代中药调理的方法有外用和内服两种：中药外用预防法主要有药熏、药蒸、药浴、药佩、药枕、药敷等方法；中药内服预防法主要有汤药和膏方等。其中最为人们所喜爱的就是中药膏方。尤其选在冬季服用膏方是顺应自然的一种养生方法。膏方用于调理亚健康，既可"调理保健"，又可"调理治疗"，有补虚和治病两个特点。中药膏方的适宜人群，首选亚健康状态者，其实际效果已得到充分验证。

（5）其他调治法：推拿、按摩、针灸等中医特色的传统技术，以及八段锦、五禽戏、太极拳、太极剑、气功等中医运动养生方法，都是中医调理亚健康状态的有效手段。

亚健康状态作为健康与疾病的中间状态，具有双向转化的特点，处理得当可向健康转化，处理不当可导致相应疾病发生。因此积极发展中医治未病在亚健康状态方面的干预优势，使机体由亚健康状态向健康状态转化，正是今后努力的主要方向。

（三）运用"治未病"理论防治亚健康常见病

治未病是中国传统文化的精髓，为中华民族防病治病、繁衍昌盛及健康长寿做出了不可磨灭的贡献。在医疗实践中，治未病理念已广泛应用于多种亚健康常见病的防治。

1. 呼吸系统疾病 呼吸系统疾病在中医与"肺卫"及"膀胱经、太阳经"相应，防治该系统疾病尤其要注意调和营卫，益气固表，增强免疫力，防寒保暖，远离烟雾及大气污染，尽量避免反复感冒、咳嗽等疾病发生。例如防治中医的"鼻鼽"病（变应性鼻炎），就应顺应季节气候特点，提前选方用药，符合天人相应的中医理念，才有利于提高鼻鼽疗效，更有利于鼻鼽的预防。再比如以"预防为主""既病防变"的学术思想为指导，在小儿咳嗽、变异性哮喘发作前，提前应用中药、穴位贴敷等中医特色疗法，可明显降低其发病率。

2. 消化系统疾病 国医大师邓铁涛在脾胃病治疗中提出，"未病先防"重在"调"，包括调饮食、调情志、防外邪、适劳逸等；"已病防变"重在"治"。根据"脾旺不易受病""五脏相关防治脏腑传变"相关理论，在辨治各类疾病的处方中，应将保护脾胃元气置于首位，从脾胃调畅情志、用药顾护胃阳、保存胃中津液；"瘥后防复"重在"控"，是在疾病恢复过程中通过控制饮食及运动健身等方式调理脾胃功能。邓老调理脾胃"治未病"的理论与实践进一步丰富了中医"治未病"的内涵。

例如慢性泄泻是消化内科常见病，具有病程长、易反复的特点，严重影响患者的身体健康。张慧静等运用治未病思想探讨中医体质学说在慢性泄泻防治中的作用，以纠正体质类型实现预防泄泻的目的，对慢性泄泻的临床防治具有参考意义。

脂肪肝是临床常见病，防护得当与否直接影响其预后，临床上对脂肪肝进行饮食、运动等健康管理是防止其传变的重要保障。徐丽等将中医治未病思想运用于脂肪肝的防护，效果满意。

3. 循环系统疾病 周华教授基于治未病理论防治心力衰竭，从"未病先防""欲病救萌""既病防变""瘥后防复"方面结合心力衰竭分期进行研究，积累了丰富的治疗经验。

有学者依据"久病入络""久痛入络"的络病发病原理以及络病"易成而难愈"的临床特点，提出络病的治未病问题。结合络病具有可能性、必然性、缓慢性、难治性的特点，强调络病需要预防、防重于治，络病可以预防。应用络病理论指导治未病，具有简、便、廉、验的特殊功效，丰富了治未病的手段。

4. 泌尿系统疾病 良性前列腺增生作为老年男性的常见疾病，手术治疗和药物治疗都不能完全根治，而西药服用后的不良反应及药物耐受性等原因使其应用受限制，因此日常生活中结合中医知识进行预防保健对良性前列腺增生的防治非常重要。

5. 神经系统疾病 中风病是常见病、多发病，中风先兆是中风发生前的危险信号，也是及早积极预防中风发生的一个非常重要的时期。中风先兆一旦转为中风后，多发病急骤，病情凶险。徐海燕等从治未病的角度证实了中医对临床防治中风的指导意义。

6. 内分泌系统疾病　史丽伟等探讨了治未病思想在糖尿病三级预防中的应用，为糖尿病的防治和管理提供新思路。刘竹林等以亚临床甲减的特点为基础，参考中医治未病理论体系，研究了该理论在预防治疗亚临床甲减中的具体作用。结果显示：运用治未病理论可有效防治亚临床甲减的发生、发展、传变及复发。从而得出结论：治未病理论在中医学防治亚临床甲减方面有着重要的意义且前景可瞻。

7. 运动系统疾病　研究表明，中医治未病思想中的"治其未生、治其未成、治其未传、病后防复"的四大原则，分别在骨伤科疾病的防治过程中起到重要作用。通过运用治未病的前瞻性作用，能够有效地减少患者病痛时间及降低临床的医疗成本。

8. 肿瘤性疾病　在恶性肿瘤发生率日益增高、疗效欠佳的今天，对其早期的防护、诊治显得尤为重要。在治未病思想的指导下，将中医整体观念、辨证论治等思想运用于恶性肿瘤各个阶段的防护与治疗，对于预防恶性肿瘤发生、控制恶性肿瘤发展及防止恶性肿瘤的复发和转移具有重要的现实意义。以邓铁涛教授"治其未生、未发、未传、未变、未复"的治未病思想作为食管癌防治不同阶段的指导原则，可以有效地提高食管癌患者的生存质量，延长其生存时间。

癌毒病机理论是在传承周仲瑛教授癌毒学术思想的基础上创建的中医肿瘤病机理论体系，该理论分析了以癌毒为核心的肿瘤发生发展的演变规律。基于治未病思想，王俊壹等从未病先防、既病防变、愈后防复三个方面探讨了癌毒病机理论在肿瘤防治中的具体疗效及机制，提示该理论提高了中医药防治肿瘤的临床疗效。

9. 妇科疾病　自古以来，治未病理论渗透于中医妇科的经、带、胎、产和哺乳之中，包括五脏辨证、身体的阴阳调理、经期规律、孕期安全、产前保养、产后调理等。如认为经期血海空虚，慎避六淫；饮食宜清淡，大忌辛凉；重视调畅情志，郁证最伤；劳逸适度，房劳大忌。这些经期调养观点，对于妇科领域治未病、预防月经病具有重要意义。

临床实践中，治未病思想已广泛应用于防病治病的各个领域，上述仅仅举例说明而已。对于疾病防治而言，"中医治未病""防大于治""重心前移"是医学发展的必然趋势。

第三章　亚健康的检测评估 ▷▷▷▷
....

　　目前国内有关亚健康状态常用的评估方法，主要有以下三个方面：症状标准诊断法、量表评估法和生理生化指标诊断法。这三类方法在亚健康状态的研究者都表现出了某方面的优势，但同样存在多方面的不足。学术界对于亚健康的检测评估技术，特别是运用我国传统的中医学理论评估亚健康进行了大量的研究。

第一节　传统的亚健康检测评估技术

　　中医学研究未病方法历史悠久，已初步形成一整套行之有效的"辨证"体系，已经有一些指标能评估亚健康状态，主要方法是运用四诊、五行、八纲、藏象、经络、卫气营血，及"诸内必有其外"等方法、理论指导进行的，亦受经验性、局限性的影响。中医学的特点之一整体观，可表述为人体的许多局部形态，功能变化可反映出内脏及整体的病理生理信息。《灵枢·外揣》曰："远者，司外揣内，近者，司内揣外。"《灵枢·师传》曰："鼻隧以长，以候大肠，唇厚，人中长，以候小肠，目下果大，其胆乃横。"现代生命科学证实，人体所有组织、细胞均起源于同一受精卵，都有着相同的染色体数、相似的基因组，都受遗传密码控制及生命工程节律共序协调，人体每一局部皆可为全身的缩影，每一个局部都是能反映整体的显示屏。现将这些征兆作为信息元，可反馈指令并调整整体或内脏功能，因此分析寻找病理先兆信息是亚健康状态的重要检测方法之一，从而达到防治亚健康状态、疾病状态的目的。现分别论述其信息元变化与全身的相应脏腑功能关系，特征反应及与亚健康状态及疾病状态关系。

一、体表信息分析

1. 皮肤爪甲信息

　　（1）皮肤异常：青紫斑为出血倾向，红斑热象为炎症、丹毒、猩红热等，黑斑为肾病、肝病、肿瘤，白斑为白癜风、癌前变，还有黄褐斑、妊娠斑及肿瘤色素斑。疣多见于肥胖、消瘦、老年病、黄疸病人等。

　　（2）掌指纹皮肤：掌皮肤色白考虑贫血、肺部疾病，色黄考虑黄疸、掌距角化症，色红考虑肝掌、痛风、高血压，色黑考虑肾病、胃肠病、风湿病。

　　（3）手指形态：杵状指反映缺氧或毒素作用（支气管扩张症、肺脓肿、心脏病），梭形指反映关节炎（类风湿），手抽搐反映缺钙，或手指供血不足。

　　（4）指甲：甲形（匙状甲、杵状指、软指甲、钩甲、指甲剥离）表示代谢异常等状态。甲色白示贫血，色黄示肝炎，色紫示心脏病，色青蓝示肝豆状核变性，黑色示肾病，灰甲示真菌感染。甲络脉反映体内电解质、血液循环、脏腑盛衰。肝病、硬皮病、雷诺病等甲色苍白而爪甲干枯脱落。心、脑、肠道有瘀血时在相应甲床有瘀点或瘀斑，甲变黑与脑垂体、肾上腺功能不足有关。指甲纵竖纹与维生素 A 缺乏有关。

2. 毛发信息

（1）眉毛：眉毛稀疏多见于黏液性水肿、麻风、垂体甲状腺功能减退。眉毛脱落与局部皮肤疾患、磨损、早衰、麻风、三叉神经痛有关。眉毛浓黑，见于女性考虑男性化，或库欣综合征。眉毛变白见于老年。

（2）睫毛：睫毛过长是体质较弱征兆或神经质倾向。睫毛倒插见于老年皮肤松弛或婴儿皮肤隆起或沙眼疤痕。

（3）头发：黄发考虑缺铜、缺锌、营养不良，或与慢性消耗性疾病有关。白发考虑发中黑色素颗粒减少、年老、遗传、慢性病所致。脱发考虑斑秃（血虚受风），男性脱发考虑脂溢性皮炎，甲状腺功能亢进、垂体功能减退、抗癌药物、放射线损伤亦可导致脱发。

（4）汗毛：妇女毛症考虑女性男性化，还有先天性胎毛增多症，药物性多毛症（苯妥英钠、皮质激素、青霉素、链霉素）。

（5）阴毛：男性阴毛减少与发育不健全或遗传种族有关。女性阴毛减少，多与性腺功能不全、生理性变异有关。若原有阴毛正常后来减少多见于甲状腺、垂体功能减退。

3. 头部信息

（1）头颅外形：婴幼儿大头考虑脑积水，小头考虑营养不良、感染，慢性缺氧、遗传病，方头考虑佝偻病，囟门迟闭考虑佝偻病。

（2）头部的运动异常：头部活动受限考虑颈椎病等；头部不随意地颤动考虑帕金森病；与颈动脉搏动一致的点头运动，称 De Musset 征，见于严重主动脉瓣关闭不全。

（3）头皮：观察头皮颜色、头皮屑，有无头癣、外伤、血肿及疤痕等。

4. 面部信息

（1）面部颜色：面色发红可见于高血压病、糖尿病、先天性毛细血管扩张症。面色发黄可见于肝病，胆石症，过食胡萝卜、橘子等。面色青紫可见于心、肺疾病。面色苍白可见于贫血。面色发黑可见于肝功能减退、肾上腺皮质机能减退及药物砷中毒等。

（2）人中：人中宽、直、色泽明润，沟道淡红色为肾气盛；反之色黑暗、枯焦、缩短、歪斜或隆起、凹陷、瘀斑、起疹、黑痣等，表示子宫、卵巢或睾丸发育生殖功能或泌尿生殖系统或脾胃疾病信息。

二、五官信息分析

1. 目诊

（1）五轮八廓："脏有病，轮必见应，轮有病，脏亦必有变化。"水轮（瞳眸），肾病征兆；风轮（黑睛），肝病征兆；肉轮（眼睑），脾病征兆；血轮（两眦），心病征兆；气轮（白睛），肺病征兆。两目无神，黑睛晦滞，白睛暗浊，目光呆钝及两目直视为人体气血亏竭，脏腑衰败危证。

（2）虹膜：虹膜上缺损较浅，颜色呈淡黑色，表示病程短、症状轻；若虹膜上缺损较深，颜色呈深黑色，表示病程长，症状重；如虹膜出现黑点为心血管病警报征兆，出现黑线为肾、肾上腺及肺部疾病征兆，出现缺损为脑供血不足反映。虹膜出现窝孔为贫血的前讯，出现白环预示动脉硬化。虹膜红色为局部炎症充血。虹膜斑点提示肠寄生虫或风湿病。

（3）瞳孔及视网膜：瞳仁不等大为气机逆乱、阴阳失调的重症，双侧皆缩小为中风闭证先兆，双侧皆散大为中风脱证标记，扩瞳后明显扩大多为老年痴呆的征兆。临床上瞳孔稍大多伴贫血，瞳孔散大为肾将衰竭之危兆，散大不收为濒死之讯；瞳孔缩小如针尖多为中毒之兆；瞳孔不圆，双侧不等大为颅脑肿瘤或出血，或脑疝征兆，如伴对光反射迟钝为危笃凶兆；瞳仁紧小可为梅毒、糖尿病、结核、麻风征兆；眼前出现白光为视网膜剥离先兆，眼前红彩是青光眼先兆，眼前飞蚊是玻璃体混浊。

2. 鼻诊 鼻色泽正常则鼻色明润，若鼻干枯、黑如烟为热毒炽盛，鼻色枯槁预后不佳。鼻头色白为气虚、血虚或亡血，鼻头黄色为湿热征象，其病在脾。鼻头色红为风热证，肺脾两虚。酒齄鼻见于螨虫感染，或见于红细胞增多症，或见于经期、月经不调。鼻青色腹中痛，晦滞多肝病，鼻青黑为寒痛，鼻、唇紫为心力衰竭、休克、肺源性心脏病。黑色见于胃痛，或男女科疾病。

3. 唇齿口腔

（1）唇色：淡白为气血亏损，阳虚寒盛，贫血。唇色红，呈热证，阴虚火旺，见于慢性感染性疾病或消耗性疾病。青紫色滋润为寒极。紫黑而干为热极。

（2）肉、龈：齿小而稀，提示肾先天禀赋较差；小儿肾虚牙迟，齿黑枯焦者肾热。牙黄见于肾虚不足，或药物、食物因素。齿龈白色为贫血。

4. 舌象信息

（1）舌苔：舌苔薄净系疾病初期，病位表浅，舌苔变厚，病邪渐进入里，多与胃肠病、热性病有关。苔质润燥，判断津液盛衰；滑苔为痰饮寒湿。

（2）舌形：舌胖大多见于舌乳头炎、维生素B族缺乏、糖尿病、肾炎。舌体枯小见于营养不良、慢性消耗病，亦见于贫血、长期胃肠功能欠佳。

5. 咽声语音信息

（1）咽形态：充血红色见于炎症，苍白见于贫血。扁桃体肿大见于扁桃体炎。

（2）声音：声洪则脏实，声怯则脏虚。语音强弱与体质气血有关，阴证、虚证、寒证声音弱。语音重浊不清与外感风、寒、湿有关，或痰湿有关。语音嘶哑与咽喉炎、喉返神经麻痹有关。

6. 耳郭 耳坚者肾坚，耳轮枯焦发黑为肾败，耳薄不坚者肾脆。肾虚耳鸣，耳听力下降提示肾气衰。耳郭萎缩发暗则是肾气绝的危象，耳郭色白虚浮为肾阳不足，耳郭发青为寒象，耳郭色淡苍白，发凉或黑而质薄多为肾上腺皮质激素低下之兆，耳郭色红为热证先兆。

三、分泌物、排泄物信息分析

1. 唾液信息 异常多涎、多唾常是脾、肾虚弱、精失摄纳而外溢征兆。唾液多而稠，味苦提示脾热；唾多味酸为肝郁；唾浊味甘为脾瘅的先兆；唾液腥为肺热；涎多而咸为肾虚；涎少为津液不足；肝虚疏泄无制而流涎多；肝郁疏泄失职唾液变少；早孕亦可涎溢满口。

2. 泪、涕信息 心动时涕泪俱下，泪泣偏于水提示津液不足，重在心肾，而涕则偏为浊液，重在脑肺，多为鼻炎、鼻窦炎。若肝肺虚、脏精不摄则涕泪纳摄无权而溢流；则所谓虚涕冷泪，为心所动涕泪往往俱出。清水鼻涕见于上呼吸道感染、过敏性鼻炎。涕泪又可为衰老先兆，肺气虚，无力摄纳，肝衰、疏泄失度。

3. 痰信息 心有痰必悸，胃有痰喜呕，脑有痰常眩，胸有痰为痞，背有痰则冷，胁有痰善胀，经络有痰而肿，四肢有痰即痹，肠有痰当泻。

4. 汗信息 无汗（汗闭）见于皮肤病或阴津亏乏，或外感风寒。自汗见于气虚、阳虚。盗汗见于阴虚，自主神经功能紊乱。大汗见于低血糖、甲状腺功能亢进症。绝汗见于亡阳证。心胸汗见于心肺功能异常。腋汗多与腋臭有关。腰汗见于肾气虚。阴汗见于阴虚阳衰、湿热下泄。手足汗见于脾胃蕴热，阴虚内热。

异味汗：汗甜而黏，为脾精外溢，乃湿热困脾所致。焦嗅汗，为肾虚肝郁，多由房劳、忍精致败精瘀阻于内形成。狐臭见于腋臭，尿臭见于尿中毒，腥膻味见于风湿久蕴，芳香味见于糖尿病。

5. 尿便信息 正常新鲜尿通常是透明的。若新鲜尿混浊，可见大量蛋白，常见于各种肾脏疾病、尿路感染。若尿有泡沫提示蛋白尿、肝病、糖尿病。

正常粪便的主要成分为食物残渣、水分和细菌，还有少量的肠道和胰腺分泌物、胆色素代谢产物、退化细胞、无机盐及脂肪、蛋白质代谢产物等。大便干结见于内热、阴津不足。泡沫样大便因消化不良、食物残渣多。若2～3日排便1次，且干燥、坚硬，不易"解"为便秘，在肠道滞留的大便使许多毒性气体或有毒物质被机体吸收进入血液到组织，产生头晕、心悸、乏力、烦躁不安、失眠、注意力不集中、口苦、口臭、食欲不振、皮肤干痒、色素沉着、头发干枯等亚健康状态表现。

6. 月经信息 月经量、周期：正常月经周期为28~30日，是有规律的周期子宫出血，若提前或错后8天以上为不规则，为亚健康状态。月经量约50~100mL。月经过少、过多与全身慢性消耗性疾病、贫血、寄生虫、糖尿病、肝病有关。

月经色泽：正常人月经暗红色，若色鲜红，夹血块为血热；月经色淡、量多、稀薄多为气虚；月经色黯，并夹血块多为瘀血阻络；月经深红或淡红，经量或多或少，多为肝气郁所致；月经咖啡色多为寒邪侵袭所致。

7. 白带信息 正常妇女白带量少，带下异常多因脾虚蕴湿化热、湿热下注所致，与贫血、体虚、精神异常有关，生理性白带稍增多，见于体内雌激素增多及生殖器官充血期（排卵期、行经前后、妊娠后、阴道异物、性冲动、从事体力劳动后）。病理性白带增多见于生殖器官炎症或肿瘤。

四、实验室及辅助检查

1. 实验室检查

（1）血常规检查：血常规检查是指血液细胞的计数及各类型细胞的分类，其检查结果分三大系统。红细胞系统是通过 RBC、HB 检查判断是否有贫血，并通过贫血三项指标（MCN、MCH、MCHC）来判断贫血的类型，当然进一步确诊需要骨髓象检查。除了贫血的诊断，红细胞增多可以提示红细胞增多症。白细胞系统是指有 WBC 计数及各种白细胞分类。WBC 升高主要见于感染性疾病，尤其是细菌感染。白细胞过度升高可见于白血病，主要特征是血液中可见幼稚细胞。病毒感染时，白细胞一般来讲是正常或降低，此外部分造血物质不足亦可导致白细胞减少。血小板是血液凝固所必需的物质，血小板减少可以引起贫血，部分血小板降低可以是再生障碍性贫血的早期表现。对于中老年人，血小板升高意味着血液容易凝固，发生血栓的机会可能增加。

（2）尿常规检查：尿液检查可以诊断泌尿系统疾病，如泌尿系统的感染、肿瘤、结石、血管疾病。也可以协助诊断其他系统疾病，如糖尿病、急性胰腺炎、急性或慢性肝炎、急性或慢性溶血、多发性骨髓瘤、急性汞中毒等。①从尿液的颜色来说，深茶色尿见于胆红素尿，红色尿见于血尿，啤酒样到酱油色尿见于血红蛋白尿，乳白色尿见于乳糜尿、脓尿。尿色混浊多见于尿酸盐结晶、乳糜尿、脓尿、血尿。②正常人尿比重在 $1.003 \sim 1.030$ 之间，尿少时比重增高见于急性肾炎、高热、心功能不全；尿增多时比重增高见于糖尿病。尿比重降低见于慢性肾小球肾炎、肾功能不全、尿崩症、大量饮水。③尿 pH 值在 $5.5 \sim 6.5$ 之间，肉食者多为酸性，多食蔬菜、水果可致碱性。酸中毒及服用氯化铵等酸性药物，尿液可呈酸性。④正常人尿蛋白定性为阴性。轻度蛋白尿可见肾小管及肾小球病变的非活动期、肾盂肾炎、体位性蛋白尿。中度蛋白尿，可见于肾炎、高血压、肾动脉硬化、多发性骨髓瘤。重度蛋白尿可见于急性或慢性肾小球肾炎及红斑狼疮性肾炎、肾病综合征等。⑤尿葡萄糖定性，阳性见于糖尿病、肾性糖尿病、甲亢、口服或注射大量葡萄糖、精神激动。⑥尿隐血试验正常为阴性，阳性可见于血型不合时的输血、严重烧伤或感染、恶性疟疾，以及某些药物或食物所致。各种溶血性贫血发作时可能出现血红蛋白尿。此外阵发性睡眠性血红蛋白尿病人及过敏性血红蛋白尿病人发作期，尿血红蛋白或呈阳性。如尿血呈阳性，镜下可见大量红细胞称血尿，不能称隐血。⑦尿胆原一般情况下呈弱阳性。阴性见于完全阻塞性黄疸，阳性见于溶血性黄疸、恶性疟疾及肝实质性病变等。⑧正常人尿酮体为阴性，严重糖尿病酸中毒患者可呈强阳性，妊娠剧吐、长期饥饿、营养不良、剧烈运动后也可呈阳性反应。

（3）血糖：血糖过高可能是糖尿病，尤其是中老年人。血糖升高还可见于情绪激动、情绪紧张、慢性胰腺炎及甲亢、心梗等。如果空腹血糖升高还要进一步化验餐后 2 小时血糖、糖耐量试验、胰岛素、胰岛素抗体、C 肽及糖化血红蛋白。

（4）血脂：血脂是指人体血浆内的脂肪类化合物，包括甘油三酯（又叫中性脂肪）、胆固醇（含胆固醇酯和游离胆固醇）、磷脂和游离脂肪酸。高脂血症指血浆中胆固醇和（或）甘油三酯水平过高。总胆固醇浓度 >6.2mmol/L，为"高胆固醇血症"；甘油三酯

浓度 >2.3mmol/L，为高甘油三酯血症；总胆固醇、甘油三酯浓度同时升高，为混合性高脂血症。血浆中低密度脂蛋白胆固醇升高和高密度脂蛋白胆固醇降低也是血脂代谢异常的表现。低密度脂蛋白胆固醇升高意味着罹患心血管疾病的风险增高，因此也称作"坏胆固醇"。相反，高密度脂蛋白胆固醇对人体有益，它逆行运输血液中的胆固醇，将胆固醇带回肝脏进行代谢。流行病学及临床研究证明，它与冠心病、动脉粥样硬化等疾病发生率呈负相关，因此也被称作"好胆固醇"。当低密度脂蛋白胆固醇密度 >130mg/dL 时，建议以浓度 <100mg/dL 为目标开始药物治疗。尤其是心脑血管疾病的高危人群，应尽早采取措施，目标值设定也应更严格。当高密度脂蛋白胆固醇浓度 <40mg/dL 时，冠心病发病率大大增高。血管健康与否不能只关注高密度脂蛋白胆固醇，总胆固醇低、高密度脂蛋白胆固醇高，总胆固醇与高密度脂蛋白胆固醇的比值低，才对健康有利。总胆固醇与高密度脂蛋白胆固醇的比值，在男性最好小于 4.5，即高密度脂蛋白胆固醇在 1.2mmol/L 以上；女性最好小于 3.5，即高密度脂蛋白胆固醇在 1.4 mmol/L 以上。

（5）肝脏生化检查：主要分为肝细胞损伤标志物、胆红素代谢标志物、肝脏合成功能标志物以及肝纤维化相关血清指标。能较全面地反映肝脏功能状态，为肝功能异常的诊断提供重要线索，并能动态监测病情，是临床应用最广泛的实验室指标。

①肝细胞损伤标志物

氨基转移酶：ALT 和 AST 是临床应用最广泛的反映肝细胞损伤的生化指标。各种肝脏疾病都能引起转氨酶轻至中度升高，中等程度以下（<300U/L）的转氨酶升高无特异性。若 ALT 急剧升高（>1000U/L），提示存在大量肝细胞坏死，其最常见的疾病有急性病毒性肝炎、毒物或药物性肝损伤、急性缺血性肝病等。

碱性磷酸酶（ALP）：血清 ALP 可因脂肪膳食导致肠 ALP 水平增加而升高，妊娠期间因胎盘合成也可能出现 ALP 水平升高。通常情况下，胆管阻塞使胆小管合成 ALP 增加，随后移位到肝血窦，使血清 ALP 水平升高，这是衡量肝损伤的一个指标。即使阻塞较小且不足以增加血清胆红素水平，也会引发上述情况。谷氨酰转肽酶（GGT）升高表明，碱性磷酸酶升高为肝源性。需要注意的是，儿童和老年人的 ALP 水平会升高，特别是 50 岁以上的女性，部分可能是由骨转换而来。

γ-谷氨酰胺转酞酶（GGT）：GGT 主要分布于肾、肝、胰腺，但肾脏释放的 GGT 主要经尿液排出；血清 GGT 主要来自于肝脏，而肝脏 GGT 主要分布于胆管上皮细胞和肝细胞膜管腔面，二者在发生变性和坏死时会导致 GGT 大量溶解释放入血，引起血清 GGT 升高。因此 GGT 升高提示肝脏疾病，尤其是胆道疾病。肝外胆汁淤积和肝癌的 GGT 明显增高，可高达 5 ～ 30 倍正常值上限。此外，血清 GGT 主要来自于肝脏，因此其可以用于辅助判断 ALP 的来源；ALP 升高，GGT 正常，表明 ALP 来自于骨骼或肠道；若二者均升高，表明 ALP 来自肝脏，提示肝胆系统存在疾病。

②胆红素代谢标志物：胆红素由肝脏产生，经胆道排泄，肝在胆红素代谢中具有摄取、结合和排泄作用。胆红素测定包括总胆红素和直接胆红素，二者之差为间接胆红素（IBil），多种致病因素可引起血清胆红素升高，导致黄疸。间接胆红素升高是由于胆

红素的产生过度（例如溶血）、肝重吸收减少或肝结合能力下降所致。间接胆红素升高最常见的原因是吉尔伯特综合征（肝功能不良、遗传性非溶血性高胆红素血症）。但其总胆红素水平几乎不超过 6mg/dL，通常 < 3mg/dL。空腹或严重疾病可使间接胆红素升高 2 ～ 3 倍，相反，进食或服用苯巴比妥药物可降低间接胆红素水平。与间接型高胆红素血症相反，直接型高胆红素血症通常意味着肝实质损伤或胆汁淤积导致胆红素进入胆管，以及胆红素从肝细胞进入血液循环减少。严重肝损伤（包括酒精性肝炎肝硬化）患者的血清总胆红素水平可能超过 30mg/dL，或可见于晚期肝硬化合并脓毒症或肾衰竭的患者中。此外，单纯高胆红素血症可见于手术后，通常可以恢复。

③肝脏合成功能标志物

白蛋白（Alb）：肝脏是人体合成白蛋白的唯一器官，合成后供机体需要，且几乎不被排出，其在血浆中的半衰期约为 21 日，因此白蛋白的高低反映肝脏合成代谢功能和储备功能，也是评估肝硬化严重程度及判断预后的指标。白蛋白增高主要由于血液浓缩而致相对性增高。在正常饮食和肾功能正常情况下，白蛋白降低可能与肝功能异常、肝脏合成蛋白质功能下降有关。白蛋白 <30g/L 时部分患者出现或将要出现腹水，至 25g/L 以下时预后不良，降至 20g/L 时预后极差。需要指出的是，由于白蛋白半衰期长，不能用于评估急性肝损伤。

血浆凝血酶原时间（PT）：血浆 PT 是评价肝脏合成功能的另一指标，该指标检测血液凝固时间，它需要肝脏产生的 II、V、VII、IX 因子的参与。当肝细胞广泛受损时，肝脏合成凝血因子的能力下降，导致 PT 延长，超过 3 秒以上为异常；4 ～ 6 秒时，表明严重的肝损伤且预后极差。在反映肝功能急性损伤方面，PT 优于 Alb。由于在肝脏疾病早期仅有 VII 因子合成减少，因此 PT 出现延长早于活化部分凝血激酶时间。

血清前白蛋白（PA）和血清假性胆碱酯酶（PChE）：二者均由肝脏合成，半衰期分别为 1.9 日和 10 日。其中，PA 由于半衰期短，能快速、敏感地反映肝细胞的损伤和肝脏的合成功能。研究表明急性肝炎时 PA 异常率为 34%，而 Alb 异常率仅为 17%，因此 PA 能更灵敏地反映肝细胞损伤，可作为判断急性肝损伤的灵敏指标。此外，动态监测 PA 能反映肝衰竭患者肝脏合成功能的好转或恶化情况，动态观察 PA 升高明显者预后好，降低或升高不明显者预后差，故观察 PA 早期动态变化能作为肝衰竭预后的判断指标之一。

④肝纤维化相关血清指标

透明质酸（HA）：HA 是一种分布在细胞外基质的氨基葡聚糖，主要由肝星状细胞或成纤维细胞合成，由窦状内皮细胞降解，在众多的肝纤维化指标中，HA 的敏感性最高。急性肝炎时血清 HA 多正常，慢性肝炎或肝硬化时由于肝脏代谢能力下降，HA 清除减少，使血清 HA 水平升高，并且其升高水平与肝脏炎症或肝纤维化程度呈正相关。

IV型胶原与层黏蛋白：二者均是构成基底膜的主要成分，当肝脏持续损伤时，二者合成增加，而肝脏对其降解能力降低，出现毛细血管化，血清中IV型胶原与层黏蛋白升高，其升高程度与肝纤维化程度具有相关性。

（6）肾功能：用于急慢性肾炎、肾病、尿毒症、肾衰竭等疾病的检查。

①血尿素氮（BUN）：参考值 1.8 ～ 6.8mmol/L。增高，可见于急慢性肾炎、重症肾盂肾炎、各种原因所致的休克、烧伤、失水、大量内出血、肾上腺皮质功能减退症、前列腺肥大、慢性尿路梗阻等。

②血肌酐（Scr）：参考值为成年男性 79.6 ～ 132.6μmol/L，女性 70.7 ～ 106.1μmol/L。增高见于肾衰、尿毒症、心衰、巨人症、肢端肥大症、水杨酸盐类治疗等。减少见于进行性肌萎缩、白血病、贫血等。

③血尿酸：参考值：成年男性 149 ～ 417μmol/L，女性 89 ～ 357μmol/L。增高可见于痛风、急慢性白血病、多发性骨髓瘤、恶性贫血、肾衰竭、肝衰竭、红细胞增多症、妊娠反应、剧烈活动及高脂肪餐后等。

④尿素氮 / 肌酐比值：参考值：12∶1 ～ 20∶1。增高，可见于肾灌注减少（失水、低血容量性休克、充血性心力衰竭等）、尿路阻塞性病变、高蛋白餐、分解代谢亢进状态、肾小球病变、应用糖皮质类固醇激素等。降低，见于急性肾小管坏死。

2. X 线检查 其目的在于检查双肺、纵隔有无病变，并初步确定病变的部位、大小、密度，与周围组织的关系。对于中老年人来讲，体检胸透的真正临床意义在于检查有无肺癌，尤其是早期肺癌。胸透具有直接观察脏器的运动功能，任意转动体位，可多体位多角度观察病变的特征，特别是其动态特点有助于诊断。

3. 心电图 心电图检查对心律失常和传导障碍的诊断具有肯定价值。对心肌梗死的诊断有很高的准确性，它不仅能确定有无心肌梗死，而且还可确定梗死的病期、部位、范围以及演变过程。对房室肥大、心肌炎、心肌病、冠状动脉供血不足和心包炎的诊断有较大帮助。能够帮助了解某些药物（如洋地黄）和电解质紊乱对心肌的作用。心电图是心脏激动的电子活动记录，受个体差异等多种因素的影响，某些心脏病（如高血压、肥厚性心脏病）早期阶段心电图可以正常，而偶发的早搏，检查可能记录不到。心电检查不能直接反映心脏瓣膜活动、心音及心功能状态。即使是慢性冠脉供血不足在平静状态或不发病时心电图也可以是正常的，需要进一步做其他检查。

4. 腹部 B 超 腹部 B 超能迅速地检查出肝脏、胆囊、胆管、脾脏、胰腺、肾脏、肾上腺、膀胱、前列腺等脏器的大小，形状变化，是否处于正常位置，有无受到周围肿瘤或脏器的压迫，能确切地判定腹腔内肿物的部位以及与周围脏器的关系，能准确地辨别出肿物是实质性的，还是液体性囊肿、血肿及脓肿等。根据肿块的影像学特点，能对某些肿瘤是良性还是恶性做出提示性鉴别诊断；B 超能准确判断腹腔内有无腹水，即使少量腹水 B 超也可以测出；还可查出腹腔、盆腔内 1cm 以上肿大的淋巴结；可以观察胆囊的收缩情况，做出胆囊功能的判断。值得一提的是 B 超对于胆囊及胆道或泌尿系结石、黄疸性质的鉴别，实质性和囊性肿物的区分诊断率很高。

第二节 临床常用亚健康评估量表

量表评价法是根据事先设计的等级评价量表来对评价者进行评价的方法。实践证明，量表测量的结果作为对具体事物的研究是可以计算和评价的。亚健康状态人群表现出的症状以自觉不适为主，包括躯体症状和心理症状。人的精神、心理、情志等活动状态可以通过量表进行评估，在研究中能够成为客观的证据。因此将量表评估法引入亚健康领域，把自觉症状按照一定规则进行量化测量，从得到的数据来判断严重程度，能够相对客观地反映主观感觉性指标，很大程度上加强了目前对于亚健康状态的评估，从而有效判断和测量亚健康状态。目前国内外通用的一些评定疲劳、心理、睡眠及生存质量的量表，具有良好的信度和效度，可以作为亚健康主观症状评定的工具。

一、疲劳评定

疲劳是亚健康状态中常见的表现，也是许多躯体性和精神性疾病的常见症状，因此，将疲劳作为亚健康状态评定时，应首先注意排除可能导致各种疲劳的疾病。

主观评定疲劳的方法包括研究患者的疲劳日志、面对面的交谈及问卷等。国外较常用的疲劳量表有 Lauren 等研制的疲劳程度量表（FSS），英国皇家医院心理医学研究室 Trudie Chalder 等研制的 FS-14（Fatigue Scale-14）疲劳量表，阿姆斯特丹大学医院设计的 24 条 Checklist Individual Strength（CIS）疲劳问卷，Ray C. 等人发展的 PFRS 量表，美国精神行为科学研究室 Josoph E 等人在最初研制的 9 条目疲劳严重程度量表的基础上，研究并形成的疲劳评定量表（Fatigue Assessment Instrument，FAI）等，样表见附表一。王天芳教授等人在十余年运用疲劳量表评定疲劳程度、特征及干预效果工作的基础上，遵循量表研究原则及程序，研制了针对中国文化背景的疲劳自评量表，并完成了信、效度的评价。这些疲劳量表可以用于亚健康的疲劳测评。

二、疼痛症状及其评定量表

疼痛症状也是亚健康的常见表现之一。疼痛的原因是多方面的，其发生的部位也是广泛的，不同部位的特征也不尽相同。由于每个人对疼痛的感受有差异性，故个人对其程度的描述也具有很大的差异性，因此，在评定该症状时可借鉴量表形式通过一定的测评指标（量表条目）评定疼痛的性质、程度及疼痛干预效果。

目前，临床上具有代表性的疼痛评估量表有数字评估量表、描述量表、行为量表等。

1.VAS 量表 VAS 量表给出一个 10cm 长的尺度，0～10，0 代表无痛，10 代表最痛（如图 3-1 所示），由被试者根据自己对自身疼痛的感受，在相应的位置上标记。

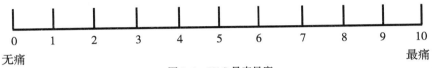

图 3-1 VAS 量表尺度

2. 疼痛描述量表 疼痛描述量表将疼痛的程度分为 0～5 六级，0～5 分别代表：0 — 无痛；1 —轻度疼痛（可忍受，能正常生活睡眠）；2 —中度疼痛（轻度影响睡眠，需用止痛药）；3 —重度疼痛（影响睡眠，需用麻醉止痛剂）；4 —剧烈疼痛（影响睡眠较重，伴有其他症状）；5 —无法忍受，严重影响睡眠，伴有其他症状。

3. 长海痛尺　长海痛尺（图 3-2）由第二军医大学长海医院赵继军等人研制，借鉴了 VAS 疼痛量表及描述疼痛量表，是将数字与语言相结合的疼痛评定工具。该痛尺既避免了数字疼痛量表的抽象性及个体理解不同而使其随意性较大的不足，又避免了描述疼痛量表因分度不够精确，可能造成患者找不到与自己疼痛程度相对应的评分结果的状况。

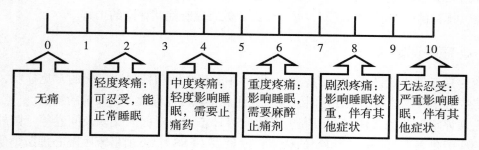

三、心理症状及其评定量表 图 3-2　长海痛尺

焦虑与抑郁情绪也是亚健康状态的常见表现，评定时可借鉴国内外常用的焦虑、抑郁评定量表。这些量表不仅可以帮助评定者测知被评定者的负性情绪状态及程度，而且可以作为鉴别精神性疾病和亚健康状态的一种参考工具。

1. 焦虑自评量表　焦虑自评量表（SAS）是由 Zung 于 1971 年编制而成。它是一个含有 20 个项目的自评量表，主要用于评定被试者的焦虑主观感受。该量表简便易用，应用比较广泛。

焦虑自评量表采用四级评分。被试者在每个题后的前 4 个方格中选择一个最适合自己最近一周实际情况的选项画钩。其评分标准为对 "没有或很少时间有"（A）、"小部分时间有"（B）、"相当多时间有"（C）、"绝大部分或全部时间都有"（D）四个选项分别计分为 1、2、3、4。但注意对第 5、9、13、17、19 条要反向计分，即对上述选项分别计分为 4、3、2、1，如第 9 条 "我觉得心平气和，并且容易安静着"，若选 "A" 记 4 分，选 "B" 记 3 分，选 "C" 记 2 分，选 "D" 记 1 分。将 20 个项目的得分相加，得到粗分，再用粗分乘以 1.25 以后取整数部分（四舍五入）得到标准分。标准分临界值为 50，分数越高，焦虑倾向越明显。样表见附录二。

2. 汉密尔顿抑郁量表　汉密尔顿抑郁量表（HAMD）是 Hamilton 于 1900 年编制，是评定抑郁状态时使用最广泛、最普遍的量表，可用于有抑郁症症状表现的成人。该量表包含 7 个因子，分别为：

（1）焦虑 / 躯体化（anxiety/somatization）：由精神性焦虑、躯体性焦虑、胃肠道症状、疑病和自知力等项组成。

（2）体重（weight）：即体重一项。

（3）认识障碍（cognitive disturbance）：由有罪感、自杀、激越、人格或现实解体、偏执症状和强迫症状六项组成。

（4）日夜变化（diurnal variation）：仅日夜变化一项。

（5）迟缓（retardation）：由抑郁情绪、工作和兴趣、迟缓和性症状四项组成。

（6）睡眠障碍（sleep disturbance）：由入睡困难、睡眠不深、早醒三项组成。

（7）绝望感（hopelessness）：由能力减退感、绝望感和自卑感三项组成。

汉密尔顿抑郁量表采用 0 ～ 4 分五级评分法，个别项目为 0 ～ 2 分三级评分法，评分总则为总分＜ 7 分为正常；总分在 7 ～ 17 分为可能有抑郁症；总分在 17 ～ 24 分为肯定有抑郁症；总分＞ 24 分为严重抑郁症。样表见附录三。

四、睡眠质量及其评定量表

睡眠质量包括睡眠的质和量两部分，亚健康人群存在不同程度的睡眠质量问题，睡眠质量问题包含的内容较广，因个体差异而有多种表现特征，可采用匹兹堡睡眠质量指数（PSQI）量化评定不同亚健康人群的睡眠质量。

匹兹堡睡眠质量指数（Pittsburgh Sleep Quality Index，PSQI）是 Buysse 等 1989 年编制的睡眠质量自评量表。因其简单易用，信度和效度高，与多导睡眠脑电图测试结果有较高的相关性，故已成为国外精神科临床评定的常用量表。

该量表用于评定测试对象最近 1 个月的睡眠质量，由 18 个条目组成 7 个成分，包括睡眠质量、入睡时间、睡眠时间、睡眠效率、睡眠障碍、催眠药物、日间功能障碍，每成分按 0 ～ 3 等级计分，累计各成分得分为 PSQI 总分，总分范围为 0 ～ 21，得分越高，表示睡眠质量越差。样表见附录四。

五、生活质量状况及其评定量表

评定生活质量目前多凭借测量工具，如健康状况调查问卷 SF-36（The Short Form – 36 Health Survey，SF-36）就是目前国际上最为常用的生活质量标准化测量工具之一。SF-36 又称简化 36 医疗结局研究量表（Medical Outcomes Study Short-form36，MOS SF-36），是美国波士顿健康研究所研制的简明健康调查问卷。该问卷是为人群调查或健康政策的评价性研究而设计的总体健康参数。它也被用于临床实践、研究和与某类疾病关联的结局测量，共包括 36 个条目，涉及躯体健康和精神健康两方面，为了使该量表适应我国的人群特征，方积乾等又研制了中文版的 SF – 36。中文版 SF – 36，包括八个分量表：

1. 生理功能（Physical Functioning，PF） 测量健康状况是否妨碍了正常的生理活动。

2. 生理职能（Role-physical，RP） 测量由于生理健康问题所造成的职能限制。

3. 躯体疼痛（Bodily Pain，BP） 测量疼痛程度以及疼痛对日常活动的影响。

4. 总体健康（General Health，GH） 测量个体对自身健康状况及其发展趋势的评价。

5. 活力（Vitality，VT） 测量个体对自身活力和疲劳程度的主观感受。

6. 社会功能（Social Functioning，SF） 测量生理和心理问题对社会活动的数量和质量所造成的影响。

7. 情感职能（Role-Emotional，RE） 测量情感问题造成的职能限制。

8. 精神健康（Mental Health，MH） 包括激励、压抑、行为和情感失控、心理主观感受。

样表见附录五。

第三节　亚健康检测评估新技术

随着现代科学、医学、生物学检测技术的发展，影像学、遗传学、分子学、细胞结构学、功能学、药物毒理学、免疫学、病因学以及疾病动态监测、流行病、地方病调查及统计学分析原理与方法的研究不断深入，均为亚健康的检测评估提供新的方法和途径，使潜证（病）、传变证（病）、微量信息能获得识别，并有效地进行预防阻截。

一、环境医学分析法

环境医学主要从两方面着手研究：客观上对大气、水源、土壤和食物等环境要素的质量在时间、空间上的变化进行监测，并对人群健康的反应进行研究，从而掌握环境容量、背景值和人体阈限量、人体负荷量、需要量之间的平衡关系。微观方面对微量、超微量的污染物进行定量分析，研究污染对机体的器官、细胞等的损害，阐明污染物对机体的作用机制和反应指标，提出疾病的预测、早期诊断和防治亚健康与疾病的技术方案。

1. 地方性疾病状态与亚健康状态

（1）克山病：通过防烟，防寒，防诱因，改良水质，改善营养及增加硒的口服，已对克山病起到很好的防治作用。

（2）大骨节病：通过采用改良水质，补充饮食中硫、钙、镁、硒，调节地方原主食，已起到缓解大骨节病症状和改善关节功能的作用。

（3）地方性甲状腺肿：针对地区进行预防，用盐加碘、碘油、甲状腺制剂及中医药等已取得良好的效果。

（4）肝癌的综合预防：江苏启东地区肝癌高发的影响因素以环境因素为主。①饮水：发现水中的腐质酸有致癌作用。②食物中元素：启东人的主食中缺乏对自发性、移植性、化学性及病毒诱发的动物癌症有抑制作用的微量元素硒。③家族遗传性倾向：启东肝癌的遗传度为52%，历史上曾有一部分启东市人移居到大丰市，这些人肝癌的死亡率也比当地人为高。经综合预防使该地肝癌发病率逐年下降。

2. 职业性疾病状态与亚健康状态

（1）有害因素与亚健康：①物理因素：高温、低温、深海、高空飞行，电磁、电离辐射、噪声及超声、振动等。②化学因素：窒息性或刺激性气味、农药、刺激性致敏性物质、致癌物、致畸物等。③生物因素：病原微生物、寄生虫。④其他因素：劳动强度、时间、组织不合理，工作卫生防护差等。

（2）早期疾病状态与亚健康状态职业病防护：①要定期针对性查体、检查工作环境有害因子，即早防治。②提高对生产性毒物、粉尘、理化因素致病作用的认识。③有毒物质的生化物理分析要微量化、敏感特征化，进一步降低允许阈值。④重视个体反应，以隔离预防为主及制定各种作业劳动卫生规定。

3. 营养素性亚健康状态

（1）营养素与亚健康：营养素主要是蛋白质、脂肪、碳水化合物、矿物质元素、维生素、食物纤维与水，它们在机体生命与功能活动中起特定的、特殊的作用。营养不良对人体正常的生长、发育、健康均有不同程度的影响，营养不良的人比正常人免疫功能减退，患病率、死亡率明显增高 1~4 倍。尤其妊娠、哺乳期、重大手术及外伤，以及极度超负荷劳动者，常有营养性疾病潜在风险，要设法以防治为主。

（2）营养状况评估调节：主要通过膳食调查、临床检查及生化分析，判断人体的营养状态是健康、亚健康，还是已病。①蛋白质能量营养（PEM）评价：根据人体标准量测量、免疫功能、化验结果与理想值比较，求出测定值相应于理想值的百分率或找出标准百分位数曲线的位置，即 PEM 程度，轻度为亚健康，严重为疾病状态。②营养评定指数：通过预后营养指数（PNI）、营养手术危险因素（NRI）、营养评定指数（NAI）等判断营养缺乏或不足程度，及其疾病传变的可能性或危险性。

二、医学心理分析法

1. 心理应激　心理因素是生物 – 生理 – 社会诸因素相互作用中的一个重要环节。"应激"是人体正常防卫机能，是指人在外界刺激因素作用下，竭尽全力对抗超负荷的过程。然而，人体并没有取之不尽的能量供应，若人产生的消极情绪过于强烈或持续时间太久，便将会导致疾病。应激状态分为 3 个阶段：①警觉期（健康状态、亚健康状态）是应激的最初反应，身体进行防御动员来应付当前的紧张状态。②抵抗期（亚健康状态）是应激的适应阶段，此时警觉期出现的症状减退或消失，心理和生理趋于失稳定。③衰竭期（疾病状态）：旷日持久的对峙或防御不当，最终将耗尽个体的应变能力。应激继续延续或累加便会发生抑郁、高血压、神经症、精神病或其他躯体疾病。可以通过荷尔米斯（Holmes）和瑞尔（Rahe）编制的应激评定量表（SP）定量分析，按不同的生活事件对人体影响的大小，取一定分值，累加分值越高，发病的可能性就越大。此法是在新的生物 – 心理 – 社会医学模式框架内诞生的，是诊断和预防亚健康状态、疾病状态研究的新领域。

2. 心身及身心亚健康状态　有焦虑及癔症倾向的人易发生过度换气综合征，甚至哮喘。精神心理失衡的人易发功能性胃肠病。

三、红外热成像检测

红外线成像技术是利用红外辐射能够成像的原理来研究物体表面温度分布状态的一种技术。它能非常精确地测量物体或人体表面某一点的温度，其灵敏度可达 0.01℃。当人体暴露在低于体温的环境时，体表就向外散发一定的热能，在空气不流动的情况下，这些热能主要以肉眼看不见的红外线向外辐射，其电磁波的波长在 5~50μm，其中辐射量的 46% 是在 8~14μm 的红外波段。红外线热像仪即按上述范围的波长设计的。它将某一点的温度信号转化成电信号，成像于荧光屏上。人体表面的温度不一致，在荧光屏上可呈现为各种色彩的热像图。各部位由于代谢因素而温度不等，正常状态与病态温度分布不同。人体温度分布的某处改变，即表示该处疾病的产生和存在，这种变化可以表现为温度偏高，也可表现为温度偏低。如果组织处于慢性疾病期，血供不足，或局部组织变性、坏死、液化等状态时，其热像图就会有不同程度的衰减、降低。而热像图增高主要发生在疼痛、炎症、肿瘤。

四、经络检测技术

近代研究成果发现人体的体表经络、穴位部位皮肤的电阻与非经穴部位有差异，同时随着所对应脏腑功能的改变而改变。人体的体表经络、腧穴部位的差异不只表现在电学方面，同时存在于光、声、热方面。经穴的这些差异，为经络的客观化研究和检测提供了重要依据。目前经络检测技术原理主要是通过中医经络穴位原理和现代电子仪器采集相结合，检测人体原穴点的生物电阻抗信息，通过计算机的精确采集和数据统计，反馈人体的健康状态。

经络检测的部位集中于经脉循环线路上，以手臂和手掌检测为主。一些小型化经络检测仪先从左侧由上至下采集十二经络的信息，再采集右侧十二经络，测量时检测仪探头上的指示灯可以指示检测探头是否位于经脉穴位之上。掌型经络检测设备根据手掌经络全息理论，利用手指末端皮肤生物电阻测量技术，采集十二条经络的生物电信号，通过判断系统对人体健康状态进行评估。

经络信息参数采集完成后，根据测量和统计分析的数据对受检者的健康状态进行综合分析。最常用的几项指标是对统计分析得出的判读系统数据进行分析，即平均体能、阴/阳比值、上/下比值、左/右比值、最大/最小比值，将测量得出的二十四个穴位点数据结合其所处的能量区进行分析，其中最大/最小比值表示人体所有内脏器官系统的能量平衡性，阴/阳值表示人体脏腑的能量比，上/下值表示心态是否平和，左/右值表示左右气血的平衡程度。中医经络检测仪可以准确掌握受测者的六大基础指标，包括筋骨气血指数、甲状腺指数、新陈代谢指标、精神状态指数、经络能量指标、自律神经指数。其中筋骨气血指数表示受测者身体出现疼痛症状的位置，自律神经指数表示受测者交感神经和副交感神经功能是否异常，对于分析失眠、自主神经紊乱导致的问题具有决定性的作用。

第四章　亚健康状态的综合干预 ▷▷▷▷

第一节　常用干预方法

一、健康管理

（一）健康管理的定义和对象

健康管理的定义为：对个体或者群体的健康进行全面监测、分析、评估、预测、提供健康咨询和指导，以及对健康危险因素进行干预的全过程。健康管理的最终目的就是通过对病人危险因素的干预及健康指导，提高病人的健康素质，使病人能够正确地认识疾病，保持自己的健康状态。

健康管理的主要对象为慢病高危人群和特殊职业人群。慢病高危人群包括吸烟人群、超重与肥胖人群、过量饮酒人群、摄入蔬菜水果不足人群、缺乏运动人群、血脂异常人群、高血压人群、糖尿病人群、紧张压力人群、不安全性行为人群、长期受城市空气污染人群、受到居室内煤烟影响人群、受到医用注射器污染人群等。这部分人群的管理重点是降低发病风险，延缓发病进程，减少事件发生。特殊职业人群包括运动员、军事特勤人员等。这部分人员健康管理的重点是严格选拔、加强训练、适时缓解紧张和压力、赛 / 战前状态调摄及赛 / 战后身心疲劳恢复与营养调理等。

（二）健康管理的分类

健康管理的分类有政府管理、社会管理、社区管理、家庭管理和个人管理。

1. 政府管理　政府对健康进行管理是政府职责和权力范围，可通过制定法律和各种条例、制度，以及教育进行管理。

2. 社会管理　农业部门推广对人体有营养价值的粮食、蔬菜等，提高农作物的营养价值，尽力减少和消除农药、化肥等对农作物的污染；市政建设部门在城市房屋、街道及配套设施设计、建设时突出人们的健康需求，合理布置房屋结构，使居住环境阳光充足，通风良好，供水排水设备齐全；教育部门设立健康教育课，使学生学习健康知识，并养成良好的卫生习惯，培养健康行为，开展丰富多彩的课外活动和体育活动，增强学生的健康素质；文化部门提供健康的、高尚的、有益于身心的戏曲、音乐、舞蹈、美术作品等，弘扬民族文化，发扬爱国精神；卫生部门和医疗机构广泛开展卫生保健、健康检查、健康咨询和健康预防。

3. 社区管理　社区管理是对社区健康人群、高危人群和疾病人群的健康危险因素进行全面、系统的监测、评估、预测、预防的过程，以充分利用社区资源为社区居民提供方便高效的社区健康服务，减少和消除不健康的行为与生活方式，提高社区居民健康素质为目标。结合我国国情，社区健康管理可与大医院以治疗为主的服务形成互补，各自发挥经营特色，对于优化城市卫生服务结构，方便群众就医，减轻费用负担，建立和谐医患关系，具有重要意义。

目前，我国从事社区健康管理的人员主要是以由全科医生、公共卫生医生和护士组成的团队为主，每个团队负责特定的区域，开展社区健康管理的相关工作。社区管理具体可以从以下几方面着手进行：

（1）健康信息管理：应用软件及互联网收集和整理居民健康信息，建立个人或家庭健康档案。健康档案应包括基本资料（性别、年龄、职业等），生活习惯（吸烟、饮酒、饮食和运动等），体格检查资料，实验室检查资料，有意义的病史资料等。以便指导健康服务、医疗需求，辅助临床决策。

（2）疾病危险性评价：当完成健康信息收集后，通过疾病危险性评价模型分析计算，得出按病种的疾病危险性评价报告。使健康管理者及居民能够清楚地了解个人或家庭患病的危险性，识别、控制健康危险因素。

（3）个体化的健康指导：一旦明确了某个个体患病的危险性及疾病危险因素分布，社区医生即可对不同危险因素实施个体化的健康指导。以那些可以改变或可控制的指标为重点，提出健康改善目标。由于每个人具有不同危险因素组合，因此会针对个人自身危险因素筛选出个人健康管理处方，使每个人都能更有效地针对自己的危险因素采取相应的措施。值得一提的是，在我国，大多数社区没有同时解决相应管辖区域人群的所有健康问题的能力，所以需要利用流行病学、社会医学和医学统计学的有关方法评价社区内的健康状况，从而确定该社区人群的主要健康问题和危险因素。利用有限的资源来全面综合地解决最主要的问题，最大限度地发挥现有资源的作用。

（4）健康指导方式的多元化：社区作为实施高危人群和重点慢性病管理的重要基层组织。除了需要医护人员参与其中进行专业的医疗方式干预外，满足居民健康咨询的需求及对居民进行健康教育亦是关键。健康咨询及教育的内容和方式是丰富多样的，比如居民进行健康咨询的方式可为面对面咨询或通过留言及语音等方式提供远程健康咨询（服药、就诊、健康等方面）服务。健康教育可通过 app 开发及公众号的创建，以信息推送的方式提供健康教育知识、健康教育讲座等资讯，居民按需订阅后，系统自动推送健康教育知识。但这些仅仅依靠医护人员是很难实现的，需要社区不断吸纳具有医学信息学或健康管理知识背景的人才，完善社区卫生服务人员的组成结构。

4. 家庭管理　家庭是以婚姻和血缘关系为基础的一种社会生活组织形式，是最基本的社会单元，也是影响个人健康的重要因素。具有生育、教育、经济、抚养和赡养等功能。健康的家庭管理具体可从以下几方面进行：

（1）生育功能管理：通过优婚、优生、优育和计划生育，控制人口数量，保证人口质量，履行良好的生育功能，促进人类健康。

（2）成员关系管理：家庭成员间相互关心照顾，尊老爱幼，和睦相处，共享天伦之乐，对保持良好的心理和生理稳定、增进健康有积极作用。

（3）教育功能管理：父母是儿童的第一任教师，良好的家庭教育能使儿童、青少年健康得到良好发展和完善，也是预防儿童和青少年生病、意外伤亡，以及心理失衡、变态与犯罪的基本条件。

5. 个人管理 人类健康的主宰是人类自己。符合个人特点的个性化健康管理是一种对居民的健康状况进行全面评估、分析和管理的过程，以通过有效的个性化健康指导及行为干预达到改善其健康状态为目的。随着医学模式的转化，健康问题中关于心理的、个人行为的因素越来越多，个体化的情况和表现越来越多，强化个体化健康管理意义重大。为提高个人管理水平，更好地实现个性化管理，可以从以下几个方面着手：

（1）学习有关健康的医学知识：这是自我健康管理的基础。内容包括常见病或现代病的急救和预防知识，关于营养、运动、作息、性格修养等保健养生知识，以及不同层次的健康内涵等知识。

（2）改变不良行为和不健康生活方式，建立健康科学的生活方式：做到节制饮食，营养平衡；按时作息，生活规律；经常运动，体脑并重；不吸烟，少饮酒；戒毒，不淫乱；胸怀坦荡，有张有弛。

（3）培养良好的性格，提高心理素质：①精神境界陶冶法：可通过音乐、书籍、情趣、幽默、家庭等方面陶冶情操。使精神境界高雅一些，宽阔些，富于活力并富有弹性。②自我控制法：自我控制方法很多，既有升华、补偿、情景转换、抑制、自我暗示、交往调适及适当发泄等一般方法，也有控制焦虑法、身心松弛法、行为影响控制法等来进行自我控制。③培养自信心和意志力：在生活中，要善于鼓励和肯定自己，给自己打气；克服某些消极心理束缚（如别人会怎么看、我会失败、为时太晚等）；克服自卑感，正确看待竞争，塑造自己坚强的个性和意志。多和有利于提高自己心理素质的人接触，间接学习他们对特定环境的处理办法，从中汲取力量；主动参与各种活动，寻找和体验特定的环境，多参加集体活动，多接触各种人和事，锻炼自己，培养自己对各种人和事物的心理耐受力。

（4）处理好人际关系，建立强有力的社会支持系统，增强社会适应能力：做到胸怀豁达，坦荡热情，严己宽人，真诚利人。正确处理上下级、同事、家庭亲友间的关系，广交善择朋友，建立强有力的社会支持系统。

（三）常见亚健康状态的健康管理方法

1. 提高自我保健意识、树立健康中心理念 首先要学习和掌握健康标准和现代健康理念。提高自我保健意识，就是要认识到亚健康的原因和界定范围，熟知亚健康的表现和危害，真正把健康放在重要的位置，特别要做好自我健康监测、健康管理和健康维护，做到"平心"，即平衡心理、平静心态、平稳情绪。

2. 适时缓解过度紧张和压力，防止身心负荷过重和慢性疲劳状态的发生　国内外许多研究证明，压力过大和过度紧张容易引发心血管病、恶性肿瘤、胃肠功能紊乱、机体免疫功能低下等。特别是连续 24 小时的紧张和压力过大得不到缓解可引发猝死等高危事件。适时缓解过度的紧张和压力，是亚健康人群恢复健康的关键。

3. 顺应生物钟，调整好休息和睡眠，是消除身心疲劳，保持良好健康状态的重要措施　生物钟又称生理钟。它是生物体内的一种无形的"时钟"，实际上是生物体生命活动的内在节律性，它是由生物体内的时间结构顺序所决定。生物钟是人类长期进化和发展过程中，为适应日出而动，日落而息的日节律和适应工作日程变化的周节律，以及适应季节变化的季节律和年节律。人体内固有生物钟是不能随便改变和对抗的。很多人忽视了这一点，违背正常的作息时间，甚至打乱、颠倒了生物钟，长期会对身心健康造成损害。因此，"顺钟"，即顺应生物钟，调整休息和睡眠是必要的，也是必需的。

4. 缩短污染环境的暴露时间，远离致病危险因子　除对过强的生物、物理、化学因素采取必要的隔离措施外，还应提高个人的防护意识，如缩短在噪声大的环境的工作时间，远离有害化学气体和电磁波等环境。随着电子产品的普及应用，应该特别关注身边的"隐形杀手"——电磁辐射（如手机、电脑、微波炉等）。长时间暴露在较高强度的电磁辐射下，机体的免疫系统、心血管系统、神经系统、内分泌系统、视觉系统就会受到不同程度的损害，表现为失眠、心悸、视力下降、内分泌失调等，严重者可导致癌症发生率增高和生殖功能异常。个人防护的办法包括：① 屏蔽电磁辐射防护设备的使用，如安装电磁辐射保护屏，戴防辐射眼镜和防噪声耳罩；② 远距离、短时间操作，尽量减少电磁辐射；③ 尽量减小噪声振动源的强度、频率和辐射源的辐射，如不要在办公室或卧室摆放两种以上的电器。

5. 改变不良生活方式和习惯，从源头上摆脱亚健康对健康的危害　① 饮食要科学合理，营养和运动消耗之间尽量保持平衡；② 提倡戒烟、限酒，戒烟越早越好，应坚决、彻底，且饮酒应适量、适度，不在疲劳、免疫力下降和工作任务重、紧张、压力大时饮酒；③ 坚持体育锻炼，且注意根据自己的身体状况调整运动量和运动时间，并选择适合自己年龄和基础体质的项目，增加有氧运动；④ 养成良好的睡眠和生活习惯，调节好心情和心理状态。

6. 全面均衡营养，提高免疫力　细胞膜表面的蛋白主要是糖蛋白，维生素 A 能促进糖蛋白的合成，免疫球蛋白也是糖蛋白，若维生素 A 摄入不足，会引起以眼和皮肤病变为主的全身性疾病。维生素 C 是胶原蛋白形成所必需的，维生素 C 缺乏时，人体的免疫力低下，人体易患各种疾病。除此之外，B 族维生素、微量元素锌、硒等都与人体非特异性免疫功能有关。所以，除了做到一日三餐全面均衡营养外，还可以服用维生素类药物。

7. 以社会适应性不良为主的亚健康干预策略　①主动改善工作环境；②学习与他人沟通的技巧；③学会放弃与选择；④学会转换角色和给自己定位；⑤ 适度调整目标。

8. 道德不良为主的亚健康干预策略　①加强自身的道德修养；②平稳情绪，平衡心态；③学习与他人相处的技巧；④正确对待荣辱、奖惩；⑤对自己不要太苛求，更不要

走 "极端"。

二、健康教育

健康教育的核心是教育人们树立健康意识、促使人们改变不健康的行为生活方式，养成良好的行为生活方式，以减少或消除影响健康的危险因素。最终提高健康水平，并让亚健康状态的人群转变到健康的状态。通过健康教育，能帮助人们了解哪些是影响健康的行为，并能自觉地选择有益于健康的行为生活方式。工作的重点应放在减少各类疾病的发病率，从而减少疾病对人体健康的影响和对生命的威胁，减少人民的病痛，并可节约大量医疗费用开支。健康教育的常用方法如下：

1. 计划性教育　对健康教育对象存在的共性问题可进行计划性和循序渐进式教育。制定教育计划，使之了解亚健康相关知识及保健措施，提高自我保健能力。

2. 随机性教育　结合健康教育对象年龄、文化水平、疾病特点、心理健康状况，工作中随机进行有效的、正确的指导。

3. 示范式教育　针对健康教育对象对亚健康知识及相关因素掌握的深浅程度，综合运用各学科知识进行指导，纠正不利于健康的行为方式，如合理膳食、采取科学健身的方法和手段。

4. 传播资料教育　利用健康教育传播材料，如各类图书、宣传画册、音像制品等对群众进行健康教育，均能收到明显的传播和干预效果。

5. 传播活动教育　组织宣传咨询活动，设立健康咨询热线、健康教育门诊等开展健康传播；通过直接或间接参与健康教育传播活动可以动员群众参与影响他们生活、健康的决策，促进群众养成健康行为与生活方式。

三、心理调适

心理调适是指运用中、西医心理学的原则与技巧，通过语言、表情、姿势、行为以及周围环境的作用，对亚健康状态者进行启发、教育、劝告、暗示，以及通过传授中医养生、保健知识与方法，对心理亚健康进行干预的过程。《灵枢·师传》中 "告之以其败，语之以其善，导之以其所便，计之以其所苦"，就是对心理调适的精辟释义。心理调适的具体方法多种多样，下面将常见的方法简述如下。

1. 语言开导法　语言开导法是指采用语言交谈方式进行疏导，来消除不良情绪和情感活动的一种方法。该方法应用范围极广，是最常使用的方法。劝导时应该以准确、生动、灵活、亲切、适当、合理的语言进行劝导，以矫治其心理误区，排除心理障碍，使其心理状态从消极向积极转化。

2. 移情易性法　移情易性法是通过分散注意力，或精神转移，排除内心杂念，改变不良情绪。《临证指南医案》指出："情志之郁，由于隐情曲意不伸……郁症全在病者能移情易性。"移情易性的具体方法很多，可根据不同人的心理、环境和条件等，采取不同措施，进行灵活运用。《千金要方》说："弹琴瑟，调心神，和性情，节嗜欲。"可见古人早就认识到琴棋书画具有影响人的情感，转移情志，陶冶性情的作用。

3. 暗示解惑法　暗示解惑法亦即意示法，是指采用含蓄、间接的方式，对其心理状态产生影响，以诱导其无形中接受治疗性意见；或通过语言等方式，剖析本质、真情，以解除其心中的疑惑，从而达到改善多疑、抑郁等不良情志因素的目的。

暗示解惑疗法主要是使用语言来暗示或借物暗示。语言暗示，即巧妙运用语言，暗示某些有关疾病的情况，使其无意中加以了解，从而消除心结，改善不良的情感状态。借物暗示指借助于一定的药物或物品，暗示出某些现象或事物，以解除患者心理症结的方法。安慰剂的作用就属于这一途径。进行此术必须谨慎从事，切不可被看出任何破绽，否则就难以收到理想效果。

4. 宁神静志法　宁神静志法，是通过静坐、静卧或静立以及自我控制调节等，达到"内无思想之患，外不劳形于事"，抛弃一切恩怨情愁，以一念代万念。它在实践中有两种作用，一是强壮正气，防病保健；一是增强抗病能力，祛病除疾。

《素问·上古天真论》中说："恬惔虚无，真气从之，精神内守，病安从来。"意思是平时注意精神调摄，情志平和，则人体真气和顺，气血顺畅，阴阳平衡，机体健康也可抵御病邪。后世医家在继承前人思想的基础上，通过临床实践，将宁神静志在养生和防治疾病中的积极作用进一步发扬光大。南北朝医家陶弘景在《养性延命录》中指出：静志安神必须提倡十二少，戒除十二多。即"少思，少念，少欲，少事，少语，少笑，少愁，少乐，少喜，少怒，少好，少恶。行此十二少，养生之都契也。多思则神殆，多念则志散，多欲则损志，多事则形疲，多语则气争，多笑则伤脏，多愁则心摄，多乐则意溢，多喜则忘错昏乱，多怒则百脉不定，多好则专迷不治，多恶则憔煎无欢，此十二多不除，丧生之本也"。

5. 道德养性法　此法指遵循自然和人生之理，加强自身身心和道德修养，陶冶性情，正确认识人生和社会，提高自身的社会调适能力，它可从根本上帮助改善心身素质，预防或阻止心身疾病的发生发展。古人把道德修养作为养生调摄的一项重要内容。孙思邈在《千金要方》中亦说："性既自善，内外百病皆悉不生，祸乱灾害亦无由作，此养性之大经也。"现代实践证明，注意道德修养，塑造美好的心灵，助人为乐，养成健康高尚的生活情趣，获得巨大的精神满足，是保证身心健康的重要措施。

6. 情趣易性法　情趣易性法是指培养和发展多种兴趣爱好，借此以分心怡情，调理心情。正当而较为广泛的兴趣爱好可以改变人们单调枯燥的生活方式，增加心理宣泄和保持平衡的途径，使之精神上总有着某些良好的寄托，避免陷入强烈或持久的情感波动状态，它对于个体形成健康稳定的心身素质很有益处。

7. 交往活动法　积极与人交往，共同从事某种有意义的活动（包括工作、学习、劳动和娱乐），作为一种心理调适手段，对于那些离群索居、忧郁之人具有改善心情，陶冶性情，增进身心平衡的积极作用。通过与人交往，常能健全自我意识，体现自我价值，增强自信心，从而提高或改善心理素质。

四、良好生活习惯的培养

科学的饮食结构，培养且养成良好的生活习惯，合理地安排劳动和休息，是人类生存和保持健康的条件，也是预防亚健康的关键。现代人们生活水平不断提高，不合理的高蛋白、高脂肪、高热量饮食摄入，生活节奏不断加快，生存竞争日趋激烈，精神思维活动复杂，事务繁杂，甚或纵情欲，不可避免地使人们养成了不良生活习性，产生了诸多亚健康状态的表现，因此培养及养成科学的饮食结构，有效且规律的体能锻炼，有助于气血的流通，增强体质。此外，培养良好的必要的工作和休息节奏可以提高工作效率，消除疲劳，恢复体力和脑力，是防止亚健康状态产生的关键。《素问·上古天真论》曰："以酒为浆，以妄为常，醉以入房，以欲竭其精，以耗散其真，不知持满，不时御神，务快其心，逆于生乐，起居无节，故半百而衰也。"告知后人不遵循自然规律，将付出健康的代价，必须克制不良的生活方式。因此强调养成健康的生活、行为、工作方式是预防亚健康和疾病的根本方法。

五、饮食调摄

"人以水谷为本"，饮食是生命活动的物质基础。良好的饮食习惯及合理的营养（每日摄入量适宜、营养素搭配比例合理）是保证身体健康、预防疾病的首要因素。饮食调理得当，不仅可以保持人的正常功能，提高机体的抗病能力，还可以治疗某些疾病；相反，若饮食不足或调理不当，就可诱发某些疾病，如冠心病、脑卒中、糖尿病、肥胖症、血脂异常和癌症等疾病的病因大都与不科学的饮食习惯密切相关。因此，饮食的合理调摄是亚健康干预中的重要环节。饮食调摄中要注意以下几个方面：

（一）饮食有节

所谓饮食有节，即进食要定量、定时。定量是指进食量要适中。进食定量，饥饱适中，恰到好处，则脾胃可以承受，消化、吸收功能运转正常。处于半饥饿状态，轻则无精打采，疲乏无力，注意力不集中，记忆力减退，重则发展成为神经性厌食症，甚至危及生命。《素问·痹论》曰"饮食自倍，脾胃乃伤"，如果不加节制地摄入食物，暴饮暴食，就必然影响到脾胃的消化功能。有研究表明，长期饱食容易引起记忆力下降，思维迟钝，注意力分散，应激能力减弱等亚健康状态。

有规律的定时进食，可以保证食物在机体内有条不紊地被消化、吸收，并输布到全身。如果食无定时，或零食不离口，或忍饥不食，打乱胃肠消化的正常规律，都会使脾胃失调，消化能力减弱，食欲逐渐减退，有损健康。我国传统的进食习惯是一日三餐。若能经常按时进餐，养成良好的饮食习惯，则消化功能健旺，对身体大有好处。另外，一日之中，机体阴阳有盛衰之变，白天阳气盛，活动量大，故食量可稍多；夜间阳衰阴盛，即待寝息，以少食为宜。因此有"早餐好，午餐饱，晚餐少"的说法，值得借鉴。

（二）全面均衡

饮食物种类多种多样，所含营养成分各不相同，只有做到各种食物合理搭配，才能构成平衡饮食，满足机体各种营养需要，满足各种生理功能的基本要求。《素问·脏气法时论》中就指出："五谷为养，五果为助，五畜为益，五菜为充，气味合而服之，以补精益气。"主张谷物、水果、蔬菜、肉类的合理搭配，与现代营养学所倡导的饮食金字塔十分接近。中国营养学会根据国情，提出食物多样化，谷类为主，多吃蔬菜、水果和薯类，常吃奶类、豆类或其制品的建议，值得推行。

我们提倡平衡膳食，广泛食用多种食物，每天的食品应包括以下五大类：

1. 谷物及薯类 如米、面、杂粮、马铃薯等，主要提供糖类、蛋白质、膳食纤维及B族维生素。

2. 动物性食物 如肉、禽、鱼、奶、蛋等，主要提供蛋白质、脂肪、矿物质、A族和B族维生素。

3. 豆类 如大豆及其豆制品，主要提供蛋白质、脂肪、膳食纤维、矿物质和B族维生素。

4. 蔬菜水果类 如胡萝卜、南瓜、西红柿等，主要提供膳食纤维、矿物质、维生素C和胡萝卜素。

5. 纯热能食物 如动植物油、各种食用糖和酒类，主要提供能量、维生素E和必需脂肪酸。

这五大类食物均应根据个人生理需要、饮食习惯、经济收入和当地物产等适量摄取。在同一类食物中尽可能多选一些不同品种进行调剂。例如各种粮食的营养成分不尽相同，品种切忌单一，最好是粗细杂粮混食，兼食豆类和薯类。

（三）饮食卫生

《金匮要略》中指出："秽饭、馁肉、臭鱼食之皆伤人。"告诫人们腐败变质的食物不宜食用，食之有害。只有新鲜、清洁的食品才是人体所需要的。饮食要卫生，特别是不要吃发霉的花生、玉米、大豆、薯类等，以免食入黄曲霉毒素引起癌症。同时要少吃用盐腌制的咸鱼、咸肉、卤虾酱，腐烂发霉的酸菜，以及含有亚硝酸盐的火腿、香肠等。尽量不吃含人工防腐剂、合成甜味剂及合成色素的食品，因为有些添加剂含有化学致癌物（国家对允许使用的添加剂种类、最大使用剂量等都有明确规定，合理使用才能确保安全）。

（四）因人制宜

饮食的调摄也需要因人、因时、因地制宜，尤其要注意因人制宜，辨证调摄，至少要辨别虚实寒热，脏腑盛衰。"虚则补之，实则泄之，寒者热之，热者寒之"，这不仅是中医治疗疾病的基本原则，也是指导饮食疗养的基本原则。如气虚之人，应以补气健脾为主，可常食大枣、扁豆、粳米等，不宜苦寒、辛烈之品；阳虚之人，应以温补壮阳为主，可常食羊肉、狗肉、韭菜、胡桃、虾等，不宜生冷寒性之品；阴虚之人，宜滋补养阴，常食粥、汤、银耳、鸭、乳制品等，不宜辛热香燥食物；多痰之人宜健脾化痰，应多食萝卜、山楂、冬瓜、赤小豆、薏苡等，不宜肥甘及滋补饮食；阳盛之人宜清泄内热，宜多食芹菜、黄瓜、绿豆、苋菜等，不宜温热辛燥、肥甘厚味等。

（五）食疗

食疗是在中医理论指导下利用食物的特性和偏性，或者配合药物来调节机体功能，使其保持健康或疗愈疾病的一种方法，把食材和中草药同煮又称为药膳。我国战国时期就有了关于食疗的理论，到西周时已经出现了有关"食医"的记录，后世历代中医著作里都有关于食疗的记载，唐朝孙思邈所著《千金要方》第 26 卷为食治篇专卷，元朝太医忽思慧所著《饮膳正要》是我国现存最早的营养学专著。

中医认为人的体质气血、寒热、阴阳各有偏盛，还有易过敏的特禀质，食物有寒热温凉的属性，酸甘辛苦咸五味和特殊的鲜味，养生的根本是调节人体自身、人与自然的阴阳平衡关系，顺应时令，从"阴阳四时"而"苛疾不起"，保养生命。食物，则是用于调节这种平衡的一种手段。比如处于生长发育期的少年人，素体阳气旺盛，血气待充，饮食需注意顺应阳气升发的特点，培育气血，勿过食寒凉，使阳气内陷甚至郁而化火引起口舌疮疡、疖痘频发，更忌过分滋补，肥甘厚味，脾胃不得消化，水谷滞留为患，导致阴虚火旺或者脾胃受损，出现提前发育或者痰湿内生。一年四时温热寒凉气候不同，人的五脏与四时各有对应，食物疗养是在顺应时令的基础上对人体的阴阳寒热给予补充和调整，是谓"吃应季食物，按季节进补"。

春天万物复苏，肝与春气相应，主升发、喜条达，春三月养阳尤为关键，养生宜疏肝理气、柔肝养肝。早春尚有倒春寒，饮食宜性温、味辛为主，可多食韭菜、香菜等；清明后雨水增多，天地间阳气大长，人体阳气同样大长，需多饮水，少吃辛辣刺激物以免上火，养阳同时需配以滋肾阴的食物以防肝阳过亢，食物宜性平、味甘，如鸡蛋、红枣、黑米等。酒伤肝，春天不宜多饮，可适当饮菊花茶、绿茶疏肝泻火。

夏季万物茂盛，气候炎热，心与夏气相应，心火易亢，加之贪凉、出汗等因素，心神损耗较多，尤重清心养心。夏季雨水充沛，湿气同样旺盛，饮食宜性微寒、性凉、味甘为主，可常食苦瓜、冬瓜、黄瓜、莲藕、荞麦等，若身处南方潮湿之地，可加芳香醒脾如荷叶或淡渗利湿如薏苡仁之品。

长夏通常指立秋到秋分时段，苦夏未过，秋燥已至，民间又谓之"秋老虎"。长夏通脾，秋主肺，为一年最适合进补的时节。饮食宜滋阴生津，注重清补，多选性平、味甘之品，补而不腻，如花生、莲子、南瓜、茭白等，药膳方面宜配性微寒、性凉，味甘、平，如百合、银耳、梨等。

冬天气温寒冷，阳气封藏，对应肾水之脏。冬三月养生重在温肾助阳，兼以滋阴，食物温补为主、清润为辅，日常推荐主餐如羊肉炖白萝卜、板栗山鸡汤等，可多食核桃、腰果、黑芝麻、黑枣等益肾补肾。大寒后临近春节，大鱼大肉难免，加之前段进补较多，需注意食积内热、肝火过旺，饮食应逐渐往清淡靠拢，适当食用芹菜、茼蒿等清利肝火。

附：十种常见亚健康症状的饮食调理

1. 失眠烦躁　多吃富含钙、磷的食物。含钙多的如大豆、牛奶、鲜橙、牡蛎、海带；含磷多的如菠菜、栗子、葡萄、鸡、土豆、蛋类。可补充钙、镁类补充剂。

2. 烦躁易怒 钙具有安定情绪的效果，牛奶、乳酸、奶酪等乳制品以及海产品等都含有极其丰富的钙质，有助于消除火气。萝卜适于顺气健胃，对气郁上火生痰者有清热消痰的作用，最好生吃，也可做萝卜汤。

3. 压力过大 维生素 C 具有平衡心理压力的作用。当承受强大心理压力时，身体会消耗比平时多 8 倍的维生素 C，所以要尽可能地多摄取富含维生素 C 的食物，如清炒菜花、菠菜、水果等。工作压力大的人，如果服用复合维生素 C 片剂，会获得比较理想的效果。

4. 神经敏感 神经敏感的人适宜吃蒸鱼，但要加点绿叶蔬菜，因为蔬菜有安定神经的作用。要多休息，松弛紧张的情绪。镁元素也有镇静神经的作用。

5. 体瘦虚弱 体瘦虚弱的人通常缺乏蛋白质和脂肪。富含蛋白质的食物是鱼、肉、蛋、奶等，可以注意多摄取富含蛋白质的食物，适当增加富含油脂食物的摄入。

6. 身体疲劳 可在口中嚼些花生、杏仁、腰果、胡桃等干果，对恢复体能有较好的功效，因为它们含有大量丰富的蛋白质、B 族维生素、钙和铁，以及维生素 E，却不含胆固醇。此外，蛤蜊汤、青椒肉丝、凉拌蔬菜、芝麻、草莓等食物含有丰富的蛋白质及适度的热量，能保护并强化肝脏，不妨多摄入。

7. 眼睛疲劳 在办公室里整天对着电脑，或长时间看手机，眼睛总是感到很疲劳，你可在午餐时点一份鳗鱼，因为鳗鱼含有丰富的人体所必需的维生素 A。另外，橙黄色的蔬菜和动物的肝脏也富含维生素 A，可以适当摄入。

8. 大脑疲劳 坚果，即花生、瓜子、核桃、松子、榛子等，对健脑及增强记忆力有很好的效果。因坚果内人体必需的脂肪酸亚油酸的含量很高，且无胆固醇，所以人们常常把坚果类食品称为"健脑"食品。另外，坚果内还含有特殊的健脑物质如卵磷脂、胆碱等，所以对脑力劳动者来说，它的营养、滋补作用是其他食物所不能比的。

9. 记忆力减退 记忆力减退，做事丢三落四、虎头蛇尾、粗心大意时，应补充维生素 C 及维生素 A，增加饮食中的果蔬数量，少吃肉类等酸性食物。富含维生素 C 及 A 的食物有辣椒、鱼干、笋干、胡萝卜、牛奶、西红柿、红枣、田螺、卷心菜等。

10. 感冒发烧 容易感冒发烧也是亚健康的表现，主要是身体免疫力差，可多吃含蛋白质食物增强免疫力，另外容易感冒的人可以多吃蔬菜水果等含维生素 C 食物，提高身体的抗氧化能力。

六、睡眠调理

睡眠是消除疲劳、恢复体力的主要形式，又是调节各种生理功能的重要环节，也是维持生命的重要手段。人的一生约有 1/3 的时间是在睡眠中度过的，可以说睡眠与生存有着同等重要的意义。在睡眠调理中应注意以下几个方面。

（一）养成良好的睡眠习惯

1. 睡前准备 睡前应做到如下几点：

（1）睡前不宜吃得过饱：中医自古就有"胃不和则卧不安"之说。因为睡眠时，消化功能减弱，多吃会加重消化系统负担，使睡眠不深。

（2）睡前应做到不吃刺激性和兴奋性食物，如浓茶、咖啡、巧克力等，它们中都含有咖啡因，并且其利尿作用会干扰睡眠。

（3）睡前热水洗脚，不仅清洁卫生，而且对大脑有良好的刺激，可改善脑血液循环，消除疲劳，帮助入睡。

（4）睡前刷牙。晚上刷牙比早上更重要，睡前刷牙不仅可以清洁口腔，保护牙齿，而且对安稳入睡也有好处。

（5）睡前不做剧烈运动，否则会影响入睡。

2. 睡眠的姿势与环境　睡眠的姿势是否正确直接影响睡眠的效果。一般认为以"右侧屈卧"为佳。这样，既可避免心脏受压，又可增加肝的血流量，全身肌肉也能较好地放松。仰卧或俯卧都有或多或少的弊端。此外，睡眠时一定要露头，切忌蒙头。蒙头睡觉使人呼吸不畅，并会吸入被褥中的浊气，有碍健康。关于睡眠的方位，养生家多主张东西向，以顺应自然之气。忌北向寝卧，以免损伤人的阳气。

3. 日间小睡　利用午后（下午 1 ～ 3 点）小睡是弥补夜间睡眠周期的方法，时间多在 30 ～ 90 分钟为宜。日间小睡能让人在较短时间内恢复精力，提高长期记忆力。

（二）睡眠的节律

1. 四季节律　睡眠起卧规律要与四季对应，因为随四季的变化，人体也相应地有阴阳消长转化，人们应根据这种变化合理安排作息。除此之外，一天之中起卧也应有规律，即要使睡眠模式符合一日昼夜晨昏的变化。中医认为，子午之时，阴阳交接，极盛极衰，体内气血阴阳极不平衡，必欲静卧，以候气复。据统计表明，老年人睡子午觉可降低心脑血管疾病发病率。

2. 昼夜节律　定时上床，按时起床，形成固定的睡眠节奏，如扰乱了生物钟，常常会造成疲劳和失眠。睡眠时间往往与个体的年龄、性格、体质、习惯、工作环境等有关，大部分成人应保证 8 小时睡眠，儿童为 12 ～ 14 小时。一些老年人的新陈代谢减慢，体力活动减少，则睡眠时间较一般成年人少。诚然，足够的睡眠有益于健康，但也应有一定的限度，过之则有害，中医学有"久卧伤气"之说。

七、运动健身

运动健身即通过健身运动调整人的身心状态，以达到增强身体素质，锻炼意志力，消除负面情绪，减缓和脱离病态的目的。

（一）运动健身时需遵守的原则

1. 因人制宜　各种运动方式的选择与练习者的年龄、职业、性格、体质有密切关系，不可强行锻炼。体质健壮，精力充沛，气血旺盛的青少年可选择以动为主的运动，中等强度的有氧运动为宜；体质柔弱，精血多亏虚的老年人、产妇、大病初愈者适宜以静为主的功法，可配合长期低强度的有氧运动，增强体质后再练习运动量大的功法。肥胖之人多痰湿之体，稍动则疲，动辄气短，需健脾益气理气，应该选择八段锦、五禽戏、太极类练形为主；干瘦之人多阴虚火旺之体，易怒易躁，需补肝养心益肾，应该选择放松功、内养功、瑜伽等练意为主。

2. 因时制宜　四季寒温有所不同，自然界阳气消长不一，健身功法需顺应外界气候而行，如春夏时节阳气逐渐生发，健身当练形为主，顺应阳气外达的趋势，秋冬时节阳气逐渐收藏，健身当练意为主兼有练形，秋季多静以敛阴护阳，冬季宜动以运阳气于肌表腠理、抵御外界寒气。

3. 循序渐进　运动健身要适量，循序渐进，欲速则不达，忌操之过急、操之过劳，运动过急、过劳反致损耗过度，轻则伤筋动骨遗留病痛，重则心神失养甚至引发精神障碍。

4. 持之以恒　健身功法项目繁多，亚健康状态非一日所致，运动调养更非一朝一夕之功。贪多常导致重点不明、针对性不强，不能集中解决主要问题，也难以求全。不能坚持，半途而废，则达不到锻炼身心的目的。

根据运动形式，通常把运动项目分为耐力性项目、力量性项目、放松项目三类。耐力性项目是有周期性、节律性的运动，包括跑步、快步走、骑自行车、球类运动、游泳、登山等，对提高心肺功能和预防心血管疾病有良好的作用。力量性项目主要是各种持器械体操和对抗阻力训练，如拉力器、沙袋、哑铃等，训练的目的是增强局部肌肉力量和消除脂肪，适用于因外周神经或骨骼肌损伤导致肌肉力量减弱的康复锻炼。放松项目有病治病，无病健身，主要包括气功、太极拳、易筋经、导引术、医疗体操等，长期训练可疏通人体的经络气血循环，濡养脏腑筋骨，让人体达到"阴平阳秘"的和谐状态，特别适合年老体弱者日常保健养生。

（二）常用的运动项目

1. 八段锦　八段锦是我国流传较久的古代传统功法之一，由八种编排精巧、动作柔美的动作组合成，故名"八段锦"。八段锦可分为"文八段"和"武八段"，前者多为坐式，强调集神、静思与呼吸吐纳；后者多为立式和骑马式，偏重肢体运动。功法中要求动作宜柔缓，呼吸细匀深长，调心调息，躯体四肢配合呼吸吐纳而动，伸展、前俯、后仰、摇摆分别作用人体的三焦、心肺、脾胃、腰肾等部位和器官，可预防和矫正圆背、驼背、肩内收和脊柱后凸等不良姿势。

2. 太极拳　太极拳乃我国国粹之一，是融合了阴阳五行学说和经络学说，将意识、呼吸、动作三者结合，表达万物动静、刚柔、开合、虚实等对立统一的状态。传统太极拳流派众多，陈氏、杨氏、吴氏等各有千秋，目前推行最广的是国家体育总局于1956年融合改良的24式简化太极拳。练习太极拳要求平心静气，意守丹田，动作一气呵成、绵绵不绝，精要在于力从地起，随意而至。拳法熟练后可见汗流而气匀，神色从容而有力量感，达到"内宜鼓荡，外示安逸"的状态，能有效促进新陈代谢，增强免疫功能，延缓衰老。

3. 五禽戏　五禽戏相传为东汉医家华佗模仿五种动物所创，重点在于拟态，虎戏具有练形与练气的双重功效，外练筋骨，内扩肺气，强腰补肾，适合神经衰弱、慢性支气管炎、慢性阻塞性肺疾病者练习。鹿戏偏重伸展与锻炼脊柱，有舒展筋脉、增强胃气之功，适于便秘、慢性腹泻、心脑血管疾病的防治。熊戏动作缓慢沉稳，主要靠肩的晃动带动相应关节，主健腰膝、消胀满，疏肝理气。猿戏动作一定要手脚轻灵，强调全身的协调性，提高人体对外界感应的灵敏度，滑利关节，固肾纳气。鸟戏有大量模仿鸟类飞翔的动作，以双臂代翅膀作翱翔凌云之势，功在疏肝养血，调节心肺、脾胃功能。常练五禽戏，可使精神爽利，食欲增进，手脚灵活，睡眠安稳。

4. 健身跑　健身跑指的是慢跑，适合各年龄段的人，有利于增强心肺功能，消除大脑疲劳，加速体内脂肪消耗，进而强身健体。一般来讲，健康青壮年的慢跑运动强度，需让心率达到 130～135 次/分，维持 20～30 分钟，每周至少 3 次；老年人每次运动量参考最高心率宜低于 100 次/分，保持自我观察，随时调整。慢跑时宜配备合脚的跑步鞋，运动前后进行拉伸训练，有条件者选择跑道或者平缓地段，气候寒冷时需戴口罩和帽子保暖以降低周围性面瘫和脑血管意外的发生，雾霾天气和空气质量欠佳时不宜户外慢跑。

5. 眼保健操　眼保健操是通过按摩眼部周围的穴位，起到调节眼周和头部血液循环，缓解睫状肌紧张或痉挛的作用。眼保健操是我国特有的校园保健文化之一，目前推行的是 2008 年改良后的版本，各地方学校具体操作顺序和部分细节有所不同，现选用北京版基本操作步骤如下：

（1）按揉攒竹穴：两手大拇指按压在两侧眉毛内侧边缘凹陷处的穴位上，余指自然放松，有节奏地按揉四个八拍。

（2）按压睛明穴：两手食指按压两侧眼角内侧的穴位上，余指呈空心拳，有节奏地上下按压四个八拍。

（3）按揉四白穴：两手食指按压两侧眶下孔下缘凹陷处的穴位上，余指呈空心拳，适度按揉四个八拍。

（4）按揉太阳穴：刮上眼眶，两手大拇指分别按压在两侧太阳穴上，先按揉太阳穴两个八拍，然后大拇指不动，用两手食指内侧自眉头往眉梢方向轻轻用力横刮，来回四个八拍。

（5）按揉风池穴：两手食指和中指分别按压两侧风池穴，按压四个八拍。

（6）揉捏耳垂：脚趾抓地，两手大拇指和食指轻轻按揉两边耳垂正中的眼穴，同时双脚趾尽量做抓地运动，共四个八拍。

眼保健操对于防治近视的功用仍在研究中，但可以缓解眼肌疲劳，做操时请找准穴位。为了避免按揉过程中对眼部造成感染，做操之前请洗手，保持双手清洁卫生。

6. 颈椎操与腰椎操　现代人工作或学习常年伏于案前，日常仪态多弯腰驼背，出门时多坐车、驾车，导致颈椎病、腰椎病、肩颈劳损、腰肌劳损的发病率逐年增高，发病人群年龄也日趋年轻化。耗时短、动作简单的颈椎操和腰椎操，特别适合放松锻炼肩颈、腰部肌肉群，预防颈椎病、腰椎病；有轻度颈型颈椎病和轻度腰椎病的也可以做来延缓病情发展。

（1）颈椎操：要求运动时全身放松，颈部肌肉不要集中用力，动作宜舒缓，力度不要大、旋转时不能急，动作规范，全程专心。常用的颈椎操具体动作如下：

①基本姿势：自然站立位，双目平视前方，双脚分开与肩同宽，双手自然下垂，深呼吸，全身放松。

②前俯后仰：双手叉腰，先抬头后仰，同时慢慢呼气，停留数秒，吸气、缓慢向胸部低头，全程闭口呼吸，低头转向时下颌尽量贴近前胸，如此上下反复两个八拍。

③左顾右盼：双手叉腰，头先缓缓左转，同时呼气，停留3秒，转回到正常位，再呼气，头缓缓右转，停留3秒后转回，如此左右反复两个八拍。

④与项争力：先右手臂横于胸前，左手放在背后，呼气时右手掌竖立向左平行推出，同时头向右侧看，停留3秒，交换左右手重复1次，左右交替反复两个八拍。

⑤提肩缩颈：自然站立位，深吸气时慢慢提起双肩，同时尽量缩颈，憋气、停留3秒，呼气，慢慢放下双肩、头颈部自然还原，再深吸气时双肩用力下沉，往上拔伸头颈，憋气、停留3秒，呼气、双肩放松还原，如此上下反复两个八拍。

⑥颈项侧弯：双手叉腰，呼气，向右侧慢慢转头，停留3秒后还原，再呼气，向左侧慢慢转头，停留3秒后还原，反复两个八拍。

⑦挺胸伸肘：双腿并拢，两手自然下垂，左肘微屈，左手用力下按，同时右肘屈曲，掌心朝上，慢慢伸直右手臂同时抬头挺胸，停留3秒后还原，如此左右交替两个八拍。

⑧前伸探海：双手叉腰，头颈前伸并侧转向右前下方，同时呼气，停留3秒后还原，换左前下方，如此左右交替两个八拍。

上述动作可一次全套做完，也可挑选4～5个动作练习，运动至颈部微微发热即可停止。做颈椎操切忌"摇头晃脑"，如果有明显的颈椎骨质增生、颈椎节段性不稳、一侧肢体或手指麻木等情况，不宜做颈椎操。

（2）腰椎操：当前推行较广的是刘先利六步腰椎操，全套耗时约5～8分钟，可快速缓解腰肌疲劳，减轻腰部疼痛不适，办公族、久坐或喜卧人群、无特殊疾患的产妇均可用于日常锻炼。

刘氏六步腰椎操基本步骤如下：

①搓腰。

②跺足提肛握拳：自然站立位，深吸气时足跟缓缓离地跺起来，同时收缩肛门，双手握拳，可自由掌握限度，不要感到费力，憋气3～10秒，慢慢呼气还原至自然式，重复8次。

③捶腰骶：自然站立并尽量背伸，双手适力捶击两侧腰骶部，可配合按揉手法，捶至局部感到暖和即止。女性在行经、妊娠期间不能练习此项动作。

④圆弧动腰：自然站立，双手叉腰，保持下半身不动，只运动腰部，顺时针圆弧转动16次后逆时针圆弧转动16次即可。

⑤压腿拉筋或弯腰拉筋：将一条腿放在固定支撑物上，慢慢抬高至稍觉腿部筋肉

紧张，需要用力才能继续为宜，然后用双手触摸脚尖，同时让上半身下压，两侧各做 8 次。如找不到合适的支撑物，可采用弯腰法，双脚分开与肩同宽，保持膝关节不弯曲，缓缓下腰至最大幅度，双手触摸地面，感觉下肢后侧有牵拉酸胀为宜，尽量保持 30 秒后慢慢起身，重复 8 次。

⑥伸懒腰：双脚分开与肩同宽，深吸气时双手尽量上抬，背伸，做哈欠状，打完哈欠恢复体位，重复 8 次。

该套操法不适合有中度及以上腰椎间盘突出症、肾积水等病情的人群。

八、娱乐保健

1. 音乐疗法　是通过运用音乐特有的生理、心理效应，有目的、有计划地用于亚健康和疾病人群的康复活动。是目前世界上治疗亚健康运用最广的方法之一，对改善失眠，情绪焦虑、紧张，情绪低落，慢性倦怠，激惹等症状有明显疗效。可以单独针对个人，也可推广做群众性音乐活动。

中医基础理论里的五行学说中，人体五脏六腑有对应的五音六律和情志：角为木音通于肝，肝志为怒；徵为火音通于心，心志为喜；宫为土音通于脾，脾志为思；商为金音通于肺，肺志为忧；羽为水音通于肾，肾志为恐。中医五行音乐疗法就是根据五音入五脏和情志胜克理论，结合中医辨证论治，针对不同的病证选取不同的音乐处方，帮助人们调节情绪，平衡身心，从而改善脏腑功能、安定精神。中医五行音乐的治疗光盘，涵盖曲目较多。肝气郁结者难入眠者适宜角调式民乐，如《江南丝竹乐》《春风得意》《鹧鸪飞》，如需振奋精神宜徵音调，如《金蛇狂舞》《步步高》；食欲不佳、气血亏虚、易疲乏者可常听《春江花月夜》《平湖秋月》等宫调式乐曲；羽音柔和透彻，发人遐思，听《绿野仙踪》《梁祝》《船歌》《二泉映月》可宁心养肾；商音和润，和则不戾，润则不枯，属金、主收，常听商调式歌乐如《白雪》《慨古吟》《鹤鸣九皋》《长清》等，可调理肺气宣发肃降、吐故纳新，有益肺脏和肝脏的保养。

西方古典乐中，莫扎特的《D大调双钢琴奏鸣曲》被证实可提高人的记忆力，对预防和改善老年痴呆有帮助；学习繁忙的学生可听贝多芬的《悲怆》，对缓解压力有一定作用。

2. 书画　书画要不停运笔，实际也是手臂肌肉、肩颈肌肉和腰腿部肌肉的运动过程。凝神创作中，大脑神经兴奋和抑制达到平衡，身体进行轻柔有力的有氧活动，使得百脉疏通，脏腑和谐。

3. 对弈　对弈现在指各种棋类活动。下棋时要求全神贯注，意守棋局，达到精神上的"静"，同时需周密计算，躯体安置但大脑活跃，静中有"动"，能保持和提高思维能力。自己下棋，亦可观棋，"以棋会友"，促进人际交往，提高社会适应力，均能有效预防老年痴呆和因缺乏社交导致的抑郁症。

4. 园艺　园艺，即莳养花卉绿植。园艺是用植物的生命影响人的生命，属于不同生命间的交流联系，人们在侍弄花草的过程中，完成了一定强度的运动量，体验到一种回归自然的美好享受，给精神以寄托和慰藉。园艺活动可个人进行，也可三两结伴甚至多人小团队，可简单如养小盆栽，可复杂如打理一个花园，形式灵活多变，不同经济条件人群均可进行。绿色的植被和鲜艳的花朵让人感受到生命的欣欣向荣，有助于对抗消极情绪，振奋精神。有些植物散发出特定的香味，可以用于安抚情绪、增加食欲、帮助睡眠等，如薰衣草、缬草、柑橘等。

5. 放风筝　放风筝有一定的养身作用，宋朝《续博物志》有言"春放鸢，引线而上，令小儿张口仰视，可泄内热"，清朝《燕京岁时记》则言"（风筝）放之空中，最能清目"。放风筝多在野外开阔之地，呼吸新鲜空气，提高血氧含量，使头脑清醒；放风筝时，脚下疾跑缓步，手上伸收拉扯，昂首翘望，极目远眺，全身都在活动，促进新陈代谢，有利于儿童视力发育和预防颈椎疾患。

九、临床干预方法

（一）针灸

目前，针灸推拿在亚健康干预中运用很广，该类治法自然、安全、有效、无副作用，具有简便效廉的优势。其运用不同方法刺激腧穴和经络，调理脏腑气机，泻其有余，补其不足，通过经络的传输调整身体的失衡状态，使机体恢复健康状态。

1. 针刺　针刺可以激发人体的正气，调整人体内部的阴阳虚实，从而达到强壮身体、延年益寿的目的。针刺选穴，可选单穴，也可配穴进行。欲增强某一方面机能者，可选单穴，以增强其效应。如针刺足三里对胃胀引起的腹痛起到良好的效果；针刺、点压推拿内关则能使有心脏心动过速或过缓得到改善。欲调整整体机能者，可选一组穴位，以提高其效果。

针刺也有禁忌，重要脏器部位不可针，大血管所过之处应禁刺，重要关节部位不宜针刺；遇过劳、过饥、过饱、醉酒、大怒、大惊等情况时，不宜针刺；孕妇及身体过度虚弱者，不宜针刺。

2. 灸法　灸法是在某些特定的穴位上施灸，通过温热和药物作用，温通气血、扶正祛邪，达到治病保健的目的，该法便于取用，且价格低廉。灸法的主要材料为艾绒，艾绒是由艾叶加工而成。《本草》记载："艾叶，性温，熟热，纯阳之性，能通十二经，走三阴，理气血，逐寒湿，暖子宫。"艾灸从形式分，可分为艾炷灸、艾条灸、温针灸三种，其中以艾条灸最常用。从方法分，可分为直接灸、间接灸、悬灸等。艾灸时间一般为 3～5 分钟，最长 10～15 分钟为宜。但施灸时间也受季节、部位等不同因素的影响。一般来说，春、夏施灸时间宜短，秋冬宜长；四肢、胸部施灸时间宜短，腹部、背部宜长；老人、妇女、儿童施灸时间宜短，青壮年可略长。

灸法也有禁忌，需注意：凡实热证、阴虚发热、邪热内炽等证不宜使用灸法；器质性心脏病伴心功能不全，精神分裂症，妊娠期女性的腹部、腰骶部，不宜施灸；颜面部、颈部及大血管走行的体表区域、黏膜附近，均不得施灸。过饥、过饱、酒醉、极度疲劳等不宜施灸。

（二）推拿

保健推拿作为推拿治疗的一部分，具有保持和促进人体健康的作用，在防治亚健康方面有着明显优势。保健推拿疗法符合现代的生物－心理－社会医学模式。该法通过各种手法刺激一定的腧穴，不仅能使亚健康状态者体会到心理上的关爱，还能调节经络气血，调理全身，有效地缓解症状，以达预防疾病、健身、抗衰老之功效。

目前，小儿推拿在亚健康干预中应用也很广泛，特别对治疗小儿厌食、腹泻、营养不良等方面疗效显著，对促进小儿疾病的恢复、改善体质及健康成长具有重要意义。小儿推拿无痛苦、无毒副作用，不需要复杂的医疗设备，可以在孩子熟悉的环境中操作，消除了孩子对治疗的恐惧心理。同时，小儿推拿简便易行，可由家长操作，让孩子的生理和心理同时得到滋养，增进父母与孩子间的情感。

（三）刮痧拔罐

1. 刮痧 刮痧疗法具有无毒、无副作用、见效快等特点，具有疏通经络、调理脏腑、活血化瘀、提高机体免疫力等作用，其在治疗某些急证、痛证时，更有其独到之处。常用刮痧用具主要有水牛角刮痧板、砭石刮痧板、陶瓷刮痧板、玉石刮痧板或梳子、汤匙等。刮痧介质主要有刮痧乳、刮痧油或香油、橄榄油、麻油、茶油等。

目前，刮痧疗法在治疗亚健康中应用很广，特别对改善疲劳、失眠和肩颈酸痛等症有很好的疗效。例如颈肩酸痛是长期低头伏案或整日在电脑前工作的人最常见的亚健康症状之一，中医认为是由于颈肩部气血瘀滞所致。运用刮痧疗法可以活血祛瘀，舒筋通络，调节肌肉的收缩和舒张及组织间的压力，扩张毛细血管、改善微循环、促进血液循环，使紧张和痉挛的肌肉得以舒缓，从而提高生活质量，调整亚健康状态。

2. 拔罐 拔罐疗法具有简、便、廉、验的特性，其治疗部位深、见效快、面积大，且操作简单，易于推广和掌握。现代医学认为，拔罐通过负压的刺激，能促进局部血液循环，改善局部组织营养状态，增强机体新陈代谢，从而增强机体生理机能，提高人体免疫力。拔罐疗法在亚健康的干预中应用很广，特别在治疗精神抑郁、颈椎酸痛、腰背酸痛、食欲不振等症时起效显著。

（四）三伏贴

三伏贴也叫作"三伏灸"，是一种源于清朝的中医疗法，其以"冬病夏治"为原理，在一年中最炎热的三天（三伏天）将中药敷贴在特定穴位上治疗秋冬发作的疾病。三伏天是以农历推算，于夏至后的第三个庚日为初伏，第四个庚日（十天后）为中伏，第五个庚日（再十天后）为末伏，均为一年内最炎热的日子。此时，阳气最为旺盛，人体皮肤松弛，毛孔张开，药物更易经皮肤渗透内里以刺激相应穴位，起到疏通经络、调节脏腑、治病强身的功效。

三伏贴主要使用辛温的药材，采用特殊工艺将白芥子、细辛、甘遂、延胡索、姜汁等温热性中药制成膏药，贴敷于特定穴位以治疗或预防某种疾病。将中药敷贴在特定穴位上，可防治过敏性鼻炎、咽喉炎、哮喘、咳嗽、慢性支气管炎等秋冬发作的疾病；治疗长期肌肉关节疼痛，如颈椎病、腰椎病、肩周炎、风湿性关节炎、老寒腿等关节疾病，以及慢性肠炎、泄泻、消化不良等胃肠疾病。目前，三伏贴在亚健康的干预中应用也很广，特别在治疗疲劳、失眠、记忆力减退、胃肠功能紊乱、易感冒、过敏及儿童保健等方面具有良好的疗效。

（五）耳穴疗法

耳穴疗法是通过刺激耳部的敏感压痛点来调节相应脏腑功能的一种外治法，具有补益气血、疏通经络、扶正祛邪等功效。《灵枢》指出："耳者，宗脉之所聚。"耳居空窍，内通脏腑，与十二经脉密切相关。目前，耳穴疗法治疗失眠、疲劳等症和预防亚健康人群感冒时起效显著。且耳穴治疗亚健康具有操作简单、疗效较好和价格低廉等特点，是人们比较容易接受的一种的方法，值得应用和推广。

（六）整脊疗法

整脊疗法是以中医学理论为指导，结合解剖学、脊柱相关疾病等理论，运用传统的中医推拿法，将骨正位、筋归槽的一种推拿方法。整脊疗法首重气血、筋骨并重、标本兼顾、内外结合的治疗原则和相应的手法技巧的特点，充分显示了中医手法治疗"简便安全有效、无药剂之苦、无针石之痛、易为人所接受"的优越性。

从脊柱相关疾病理论来看，亚健康状态与脊椎的异常有密切关系。脊柱是人体的连通器，一旦连通器出现障碍，大脑与机体神经传导就会异常。脊柱与周围组织和内脏有着复杂的联系，它们保持着动态的平衡，这种平衡又直接维系和影响着脊柱与周围组织、脏器之间的联系。一旦人体这些动态平衡和生物信息发生紊乱，就会出现亚健康状态，甚至产生疾病。

中医认为，督脉行于脊柱，督脉为病，虚证居多。亚健康状态与督脉的状态密切相关，如督脉气虚无以上养，可见头昏身重、思维迟钝。临床证实，脊背部异常，常会影响神经、呼吸、消化、内分泌等各系统。目前，整脊疗法在调治亚健康状态中运用较广，特别对改善疲劳、肢体酸痛、失眠、眩晕、焦虑、食欲不振等症有较好疗效。在脊背部行手法治疗，能激发督脉经气的运行和输布，增强抗病能力，达到治疗亚健康和预防疾病的目的。

（七）瑜伽

瑜伽泛指对人体核心肌群控制，强化大脑对骨骼肌的神经感应及支配，再配合正确的呼吸方法所进行的一项全身性协调运动，有专注、控制、中心、呼吸、精准、流畅六大原则。

现代人日常大部分时间都在室内活动，长期伏案或者久坐，加上办公室场地不大、工作繁忙缺少锻炼，容易出现弯腰驼背、斜肩、颈部强痛、腰部酸软、易疲乏等肩颈、腰肌劳损及慢性疲劳综合征的症状。瑜伽入门简单，运动强度适中，能够锻炼腰、腹、臀三处核心肌群，增强局部肌肉力量又避免加大肌肉体积，坚持锻炼能有效舒缓全身肌肉，改善微循环，提高人体躯干控制能力，修正仪态，是现代人调整亚健康状态的理想运动之一。

第二节　中医体质及其亚健康状态的干预方法

体质是指人类个体在生命过程史，由遗传性和获得性因素所决定的表现在形态生理机能和心理活动上综合的固有性，它是人群在生理共性的基础上所具有的生理特殊性。中医体质学就是以中医理论为指导，研究人类各种体质特征、体质类型的生理特点，并以此分析疾病的反应状态、病变的性质及发展趋向，从而指导疾病预防、治疗以及养生康复的一门学科。《中医体质分类与判定标准》将人体体质分为平和质、气虚质、阳虚质、阴虚质、痰湿质、湿热质、血瘀质、气郁质、特禀质九个类型。此外，血虚体质、寒湿体质也是临床常见体质。

一、平和质

1. 体质特征　体形匀称健壮，面色、肤色润泽，发色黑有光泽，目光有神，嗅觉通利，唇色红润，精力充沛，睡眠良好，胃纳佳，二便正常，性格开朗，舌色淡红，苔薄白，脉和有力。

2. 形成原因　先天禀赋良好，或后天调养得当。

3. 调理方法　平和质者应保持良好习惯，如饮食有节，劳逸结合，生活规律，坚持锻炼。并根据人体生长规律，进行养生。

（1）小儿期：小儿处在生长发育时期，食谱当多样化，富有营养，促进其正常生长发育。

（2）更年期：为体质的转变时期，可根据阴阳偏颇酌服补益肾阴肾阳之剂，如八味肾气丸、六味地黄丸之类。

（3）老年期：五脏逐渐虚衰，应适当调补，促其新陈代谢，延缓衰老，宜以平补为主，酌用健脾益气之品，如山药、白术、黄芪等。

平和质者患病较少，且病变多为邪实。若患疾病时，以辨病、辨证论治为主，重在及时治疗，防止因疾病导致体质偏颇。保持乐观开朗的情绪，积极进取，节制偏激的情感，及时消除生活中不利的事件对情绪的负面影响。

二、气虚质

气虚质是由于一身之气不足，以气息低弱、脏腑功能状态低下为主要特征的体质状态。该体质者肌肉松软，性格内向，情绪不稳定，胆小不喜欢冒险。平素体质虚弱，卫表不固，易患感冒；或病后抗病能力弱，易迁延不愈；易患内脏下垂、虚劳等病，不能耐受寒邪、风邪、暑邪。

1. 体质特征　平素气短懒言，语言低怯，精神不振，肢体容易疲乏，易出汗，舌淡红，舌体胖大，边有齿痕，脉象虚缓；面色萎黄或淡白，目光少神，口淡，唇色少华，毛发不泽，头晕，健忘，大便正常，或虽有便秘但不结硬，或大便不成形，便后仍觉未尽，小便正常或偏多。

2. 形成原因 先天不足，后天失养，如孕育时父母体弱、早产、人工喂养不当、偏食、厌食，或因病后气亏、年老气弱等。

3. 调理方法

（1）日常保养：注意保暖，不要劳汗当风，防止外邪侵袭。可微动四肢，以流通气血，促进脾胃运化，改善体质。尤其注意不可过于劳作，以免更伤正气。适当进行运动锻炼，可选用一些较柔缓的户外运动项目，如步行、慢跑、体操、太极拳、太极剑及传统舞等。培养豁达乐观的生活态度，不过度劳神，避免过度紧张，保持稳定平和的心态，祛除杂念，不宜过度思考、悲伤。

（2）饮食调养：气虚体质者的养生关键在于补气。平时宜食用具有补气作用的食物，选性平味甘或甘温之物；忌吃破气耗气、生冷寒凉的食物，以及油腻厚味、辛辣刺激之品。

①宜食：粳米、糯米、小米、黄米、大麦、山药、红薯、莜麦、马铃薯、花菜、胡萝卜、香菇、豆腐、鸡肉、鹅肉、兔肉、鹌鹑、牛肉、狗肉、青鱼、鲢鱼、黄鱼、比目鱼等。

②忌食：山楂、槟榔、大蒜、萝卜缨、香菜、大头菜、胡椒、紫苏叶、薄荷、荷叶等。

（3）药膳

①党参黄芪乳鸽汤

材料：党参 60g，黄芪 30g，大枣 5 个，乳鸽 2 只，猪瘦肉 150g，生姜 2～3 片。

做法：党参、黄芪、大枣（去核）洗净，稍浸泡；猪瘦肉洗净，整块不用刀切；乳鸽宰后洗净，除去内脏，抹干水，斩为块状。将所有材料放进瓦煲内，加入清水 3000mL，先用武火煲沸后，改为文火煲约 1 小时，调入少许食盐便可。

功效：补中益气，调和脾胃。

②黄芪童子鸡

材料：童子鸡 1 只，黄芪 10g，葱、姜、盐、黄酒少许。

做法：童子鸡洗净；黄芪用纱布袋包好，取一根细线扎紧袋口。将所有材料（除盐、黄酒）置于锅内，加适量水煮汤。待童子鸡煮熟后，拿出黄芪包，加入盐、黄酒调味，即可食用。

功效：益气补虚。

③西洋参芡实排骨汤

原料：西洋参 25g，怀山药、芡实各 50g，陈皮 10g，猪排骨 500g，生姜 2～3 片。

做法：西洋参、怀山药、芡实、陈皮洗净，稍浸泡；猪排骨洗净，斩为大块状，并用刀背敲裂排骨。将所有材料放进瓦煲内，加入清水 3000mL，武火煲沸后改为文火煲约 3 小时，调入适量盐便可。

功效：益气养阴。

（4）膏方调养

材料：生炙黄芪各 200g，生晒参 70g，西洋参 70g，炒白术 150g，山药 150g，莲肉 150g，茯苓 150g，白扁豆 100g，当归 100g，陈皮 60g，炒白芍 100g，炙桂枝 60g，麦冬 150g，五味子 60g，防风 100g，炒薏苡仁 200g，大枣 200g，炙甘草 100g，焦三仙各 100g。

做法：上药加水煎煮 3 次，滤汁去渣，合并滤液，加热浓缩为清膏，再加阿胶、蜂蜜等收成膏。

功效：补益元气。

三、阳虚质

阳虚体质是指由于机体阳气不足，失于温煦，以形寒肢冷等虚寒现象为主要特征的体质状态。处于此种亚健康状态的人形体多白胖，肌肉不健壮，性格多沉静、内向，喜暖怕凉，不耐受寒邪。一般阳虚体质者易感寒邪为病，或易从寒化，比其他体质的人更容易患痰饮、肿胀、泄泻、阳痿等病。

1. 体质特征 面色淡白无华，易自汗出，平素怕冷喜暖，精神不振，四肢倦怠，睡眠偏多；或口唇色淡，口不易渴或喜热饮；或阳痿滑精、宫寒不孕；脉沉迟而弱、舌淡胖；或腰脊冷痛，小便清长或夜尿频多，大便时稀或常腹泻。

2. 形成原因

（1）遗传、父母老年得子、孕育时营养失衡、早产等先天因素；

（2）久处寒凉环境；

（3）长期偏嗜寒凉之品；

（4）房劳过度；

（5）年老阳衰；

（6）患久治不愈之慢性病，损伤阳气。

3. 调理方法

（1）日常保养：调节情绪，消除不良情绪的影响。年老体弱者，夏季忌在外露宿，忌电扇直吹，忌在树荫下停留过久。适当参加体力劳动和运动锻炼，因为"动则生阳"，如尽量以步行代替乘车、多爬楼梯等。但注意不要大量出汗，以免流失阳气。秋冬季节，适当暖衣温食以养护阳气，尤其注意腰部和下肢保暖。春夏季节，可坚持空气浴或日光浴等。避免长期在阴暗潮湿寒冷的环境下工作。

（2）饮食调养：多食用甘辛温热补益之品，以温补脾肾阳气为主。少食苦寒之品，忌食生冷、冰冻之品。

①宜食：壮阳之品，如羊肉、猪肚、鸡肉、带鱼、狗肉、鹿肉、黄鳝、虾（如龙虾、对虾、青虾、河虾等）、刀豆、核桃、栗子、韭菜、茴香等，上述食物可补五脏，填髓，强壮体质。

②少食：生冷黏腻之品，如苦瓜、秋葵、鱼腥草、绿豆、绿豆芽、豆腐、芹菜、苋

菜、茭白、藕、冬瓜、丝瓜、黄瓜、番茄、茄子、鸭肉、兔肉、海蜇、螺蛳、海带、西瓜、梨、香蕉、草莓、柿子、桑椹、猕猴桃、椰子等，忌所有冰镇饮料、冰镇果汁、冰激凌。

（3）药膳调养

①当归生姜羊肉汤

材料：当归 20g，生姜 30g，羊肉 500g，黄酒、盐等调味品各适量。

做法：当归洗净，用清水浸软，切片，生姜洗净，切片；将羊肉切块，用一锅滚水汆烫去血水，捞出洗净沥干。当归、生姜、羊肉放入砂锅中，加入清水、黄酒，旺火烧沸后撇去浮沫，再改用小火炖至羊肉熟烂，加入盐等调味品食用。

功效：温中补虚，散寒暖肾。

②枸杞杜仲鹿肉汤

材料：枸杞 15g，杜仲 25g，鹿肉 400g，红枣 3 个，生姜 5 片。

做法：枸杞、杜仲稍浸泡，洗净，红枣去核；杜仲置锅中微火慢炒，洒入少许淡盐水，炒至干；鹿肉洗净、切块置沸水中加生姜稍滚片刻，再洗净。所有材料一起放进瓦煲内，加入清水 2500mL，武火煲沸后改为文火煲约 2 小时，调入适量食盐便可。

功效：补肾助阳，益精壮腰。

③鹿茸炖鸡

材料：鹿茸 25g，母鸡 1 只（约 1000g），黄酒、盐适量。

做法：将母鸡宰杀，去毛及内脏，切块，放入沸水中煮半小时后，取出洗净；和鹿茸、黄酒一同放入炖盅内，先武火煮沸，然后文火炖煮 3 小时至鸡肉烂熟，加盐调味后即可食用。

功效：补肾壮阳，温通血脉。

（4）膏方调养

材料：菟丝子 150g，淫羊藿 150g，怀牛膝 150g，杜仲 150g，桑寄生 150g，芡实 150g，枸杞子 150g，熟地 150g，黄精 150g，鹿茸 100g，巴戟天 100g，茯苓 150g，大枣 100g，生炙黄芪各 100g，党参 200g，炒薏苡仁 200g，莲肉 200g，炒扁豆 200g，陈皮 40g，白术 150g，木香 40g，砂仁 30g，焦三仙各 100g。

做法：上药加水煎煮 3 次，滤汁去渣，合并滤液，加热浓缩为清膏，再加鹿角胶、龟甲胶收膏。

功效：补肾温阳，培本固元。

四、阴虚质

阴虚质是指由于体内津液精血等阴液亏少，以阴虚内热等表现为主要特征的体质状态。该体质者性情急躁，外向活泼好动，体形瘦长，厌恶炎热与夏天，易感温热暑邪为病，难耐秋令燥气，易致肺燥咳嗽。平素易患有阴亏燥热的病变，或病后易表现为阴亏症状。

1.体质特征　五心烦热，盗汗，口干舌燥，口渴咽干，形体消瘦，眩晕耳鸣，失眠多梦，大便秘结，小便短赤；或见两目干涩，视物模糊，腰膝酸软，性格急躁；或皮肤弹性差，毛发枯焦，干咳少痰，咽痛音哑；舌质红，苔少，脉细。

2. 形成原因

（1）先天遗传；

（2）经常熬夜；

（3）喜嗜辛辣或常服用助热利湿的方药；

（4）长期处于炎热环境。

3. 调理方法

（1）日常保养：修身养性，学习调节自我情绪，避免心情抑郁，保持心绪平稳；劳逸适度，避免熬夜，勿长期处于炎热环境，争取保持室温在 14 ～ 26℃为宜；忌服助热利湿方药，少食辛辣之品。尤在秋冬季节少食助热之品，如火锅以及辛香燥热之品。

（2）饮食调养：阴虚体质关键在于补阴，宜进食滋补肾阴食物，以滋阴潜阳为法，宜清淡，远肥腻厚味、燥烈之品，少食辛辣、温热食物。

①宜食：芝麻、糯米、蜂蜜、牛奶、牡蛎、蛤蜊、海蜇、鸭肉、猪皮、豆腐、甘蔗、桃子、银耳、蔬菜、水果等清淡滋阴之品。

②忌食：炒花生、炒黄豆、炒瓜子、锅巴、爆米花、荔枝、龙眼肉、杨梅、芥菜、砂仁、草豆蔻、肉桂、白豆蔻、大茴香、小茴香、丁香、薄荷、红参、肉苁蓉、锁阳等，少吃葱、姜、蒜、辣椒等辛辣燥烈之品。

（3）药膳调养

①莲子百合煲瘦肉

材料：莲子 20g，百合 20g，猪瘦肉 100g，盐适量。

做法：将莲子、百合、猪瘦肉加水适量同煲，待肉熟烂后用盐调味即可食用。

功效：清心润肺，益气安神。

②沙参老鸭汤

材料：老鸭 1 只，沙参 50g。

做法：老鸭剁块，飞水，油锅爆炒后调入料酒，炒出香味，将浸泡好的沙参用净布包起，放入砂锅内同老鸭一同小火微煲，直至酥软，加入调料上桌即可食用。

功效：益气养阴，补中安脏，清火解热。

③百合生梨饮

材料：百合 30g，生梨 1 只，冰糖 30g。

制法：生梨切成片，与百合加水共煎，放入冰糖至溶化，即可食用。

功效：滋阴润燥，养心安神。

（4）膏方调养

材料：生熟地黄各 150g，沙参 150g，山药 200g，麦冬 200g，天冬 200g，山茱萸肉 150g，女贞子 150g，旱莲草 150g，桑椹 150g，枸杞子 150g，黄精 100g，核桃 150g，黑芝麻 100g，白果 100g，龟甲 200g，茯苓 150g，白芍 100g，赤芍 150g，丹皮 150g，百合 150g，当归 100g，石斛 150g，生甘草 100g，陈皮 100g，砂仁 40g，川楝子

60g，焦三仙各 100g。

做法：上药加水煎煮 3 次，滤汁去渣，合并滤液，加热浓缩为清膏，再加龟甲胶、阿胶、少量蜂蜜收膏。

功效：养阴润燥，滋补肝肾。

五、痰湿质

由于水液内停而痰湿凝聚，以黏滞重浊为主要特征的体质状态。痰湿体质是一种常见的中医体质类型，该体质者性格偏温和、稳重恭谦、和达，多善于忍耐，体形肥胖，腹部肥满松软，对梅雨季节及潮湿环境适应能力差，易患湿证，与糖尿病、高血压、冠心病、肥胖、中风等疾病的发生有密切关系。

1. 体质特征　面部皮肤油脂较多，多汗且黏，胸闷，痰多；或面色黄胖而暗，眼胞微浮，容易困倦，或舌体胖大，舌苔白腻，口黏腻或甜，身重不爽，脉滑，或喜食肥甘，大便正常或不实，小便不多或微混。

2. 形成原因

（1）先天禀赋。

（2）饮食起居：高能量饮食、低运动水平是肥胖人痰湿体质形成的主要原因。

（3）年龄：衰老机体可自然形成痰浊，使不同病理性体质与痰湿体质相夹杂。

（4）疾病和药物影响：疾病日久，或滥用某些特殊药物，亦可影响痰湿体质的形成。

3. 调理方法

（1）日常保养

①定期检查血糖、血脂、血压。

②加强运动，强健身体机能，调整脾胃功能。嗜睡者应逐渐减少睡眠时间，多进行户外活动。

③不宜在潮湿的环境里久留，阴雨季节要注意避免湿邪的侵袭。

④洗澡应洗热水澡，适当出汗为宜；穿衣尽量保持宽松，面料以棉、麻、丝等透气散湿的天然纤维为主，这样有利于汗液蒸发，祛除体内湿气。

⑤注意保暖。痰湿体质在寒凉的天气症状较为明显，因湿遇温则行，遇寒则凝。

（2）饮食调养：戒除肥甘厚味，戒酒，且忌暴饮暴食、进食速度过快。宜食健脾利湿、化痰祛痰的食物；不宜进食酸涩食品、寒凉水果，贪凉饮冷。

①宜食：粳米、小米、薏苡仁、玉米、芡实、红小豆、蚕豆、白萝卜、豇豆、紫菜、香菇、海蜇、鹌鹑、洋葱、扁豆、包菜、韭菜、木瓜、荸荠、白果、山药、冬瓜仁、牛肉、羊肉、狗肉、鸡肉、鲢鱼、鳟鱼、带鱼、泥鳅、黄鳝、河虾、杏子、荔枝、柠檬、樱桃、杨梅、佛手、栗子、辣椒、大蒜、葱、生姜等。杏仁霜、莲藕粉、茯苓饼对该体质者是不错的食补选择。

②忌食：忌食李子、石榴、柿子、大枣、柚子、甲鱼、海鲜、甜饮料、砂糖、饴糖等，限制食盐的摄入。少食田螺、螺蛳、鸭肉、梨子、山楂、甜菜、枸杞子。

（3）药膳调养

①黄芪山药薏苡仁粥

材料：黄芪、山药、麦冬、薏苡仁、竹茹各 20g，糖适量，粳米 50g。

做法：先将山药切成小片，与黄芪、麦冬、竹茹一起泡透后，再加入其他材料，加水用火煮沸后，再用小火熬成粥。

功效：益气养阴，健脾化痰，清心安神。

②山药冬瓜汤

材料：山药 50g，冬瓜 150g，调料。

做法：山药、冬瓜置锅中慢火煲 30 分钟，调味后即可饮用。

功效：健脾，益气，利湿。

③赤豆鲤鱼汤

材料：活鲤鱼 1 尾（约 800g），赤小豆 50g，陈皮 10g，辣椒 6g，草果 6g。

做法：活鲤鱼去鳞、鳃、内脏，将其他材料填入鱼腹，放入盆内，加适量料酒、生姜、葱段、胡椒及少许食盐，上笼蒸熟即成。

功效：健脾除湿化痰。

（4）膏方调养

材料：党参 150g，苍术 300g，白术 300g，猪苓 150g，茯苓 200g，荷叶 100g，杏仁 100g，竹茹 150g，苏叶 100g，薏苡仁 300g，白豆蔻 100g，甘草 100g，厚朴 150g，陈皮 100g，瓜蒌 300g，石菖蒲 100g，山药 200g，半夏 60g，砂仁 40g，莱菔子 150g，扁豆 150g，苏子 80g，白芥子 100g，焦三仙各 100g。

做法：上药加水煎煮 3 次，滤汁去渣，合并滤液，加热浓缩为清膏，再加黄明胶、阿胶等收成膏。

功效：健脾利湿化痰。

六、湿热质

湿热质是以湿热内蕴为主要特征的体质状态。该体质者性格多急躁易怒，形体偏胖，对夏末秋初湿热气候，湿重或气温偏高环境较难适应。易患疮疖、黄疸、热淋等病证。

1.体质特征 面垢油光，易生痤疮，口苦口干，身重困倦，大便黏滞不畅或燥结，小便短赤，男性易阴囊潮湿，女性易带下增多，舌质偏红，苔黄腻，脉滑数。

2.形成原因

（1）先天禀赋；

（2）长期生活在湿热环境中；

（3）长期的饮食不节，喜食肥甘，暴饮暴食或长期饮酒，湿热内蕴。

3.调理方法

（1）日常保养

①环境宜干燥通风，避免居住在低洼潮湿的地方。

②避免长期熬夜或过度劳累，保持充足而有规律的睡眠。

③保持二便通畅，注意个人卫生，预防皮肤病变，并力戒烟酒以防湿浊内生。

④要多参加各种活动，多听轻松音乐，控制过激的情绪。合理安排自己的工作、学习和生活，培养广泛的兴趣爱好。

（2）饮食调养：饮食上应以清淡为原则，适宜食用具有甘寒、苦寒功效及清热化湿的食物，忌食肥甘、厚味、辛辣食物及大热大补的药物及食物，少甜少酒，少辣少油为宜。

①宜食：冬瓜、茼蒿、芹菜、番茄、大白菜、生菜、空心菜、苋菜、豆芽菜、苦瓜、黄瓜、油麦菜、薏苡仁、茯苓、玉米、绿豆、红小豆、白扁豆、西瓜、草莓、柚子、椰子、梨等。

②忌食：狗肉、鹿肉、羊肉、牛肉、鳝鱼、胡椒、辣椒、生姜、花椒、银耳、燕窝、雪蛤、阿胶、蜂蜜、麦芽糖、熟地、大枣、黄芪、紫河车、黄精等。

（3）药膳调养

①绿豆藕

材料：莲藕100g，绿豆50g。

做法：莲藕去皮，冲洗干净。绿豆用清水浸泡后取出，填入藕孔中，加清水炖至熟透，加盐调味即可食用。

功效：清热利湿。

②三豆薏苡仁粥

材料：绿豆、赤豆、黑大豆、薏苡仁各50g，粳米少许。

做法：将所有材料一起煮成粥即可。

功效：清热祛湿。

③祛湿消暑汤

材料：白扁豆、赤小豆、薏苡仁、苏叶、佛手、莲子、白茅根各15g。

做法：将所有材料放入锅中，加开水10碗，慢火煲约2小时，加盐调味后即可食用。

功效：祛暑，清热，利湿。

（4）膏方调养

材料：苍术300g，白术200g，茯苓200g，猪苓150g，陈皮100g，半夏60g，莱菔子100g，茵陈100g，栀子100g，淡竹叶100g，玉米须100g，鱼腥草200g，黄柏150g，香薷100g，木香60g，藿香100g，佩兰60g，山药200g，扁豆150g，薏苡仁300g，白豆蔻100g，甘草100g，厚朴100g，黄芩100g，葛根100g，焦三仙各100g。

做法：上药加水煎煮3次，滤汁去渣，合并滤液，加热浓缩为清膏，再加黄明胶、木糖醇等收成膏。

功效：清热祛湿。

七、寒湿质

寒湿质是以寒湿内蕴为主要特征的体质状态。该体质者性格较温和沉闷，形体偏胖，少动，对秋冬寒冷气候，湿重或气温偏低环境较难适应，不耐受寒邪。易患痹证、胸痹、月经失调、痛经等病证。

1. 体质特征 面色晦暗、苍白，肢体沉重，头重胀闷，痰多，不易出汗，眼睑、下肢易浮肿，胸闷腹胀，纳呆，冬天怕冷，手足冰凉，大便溏泻，小便清长，女性白带清稀，多无异味，舌质偏淡，舌苔厚，多偏白或滑腻，舌体胖大有齿痕。

2. 形成原因

（1）先天禀赋；

（2）长期生活在寒湿环境中，或者夏季长期用空调；

（3）长期的饮食不节，喜食冷饮寒凉之物，导致寒湿内蕴。

3. 调理方法

（1）日常保养

①环境宜干燥通风，避免居住在阴冷潮湿的地方。

②避免长期熬夜或过度劳累，保持充足而有规律的睡眠。

③养成良好的饮食习惯，不宜暴饮暴食，少吃寒性食物和冷饮，多喝热水。

④在平时应注意劳逸结合，避免因为工作和生活受到过多的压力，多活动释放压力。

⑤多运动，适量排汗，泡热水澡或热水泡脚。

（2）饮食调养：饮食上应以温燥为原则，适宜食用具有温中、补虚、助阳、散寒、化湿作用的食物，忌食寒凉、过咸食物。

①宜食：狗肉、鹿肉、羊肉、牛肉、胡椒、赤小豆、茯苓、白扁豆、薏苡仁、辣椒、生姜、花椒、银耳等。

②忌食：苦瓜、绿豆、西瓜、螃蟹、田螺、蚌肉、乌鱼、柿子、柚子、桑椹、猕猴桃、香蕉、海带、紫菜、海藻、荸荠、冰淇淋、冷饮等。

（3）药膳调养

①生姜大枣茶

材料：大枣 25～30g，生姜 10g，红茶 0.5～1.5g。

做法：将大枣加水煮熟晾干。生姜切片炒干，加入蜂蜜炒至微黄。再将大枣、生姜和红茶叶用沸水冲泡 5 分钟即成。每日 1 剂，分 3 次温饮食枣。

功效：散寒补血。

②薏米红豆粥

材料：薏苡仁、红豆各 50g，粳米少许。

做法：将所有材料一起煮成粥即可。

功效：健脾祛湿。

③当归生姜羊肉汤

材料：羊肉 500g，当归 10g，生姜 10g。

做法：羊肉洗净，切成小块，用一锅滚水氽烫去血水，捞出洗净沥干。生姜切块，当归洗净；将羊肉和生姜放入砂锅内，大火翻炒加热后，加适量开水放入炖盅里，放入当归，炖 2 个小时，最后加盐调味即可。

功效：温中补虚，祛寒止痛。

（4）膏方调养

材料：苍术 200g，白术 200g，茯苓 200g，猪苓 150g，陈皮 100g，藿香 100g，佩兰 60g，山药 200g，扁豆 150g，木香 150g，砂仁 100g，薏苡仁 300g，白豆蔻 100g，甘草 100g，厚朴 100g，干姜 150g，枸杞 200g，大枣 200g，焦三仙各 100g。

做法：上药加水煎煮 3 次，滤汁去渣，合并滤液，加热浓缩为清膏，再加黄明胶、木糖醇等收成膏。

功效：散寒祛湿。

八、血瘀质

血瘀质是体内有血液运行不畅的潜在倾向或瘀血内阻的病理基础，从而引起脏腑、组织的血液循环障碍，以血瘀表现为主要特征的体质状态。处于这种体质状态者，瘦者居多，性格内郁，易心情不快甚至烦躁健忘，不耐受风邪、寒邪。易出现肥胖、黄褐斑、痤疮、月经不调、黑眼圈等，易患出血、癥瘕、中风、胸痹、抑郁症等病证。

1. 体质特征　平素面色晦黯，皮肤干燥，偏黯或色素沉着，易出现瘀斑，口唇黯淡或紫，舌质紫黯，有瘀点或片状瘀斑，舌下静脉可有曲张；或眼眶黯黑，鼻部黯滞，发易脱落。女性多见痛经、闭经，或经血中多凝血块，或紫黑有块、崩漏，或有出血倾向。

2. 形成原因

（1）先天遗传因素；

（2）跌扑损伤；

（3）长期的、强烈的情绪抑郁、紧张，性格内向，有不顺心的事都埋在心里，郁结日久；

（4）饮食膏粱厚味，且居处过于安逸，缺少运动锻炼；

（5）慢性疾病迁延日久；

（6）久服寒凉的药物或食物，或长期生活在寒冷的环境中（包括夏季过于贪凉）。

3. 调理方法

（1）日常保养

①避免寒冷刺激。天气寒凉时注意保暖，居室也尽量保持温暖，外出活动锻炼以早晨 9 点后或下午为宜。

②多做有益于心脏血脉的活动，可采用中小负荷、多次数锻炼。如健步走、舞蹈、太极拳、八段锦等能促进气血运行，振奋阳气的运动。但要避免冬泳或者冷水澡，以免加重血瘀倾向。

③培养乐观的情绪，多听一些柔缓的音乐来调节情绪。

（2）饮食调养：饮食的原则宜疏利气血，忌固涩收敛。

①宜食：具有活血化瘀功效的食物，如黑豆、黄豆、莲藕、山楂、香菇、茄子、油菜、羊血、芒果、桃子、番木瓜、红糖、黄酒、葡萄酒、白酒等。

②忌食：生冷寒凉类食物及过食酸涩，以免涩滞血脉。忌吃胀气、肥腻之品及甜食，血瘀质者若食用如甘薯、芋头、蚕豆等胀气食物后会加剧血瘀症状；肥腻食物，如肥肉、奶油及甜食，较难消化，多食会影响脾胃的运化功能，所以血瘀质者最好少食。此外，血瘀质者不宜骤进大补，以免气血壅滞。

（3）药膳调养

①黑豆川芎粥

材料：川芎10g，黑豆25g，粳米50g，红糖适量。

做法：将川芎用纱布包裹，和黑豆、粳米一起煮粥，待熟后加入红糖，分次温服。

功效：活血祛瘀，行气止痛。

②丹参木耳香菇汤

材料：丹参10g，木耳30g，香菇50g，猪瘦肉100g，盐适量。

做法：香菇、木耳放入清水中泡发，去蒂、洗净；猪瘦肉洗净，切成小块。将所有材料放入炖盅里，加适量开水，隔水炖2个小时，最后加盐调味即可。

功效：活血化瘀，养血补血。

③山楂鸡内金粥

材料：山楂片15g，鸡内金1个，粳米50g。

做法：将山楂片以文火炒至棕黄色，然后与粳米同煮至烂。鸡内金焙干，研成细末，倒入煮沸的粥中，再煮片刻即可。

功效：活血化瘀，行气散结。

（4）膏方调养

材料：丹参300g，桃仁100g，红花50g，生熟地各150g，当归200g，川芎150g，赤白芍各150g，丹皮150g，鸡血藤150g，陈皮100g，延胡索50g，益母草150g，穿山甲100g，何首乌150g，山楂150g，桔梗60g，牛膝150g，白术200g，地龙100g，泽兰100g，三七150g，生炙黄芪各150g，党参150g，茯苓150g。

做法：上药加水煎煮3次，滤汁去渣，合并滤液，加热浓缩为清膏，再加蜂蜜收膏即成。

功效：活血祛瘀，疏通经络。

九、血虚质

血虚质就是人体血液质和量不足的状态，女性多于男性，老年人亦多见。该体质者性格内向、胆怯，免疫力较低。一般来说，血虚体质者比其他体质的人更容易患贫血、痔疮、习惯性便秘；女性则容易患不孕、功能性子宫出血、容貌过早衰老等。易出现头晕眼花、失眠、视力减退、形体消瘦等症状。

1.体质特征 面色苍白或萎黄，头发枯黄，唇色及指甲淡白变软、易裂。心慌，健忘，失眠多梦，易出现头昏眼花，劳累易头痛，或手足发麻，冬季皮肤干燥瘙痒，女性月经减少或延迟，舌质淡，脉细无力等。

2.形成原因

（1）先天因素，如遗传、孕育时营养失衡等。

（2）失血过多，因外伤失血过多、月经过多，或其他慢性失血等。

（3）慢性消耗，因劳作过度、大病、久病，或大汗、呕吐下利等。

（4）暴饮暴食，饥饱不调，嗜食偏食，营养不良等原因。

3.调理方法

（1）日常保养

①戒烟、少酒。忌喝浓茶，因茶叶中含有大量鞣酸，易与食物中的铁结合形成一种不溶解性物质，从而阻碍铁的吸收。

②适当参加体育活动，注意劳逸结合，保证充足的睡眠，避免用脑过度。

③平时起床站立，动作要稍慢些，避免大脑供血不足而引起头晕目眩，甚至晕厥。

④中医强调"久视伤血"，故不宜长时间看书、看电视或使用电脑，避免用眼过度。

⑤心态要平和，避免剧烈的情绪波动和长期情绪抑郁。

（2）饮食调养

①宜食：有补血生血作用的食物，如动物肝脏、鸡鸭血、牛奶、鸡、蛋黄、瘦肉、各种鱼类、豆制品、鹌鹑、海参、虾、花生、红枣、桂圆、赤豆、枸杞子、桑椹子、菠菜、胡萝卜等各种深绿色蔬菜和红色蔬菜，樱桃、水蜜桃、苹果、荔枝、葡萄等。

②少食：盐、味精，辣椒、肉桂、胡椒、芥末等辛辣热性之品。

（3）药膳调养

①熟地当归母鸡汤

材料：母鸡半只，当归、熟地各25g，葱、生姜、食盐各适量。

做法：母鸡洗净切块，焯水；待煲内水开后，将所有用料倒进煲内，再用小火煲3小时，调味即可。

功效：补血养脉，滋阴润脏。

②龙眼肉粥

材料：龙眼肉15g，红枣3～5枚，粳米100g。

做法：将上述原料放锅内煮粥即可。

功效：养心安神，健脾补血。

③阿胶牛肉汤

材料：阿胶15g，牛肉100g，生姜、米酒各适量。

做法：牛肉洗净，切片；将牛肉与生姜、米酒一起放入砂锅，加水适量，用小火煮30分钟，加入阿胶及调料，溶解即可。

功效：滋阴养血，温中健脾。

（4）膏方调养

材料：当归、黄芪、熟地、党参、甘草、白芍、阿胶、山药、远志、龙眼肉、茯苓、白术各 200g。

做法：上药加水煎煮 3 次，滤汁去渣，合并滤液，加热浓缩为清膏，再加阿胶、蜂蜜等收膏即成。

功效：健脾和胃，益气生血。

十、气郁质

气郁质是由于长期情志不畅、气机郁滞而形成的以性格内向不稳定、忧郁脆弱、敏感多疑为主要表现的体质状态。处于这种体质状态者，多见于中青年，以女性多见，性格多孤僻内向，忧郁脆弱，敏感多疑。易为情志及饮食所伤，对精神刺激适应能力较差，不喜欢阴雨天气，易患郁病、失眠、梅核气、惊恐等病症。

1. 体质特征 面色晦黯或黄，平时容易忧郁寡欢，多烦闷不乐，喜叹息，胸胁胀满，或胸腹部走窜疼痛；喉间有异物感，食量偏少，食后常感胀满不适，多呃逆，睡眠较差，大便多干且无规律，妇女常有月经不调和痛经，经前乳房胀痛，舌质偏黯，苔薄白，脉弦。

2. 形成原因

（1）先天遗传；

（2）经常熬夜；

（3）长期压力过大，思虑过度；

（4）突发的精神刺激，比如亲人去世、暴受惊恐等。

3. 调理方法

（1）日常保养

①多接触不同人群，广交朋友，尤其是多与一些性格开朗、情绪乐观、心理健康的朋友交往，形成性格互补，逐渐使心胸开阔。

②在名利上不计较得失，胸襟开阔，不患得患失，知足常乐。

③适当增加户外活动和集体文娱活动，努力培养一些兴趣爱好。

④常看喜剧、滑稽剧以及富有鼓励、激励意义的电影、电视，勿看悲剧、苦剧。

（2）饮食调养：多食用具有理气解郁、调理脾胃功能的食物。

①宜食：杂粮类的如大麦、荞麦、高粱；蔬菜可多吃刀豆、蘑菇、萝卜、洋葱、苦瓜、丝瓜等；调味品可多吃茴香、桂皮、蒜、生姜等，水果适合吃柑橘、柠檬；花类宜丁香、茉莉花、玫瑰花等。

②忌食：不宜吃的食物包括甘薯、芋头、蚕豆、栗、甜食等容易引起腹部胀气的食物。

（3）药膳

①合欢金针解郁汤

材料：合欢皮（花）15g，茯苓 12g，郁金 10g，浮小麦 30g，百合 15g，金针菜 30g，红枣 6 个，猪瘦肉 150g，生姜 2 片，盐适量。

做法：合欢皮（花）、茯苓、郁金、浮小麦、百合洗净，浸泡；红枣去核；金针菜洗净，浸泡后挤干水分；猪瘦肉洗净，不必刀切。将所有材料放进瓦煲内，加入清水2500mL，武火煲沸后，改文火煲约2小时，加盐调味即可。

功效：解郁忘忧，宁心安神。

②玫瑰花鸡肝汤

材料：银耳15g，玫瑰花10g，茉莉花24朵，鸡肝100g，料酒、姜汁、盐各适量。

做法：银耳洗净，撕成小片，用清水浸泡；玫瑰花、茉莉花用温水洗净；鸡肝洗净，切成薄片。将水烧沸，先入料酒、姜汁、盐，随即下入银耳、鸡肝，烧沸，撇去浮沫，待鸡肝熟后调味，最后入玫瑰花、茉莉花稍沸即可。

功效：疏肝解郁，健脾宁心。

③疏肝粥

材料：柴胡6g，白芍、枳壳各2g，香附、川芎、陈皮、甘草各3g，粳米50g，白糖适量。

做法：将前七味水煎，去渣取汁，加入粳米煮粥，待粥将成时加白糖调味。

功效：疏肝解郁。

（4）膏方调养

材料：浮小麦300g，炙甘草100g，大枣100g，柴胡100g，枳壳100g，陈皮60g，青皮50g，制香附60g，玫瑰花60g，合欢花100g，炒枣仁300g，柏子仁200g，砂仁40g，赤白芍各150g，炒白术150g，佛手100g，莲子250g，百合200g，郁金150g，制元胡100g，淡豆豉150g，川楝子60g，当归200g，焦三仙各100g，辨证加减。

做法：上药加水煎煮3次，滤汁去渣，合并滤液，加热浓缩为清膏，再加阿胶、蜂蜜等收膏即成。

功效：疏肝解郁，条达安神。

十一、特禀质

特禀质是由于先天禀赋不足或禀赋遗传等因素造成的一种特殊体质，在外在因素的作用下，生理机能和自我调适力低下，反应性增强，其敏感倾向表现为对不同过敏原的亲和性和反应性呈现个体体质的差异性和家族聚集的倾向性。这种体质的人或无特殊，或有畸形，或有先天生理缺陷、遗传性疾病，先天性、家族性特征；易药物过敏，适应能力差，易引发宿疾。

1. 体质特征 常有先天缺陷，或有和遗传相关疾病的表现。如先天性、遗传性的生理缺陷，先天性、遗传性疾病，过敏性疾病，原发性免疫缺陷等。若为过敏体质者，常表现为对季节气候适应能力差，皮肤易出现划痕，易形成风团、瘾疹等，易患花粉症、哮喘等，并易引发宿疾及药物过敏。

2. 形成原因

（1）先天和遗传因素；

（2）环境因素：环境存在着易过敏的物质如油漆、药物、染料和某些微生物、寄生虫、植物花粉等；

（3）食物、药物因素：部分特禀质者对某些食物、药物过敏。

3. 调理方法

（1）日常保养

①过敏季节少户外活动，外出也要避免处在花粉及粉刷油漆的空气中，并尽量避免接触冷空气及明确知道的过敏物质。

②注意室内定时通风换气，要保持室内空气流通。枕头、棉被、床垫、地毯、窗帘、衣橱易附有尘螨，应常清洗、日晒。

③在生活中应密切注意可能引起过敏的物品，尽可能找到并去除过敏源。

④培养乐观情绪，做到精神愉悦，培养坚强的意志。

（2）饮食调养：避免食用容易致敏和刺激的食物，包括冰冷、油腻、辛辣刺激的食品，海鲜、蛋、奶制品、香菇、竹笋、含酒精或咖啡因的饮料等。不宜食用光敏性食物，如香菜、芹菜、油菜、芥菜、无花果、柠檬等，以免使本已非常敏感的皮肤再增强对日光刺激的敏感性，而加重病情。过敏源若是食物，应尽量设法确定是哪种食物并严格禁食该种食物。含维生素的食物对于维持血管正常功能有重要作用，故应多进食含维生素丰富的新鲜蔬菜、水果，特别是绿叶蔬菜、青椒、柑、橘、鲜枣、猕猴桃、梨等。

（3）药膳调养

①灵芝茯苓紫苏粥

材料：厚朴 3g，半夏 3g，紫苏叶 6g，茯苓 9g，灵芝 20g，粳米 100g，冰糖适量。

做法：将厚朴、半夏、紫苏叶和灵芝放入砂锅中，加适量清水，武火煮沸后改文火熬煮，倒出药汁备用。粳米洗净，和煎好的药汁一起倒入锅中，武火煮沸后改文火熬煮成粥，加冰糖调味即可。

功效：健脾理气。

②大枣山药粥

材料：大枣 30g，粳米 100g，山药 250g，白糖适量。

做法：大枣放入温水中泡软，洗净后去核，切成丁备用；山药去皮、洗净后切成丁，和大枣丁、白糖拌匀，腌制 30 分钟备用。粳米洗净，倒入锅中，加适量清水，武火煮沸后改文火熬煮成粥，将腌好的大枣丁和山药丁倒入锅中，继续煮 10 分钟即可。

功效：补血益气，提高免疫力，有效预防感冒。

③灵芝黄芪炖肉

材料：灵芝 30g，黄芪 60g，猪瘦肉 100g，姜 5g，盐适量。

做法：灵芝、黄芪放入清水中浸泡 30 分钟；猪瘦肉洗净，切成块；姜洗净。将所有材料一起放入砂锅，加适量清水和盐，盖上盖子，放入蒸锅中蒸 3 个小时即可。

功效：益气补血，健脾安神。

（4）膏方调养

材料：黄芪、白术、防风、蝉衣、黄精、女贞子、乌梅、益母草、当归、生地黄各 200g。

做法：上药加水煎煮 3 次，滤汁去渣，合并滤液，加热浓缩为清膏，再加阿胶、龟甲胶、冰糖等收成膏。

功效：益气固表，养血消风。

第三节 常见亚健康症状的中医药调治

一、脱发

1. 心脾两虚证

证候：头皮圆形或不规则片状脱发，或头发全部脱落，病程较长，多见于久病之后，或素体虚弱，或妇女产后体弱者。可伴有心悸失眠，眩晕健忘，面色不华，神倦乏力，食欲欠佳，腹胀便溏。妇女月经量少、色淡，淋漓不尽，舌淡嫩，苔白或白滑，脉细弱。

调治方法：养心健脾，益气补血。

方药：归脾汤，养心汤，养血归脾汤加减（党参或太子参15g，生芪30g，生白术10g，茯苓15g，黄精15g，龙眼肉30g，桑椹子30g，酸枣仁30g，全当归15g，川芎15g，首乌藤30g）。

2. 肝肾不足证

证候：脱发外可伴有头昏、失眠、耳鸣、目眩，五心烦热，腰膝酸软。舌质淡，苔薄或剥，脉沉细。

调治方法：补肝益肾，养血填精。

方药：一贯煎合左归丸加减（生熟地各30g，生山药15g，枸杞子15g，菟丝子15g，女贞子15g，旱莲草15g，龟板15g，知母15g，丹皮10g，川芎15g，炙远志10g）。

3. 肝郁血瘀证

证候：脱发病程长短不一，其病因可与心理因素有关。常伴神情抑郁，胸胁胀闷，心烦易怒，夜难安眠，妇女可有经闭或痛经，经色紫暗，夹有血块，舌质有瘀斑，苔白，脉沉细或涩。

调治方法：疏肝解郁，理气活血通络。

方药：加味逍遥散合通窍活血汤加减（醋柴胡10g，赤白芍各15g，青陈皮各10g，川芎15g，川地龙15g，丹参30g，鬼箭羽15g，桃仁12g，红花10g，当归15g，白芷10g，夜交藤20g，合欢皮10g）。

4. 湿热蕴阻证

证候：平素头发油腻，头屑多，脱发一般在头顶部，呈弥漫性。可伴胸胁闷胀，四肢沉重，口苦黏滞，食欲欠佳，舌质红，苔黄腻，脉弦滑。

调治方法：清利湿热，疏通经脉。

方药：龙胆泻肝汤加减（生山栀10g，白茅根30g，黄芩10g，黄柏15g，苦参15g，枇杷叶10g，茵陈15g，白花蛇舌草20g，生山楂15g，车前草10g，白鲜皮30g，白蒺藜

15g，川芎 10g，川地龙 15g）。

5. 风盛血燥证

证候：脱发，常有头屑，伴有不同程度的痒感，舌质或红或淡，苔薄，脉细或数。

调治方法：养血润燥，祛风止痒。

方药：养血生发汤加减（当归 15g，白芍 15g，熟地 15g，首乌藤 15g，黑芝麻 30g，川芎 12g，红花 10g，丹皮 12g，女贞子 15g，旱莲草 15g，蛇床子 15g，防风 10g，白鲜皮 30g）。

二、目干涩

1. 阴血不足证

证候：双目干涩，畏光，少泪或无泪，头昏，乏力，易疲劳，心烦，失眠多梦，口干，大便干，月经量少，舌红少苔，脉细或细数。

调治方法：滋阴养血。

方药：六味地黄丸加减（炒山药、炙黄芪、炒白芍各 30g，山茱萸肉 20～30g，枸杞、女贞子、旱莲草、生熟地各 15g，甘草、丹皮、当归各 10g，知母 6g）。

2. 脾胃虚弱证

证候：双目干涩，畏光，少泪或无泪，面色㿠白，头晕，活动后气短，乏力，易感冒，腹胀纳差，便溏，舌淡，苔薄白，脉沉细无力。

调治方法：补脾益胃升清。

方药：补中益气汤加减［炙黄芪 30～50g，当归 30g，砂仁、桔梗、白术、陈皮各 10g，柴胡、升麻、木香（后下）、甘草各 6g，茯苓 12g］。

3. 湿热壅滞证

证候：双目干涩，视物模糊，眼屎多，口黏口苦，口干不欲饮，腹胀乏力，小便黄，大便不爽，形体胖，喜饮酒，舌红苔黄腻，脉滑数。

调治方法：清利湿热。

方药：三仁汤加减（黄芩 12g，连翘 15g，薏苡仁 20g，藿香、白蔻仁、砂仁、竹叶、厚朴、木通、滑石、车前子、半夏各 10g）。

4. 气滞血瘀证

证候：双目干涩，羞明少泪，常伴头痛，面色黯，经前腹痛，月经量少色黯，有血块，舌紫黯有瘀点或瘀斑，脉涩。

调治方法：活血化瘀行气。

方药：桃红四物汤加减（桃仁、枳壳、桔梗、姜黄、红花、当归各 10g，赤芍、白芍各 15g，川芎 30g，柴胡 12g）。

三、咽干

1. 热毒内蕴证

证候：咽喉部干燥灼热，咽痒，异物堵塞感等，纳食不利，口干多饮，小便黄，舌尖边红，苔微黄，脉浮数。

调治方法：清热解毒利咽。

方药：清热利咽饮加减（金银花 15g，麦冬 15g，桔梗 15g，薄荷 15g，霜叶 10g，天花粉 10g，胖大海 15g，射干 10g，甘草 10g）。

2. 虚火上炎证

证候：咽部有异物感，咽干或咽痒微咳，时轻时重，反复发作，烦躁易怒，口干，神疲，头晕，舌尖红，舌苔薄，脉细弦。

调治方法：养阴生津，利咽润喉。

方药：清咽饮加减（西洋参 10g，沙参 15g，麦冬 15g，知母 10g，桔梗 10g，乌梅肉 10g，生甘草 5g）。

3. 痰瘀互结证

证候：咽部有如异物堵塞感，轻微疼痛，干痒不适，咽内有少量黏痰附着，舌质黯红，舌苔黄，脉弦滑或细数。

调治方法：化痰利咽，活血祛瘀。

方药：玄贝甘桔汤加减（玄参 15g，浙贝 20g，桔梗 20g，陈皮 15g，法夏 10g，归尾 15g，甘草 5g）。

四、牙齿松软

1. 肾阴虚证

证候：牙齿松软，眩晕耳鸣，形体消瘦，潮热盗汗，咽干颧红，五心烦热，舌红少津，脉细数。

调治方法：滋阴补肾。

方药：左归饮（熟地 9g，山药 6g，枸杞 6g，炙甘草 3g，茯苓 5g，山茱萸 6g，川牛膝 6g，菟丝子 6g，鹿胶 6g，龟甲胶 6g）。

2. 肾阳虚证

证候：牙齿松软，畏寒肢冷，头目眩晕，面色白，舌淡胖苔白，脉沉弱。

调治方法：补肾壮阳。

方药：右归饮（熟地 9g，山药 9g，山茱萸 3g，枸杞 3g，甘草 3g，杜仲 6g，肉桂 6g，制附子 9g）。

3. 胃火上炎证

证候：牙齿松软，口臭，胃脘灼痛，渴喜冷饮，大便秘结，小便短黄，舌红苔黄，脉滑数。

调治方法：清热凉胃。

方药：清胃汤（山栀 6g，连翘 6g，牡丹皮 6g，黄芩 6g，石膏 30g，黄连 3g，升麻 5g，白芍 5g，桔梗 5g，藿香 3g，甘草 3g）。

五、眼、面肌抽搐

1. 风邪侵袭证

证候：眼、面肌阵发性抽动，吹风后加重，舌红，苔薄白，脉浮。

调治方法：疏风止痉。

方药：川芎茶调散加减（川芎 15g，荆芥 15g，白芷 10g，羌活 10g，细辛 3g，防风 5g，薄荷 15g）。

2. 肝风上扰证

证候：眼、面肌阵发性抽动，头痛，眩晕，夜寐多梦，舌红苔薄黄，脉弦。

调治方法：平肝息风。

方药：天麻钩藤饮加减（天麻 15g，钩藤 15g，石决明 20g，栀子 10g，黄芩 10g，川牛膝 15g，益母草 10g，桑寄生 10g，夜交藤 10g，茯神 10g）。

3. 血虚风动证

证候：眼、面肌阵发性抽动，疲劳后加重，伴心悸失眠，唇甲色淡，舌质淡，苔薄白，脉细弦。

调治方法：养血息风，通络止痉。

方药：阿胶鸡子黄汤加减（阿胶 10g，白芍 10g，络石藤 10g，石决明 15g，钩藤 10g，生地 15g，生牡蛎 15g，茯神 10g，甘草 5g，鸡子黄 2 个）。

4. 阴虚风动证

证候：眼、面肌阵发性抽动，恼怒后加重，伴口苦咽干，心烦易怒，舌质偏红，脉细数。

调治方法：育阴息风，通络止痉。

方药：三甲复脉汤加减（熟地 20g，白芍 15g，麦冬 15g，生牡蛎 20g，阿胶 10g，火麻仁 10g，炒鳖甲 20g，炒龟板 20g，炙甘草 10g）。

六、头晕

1. 心阳虚证

证候：头晕或兼目眩，神疲乏力，惊悸怔忡，胸闷气短，畏寒肢冷，自汗，舌淡苔白滑，脉细微、迟、弱或结代。

调治方法：温补心阳。

方药：附子 9g，煎服（久煎），每日 1 次，连服 1 周。

2. 脏腑功能衰减，脾肾阴阳失衡证

证候：头晕沉不适，耳鸣，倦怠，颈项酸痛不适，全身乏力，失眠、多梦，心情抑郁，舌淡红，苔白腻，脉沉。

调治方法：调和阴阳，疏肝解郁降浊。

方药：白天治宜补益阳气以振奋阳气，使精力充沛。药用益智仁 30g，淫羊藿 30g，炙麻黄 10g，当归 30g，佛手 12g，郁金 12g，丹参 20g，川芎 30g，人参 10g，茯苓

15g，石菖蒲 30g，制半夏 30g，远志 6g。入夜治宜滋阴潜阳，使虚阳入阴以促进睡眠。药用麦冬 15g，生地 12g，珍珠母 30g，枣仁 10g，钩藤 30g，夜交藤 30g，合欢皮 30g，黄连 6g，龙齿 30g。

3. 肝肾阴虚，肝阳上亢证

证候：头晕，记忆力下降，失眠、多梦，舌质红，苔白，脉弦。

调治方法：平肝潜阳，补肾活血。

方药：葛根 25g，川芎 10g，白芍 15g，刺蒺藜 10g，菊花 10g，蔓荆子 15g，天麻 15g，何首乌 12g，枸杞子 12g，石决明 30g。头晕剧者天麻用至 20g。

七、头痛

1. 肝阳上亢证

证候：头痛，心烦易怒，夜卧不宁，面红或伴呕吐，胸胁胀满，口苦纳呆，舌红苔黄，脉弦数有力。

调治方法：平肝潜阳，祛风止痛。

方药：天麻钩藤饮加减（天麻 20g，钩藤、川牛膝、石决明各 12g，黄芩、地龙、栀子、益母草、桑寄生各 10g）。

2. 气血两虚证

证候：头痛绵绵，劳则加剧或诱发，伴见神疲乏力，面色苍白，唇甲不华，发色不泽，心悸少寐，舌淡苔薄，脉细弱无力。

调治方法：补益气血，养心安神。

方药：归脾汤加减（炙黄芪 30g，党参 20g，当归 12g，川芎、蔓荆子各 10g，何首乌、白芍、炒酸枣仁、远志各 15g，炙甘草 8g，生姜 3 片，红枣 5 枚）。

3. 肝肾阴亏证

证候：头痛朝轻暮重，或遇劳而剧，伴腰酸膝软，口干，舌红苔薄少津，脉弦细而弱。

调治方法：滋补肝肾。

方药：杞菊地黄丸加减（枸杞子、杭菊花、熟地、生地、泽泻各 15g，茯苓、丹皮各 10g，淮山药 15g，山茱萸 10g，首乌、女贞子、墨旱莲各 15g）。

4. 痰瘀阻络证

证候：头重痛或刺痛，痛处固定，或头痛以夜间为甚，伴郁闷不乐，善叹息，或胸胁胀痛，妇女月经不调，舌质紫黯或有瘀点，苔薄，脉沉弦或涩。

调治方法：活血化瘀，化痰通络。

方药：通窍活血汤加减（赤芍、川芎、桃仁、白芷、郁金各 10g，丹参、葛根各 20g，白芍 10g，三七 3g）。

八、耳鸣

1. 肾阳不足，湿困中焦，虚实夹杂证

证候：耳鸣如蝉，时轻时重，夜晚略轻，头晕，身重，神疲，乏力，且睡眠差，口

淡无味，夜尿频数，舌边尖红苔黄厚，脉弦细数。

调治方法：宣化畅中，补益肾气。

方药：二至丸加味（黄芪、薏苡仁、山药、夏枯草、女贞子、旱莲草各20g，厚朴、法半夏各15g，人参、决明子各30g，白豆蔻12g，蝉衣10g，甘草6g）。

2. 热邪客于少阳胆经证

证候：耳鸣，听力下降，如棉塞耳，身体消瘦，目赤，胸中烦满，口苦，咽干，头晕目眩，舌质红，苔黄，脉弦细数。

调治方法：和解少阳，佐以祛热平肝火。

方药：小柴胡汤加减（柴胡15g，黄芩15g，半夏9g，党参9g，甘草9g，生姜3g，大枣6枚，龙胆草15g，枸杞子20g，菊花30g，僵蚕12g）。

3. 肝胆火盛证

证候：突发耳鸣、耳聋，头痛面赤，口苦咽干，心烦易怒，大便秘结，舌质红，苔黄，脉弦数。

调治方法：清肝泄热。

方药：龙胆泻肝汤加减（龙胆草12g，栀子10g，黄芩12g，柴胡12g，生地15g，木通10g，车前子10g，泽泻12g，白芍15g，甘草10g）。

4. 肾精亏虚证

证候：耳鸣或耳聋，多兼头晕、目眩，腰酸腿软，舌质红，脉细弱。

调治方法：补肾益精。

方药：杞菊地黄丸加味（熟地30g，茯苓15g，山药12g，山茱萸肉12g，牡丹皮10g，泽泻12g，枸杞子15g，菊花12g）。

5. 心阳不振，津气两虚证

证候：时觉头晕耳鸣，心慌心悸，多汗体倦，气短懒言，咽干口渴，肌肤麻木，四肢发冷，舌淡体胖，苔白滑，脉虚数。

调治方法：通阳益气，养阴生津。

方药：生脉散合黄芪桂枝五物汤加减（党参30g，麦冬15g，五味子20g，当归身20g，黄芪40g，桂枝20g，赤芍20g，天花粉20g，炙甘草30g，生姜20g，大枣6枚）。

九、颈肩酸痛

1. 肝肾不足，气阴亏虚证

证候：颈肩酸痛，遇劳加剧，或疼痛反复不已，或肩、臂、手指麻木甚则肌肉削小，颈部或肩部活动不利或受限制，伴有形体消瘦，面色不华，精神不振，常有头晕耳鸣，腰膝酸楚，饮食不香，舌苔白，脉象细弱。

调治方法：补益肝肾，养血舒筋。

方药：补肾养阴柔筋汤（制黄精15g，枸杞子12g，炒白芍12g，炙甘草5g，片姜黄5g，紫丹参15g，木瓜10g，桑枝15g，桂木10g）。

2. 寒湿阻络证

证候：颈肩部疼痛，甚则痛似刀割，或痛无定处，入夜加重，或遇冷加剧，疼痛亦可随天气而变化，肩、臂、手指可出现麻木，患者多有寒冷感，颈或肩部活动不利，动则疼痛，甚至活动障碍，以致梳头、穿衣都有困难。常伴有身重肢冷，胸脘满闷，胃纳呆滞，舌多胖润、苔薄白或腻，脉细涩。

调治方法：散寒祛湿，活血通络。

方药：黄芪防己汤（黄芪 15g，防己 9g，当归 9g，羌活 9g，白芍 15g，防风 6g，桂枝 9g，秦艽 9g，制川乌 9g，茯苓 15g，陈皮 6g 等）。

十、畏寒

1. 肾阳虚证

证候：畏寒肢冷，腰酸腿软，性功能减退，耳鸣，面色淡白，舌淡胖苔白，脉沉弱。

调治方法：补肾固本，温阳益气。

方药：桂附地黄汤（桂枝 3g，附子 3g，干地黄 24g，山药 12g，山茱萸 12g，泽泻 9g，茯苓 9g，牡丹皮 9g）。

2. 脾阳虚证

证候：四肢不温，大便稀溏，小便不利，舌淡胖，苔白滑，脉沉迟无力。

调治方法：温阳健脾。

方药：理中丸（人参 9g，干姜 9g，白术 9g，甘草 9g）。

十一、自汗

1. 肺卫不固证

证候：汗出恶风，稍劳汗出尤甚，或表现为半身、某一局部出汗，易于感冒，体倦乏力，周身酸痛，面色苍白少华，苔薄白，脉细弱。

调治方法：益气固表。

方药：玉屏桂枝汤（生黄芪 15～30g，白术 15g，防风 10g，桂枝 6g，白芍 10g，大枣 10 枚，炙甘草 3g）。

2. 心血不足证

证候：自汗，心悸少寐，神疲气短，面色不华，舌质淡，脉细。

调治方法：益气生血，健脾养心。

方药：归脾汤（党参 20g，白术 15g，黄芪 20g，甘草 5g，茯苓 15g，远志 10g，酸枣仁 10g，龙眼肉 10g，当归 15g，木香 10g，大枣 10g）。

3. 阴虚火旺证

证候：夜间盗汗，五心烦热，或兼午后潮热，两颧色红，口渴，舌红少苔，脉细。

调治方法：滋阴清热，固表止汗。

方药：当归六黄汤（当归 6g，生地黄 6g，熟地黄 6g，黄芩 6g，黄柏 6g，黄连 6g，黄芪 12g）。

4. 邪热郁蒸证

证候：蒸蒸汗出，汗液易使衣服黄染，黄汗黏，面赤烘热，烦躁，口苦，小便色黄，舌苔薄，脉弦数。

调治方法：清肝泄热，化湿和营。

方药：龙胆泻肝汤（龙胆草 6g，黄芩 9g，山栀子 9g，泽泻 12g，木通 9g，车前子 9g，当归 8g，生地黄 10g，柴胡 10g，生甘草 6g）。

十二、盗汗

1. 心血虚证

证候：夜间盗汗，时时发作，伴有心悸，面色无华，唇、甲色淡，舌淡红，脉细弱。

调治方法：补血养心，益气固表。

方药：归脾汤（党参 20g，白术 15g，黄芪 20g，甘草 5g，茯苓 15g，远志 10g，酸枣仁 10g，龙眼肉 10g，当归 15g，大枣 10g）。

2. 阴虚火旺证

证候：夜间盗汗，时时发作，伴有心烦身热，口渴咽干，唇红或潮热，舌质红，苔薄白，脉细数。

调治方法：滋阴降火。

方药：当归六黄汤（当归 6g，生地黄 6g，熟地黄 6g，黄芩 6g，黄柏 6g，黄连 6g，黄芪 12g）。

3. 气阴亏虚证

证候：夜间盗汗，潮热，五心烦热，肢体倦怠，气短口渴，舌红瘦小，少苔，脉微弱。

调治方法：益气生津，敛阴止汗。

方药：生脉散（人参 9g，麦门冬 9g，五味子 6g）。

十三、健忘

1. 心脾两虚证

证候：记忆力减退，心悸多梦，头晕，面色少华，肢倦神疲，食少纳差，腹胀，舌淡苔薄白，脉细弱。

调治方法：补益心脾，安神益智。

方药：归脾汤加减（白术 9g，茯神 9g，黄芪 12g，龙眼肉 12g，酸枣仁 12g，人参 6g，木香 6g，当归 9g，远志 6g，炙甘草 3g）。

2. 心肾不交证

证候：记忆力减退，心烦失眠，眩晕，腰酸膝软，舌红少苔，脉细数。

调治方法：滋养心肾。

方药：六味地黄汤加减（熟地黄 20g，山茱萸 15g，山药 15g，泽泻 10g，茯苓 10g，丹皮 10g）。

3. 肝郁血虚证

证候：心慌健忘，情绪不宁，精神抑郁，头晕耳鸣，入寐多梦，手足麻木，舌质淡，苔薄白，脉弦细。

调治方法：疏肝解郁，养血安神。

方药：逍遥散合酸枣仁汤加减（柴胡 15g，当归 20g，白芍 15g，茯苓 10g，白术 10g，酸枣仁 20g，知母 15g，川芎 10g，甘草 5g）。

4. 痰热扰神证

证候：遇事善忘，头重目眩，烦躁不寐，胸闷，口苦多痰，舌红苔黄腻，脉滑数。

调治方法：清热化痰，安神益智。

方药：黄连温胆汤加减（法半夏 15g，陈皮 15g，枳实 10g，竹茹 20g，黄连 10g，茯苓 10g）。

十四、心悸

1. 痰火扰心证

证候：心悸不安，烦躁不寐，胸闷，口苦咽干，多痰涎，舌红苔黄腻，脉滑数。

调治方法：清热化痰，宁心安神。

方药：黄连温胆汤加减（法半夏 15g，陈皮 15g，枳实 10g，竹茹 20g，黄连 10g，茯苓 10g）。

2. 心阴亏虚证

证候：心悸易惊，心烦，口干微热，失眠多梦，舌红少津，脉细。

调治方法：滋养阴血，宁心安神。

方药：天王补心丹加减（生地 20g，五味子 10g，当归身 10g，天冬 10g，麦冬 10g，柏子仁 10g，酸枣仁 10g，人参 10g，玄参 10g，丹参 10g，茯苓 10g，远志 5g，桔梗 5g）。

3. 心脾两虚证

证候：心悸气短，多梦易醒，面色无华，疲倦无神，舌淡苔薄，脉细无力。

调治方法：健脾养心，补益气血。

方药：归脾汤加减（白术 9g，茯神 9g，黄芪 12g，龙眼肉 12g，酸枣仁 12g，人参 6g，木香 6g，当归 9g，远志 6g，炙甘草 3g）。

4. 心虚胆怯证

证候：心悸，善惊易恐，坐卧不安，多梦，噩梦较多，舌淡，脉弦细。

调治方法：益气镇静，安神定志。

方药：安神定志丸加减（茯苓 30g，茯神 30g，人参 10g，远志 10g，石菖蒲 15g，龙齿 15g）。

十五、失眠

1. 心脾两虚型

证候：多梦易醒，心慌健忘，饮食无味，面色无华，疲倦乏力，舌淡苔薄，脉细无力。

调治方法：补益心脾。

方药：归脾汤（白术 9g，茯神 9g，黄芪 12g，龙眼肉 12g，酸枣仁 12g，人参 6g，木香 6g，当归 9g，远志 6g，炙甘草 3g）。

2. 阴虚火旺型

证候：心烦失眠，头晕耳鸣，口干，手足心热，或有腰酸梦遗，心慌健忘，舌质红，苔薄白，脉细数。

调治方法：补心安神。

方药：黄连阿胶汤（黄连 9g，阿胶 9g，黄芩 6g，白芍 6g，鸡子黄 2 枚）。

3. 心虚胆怯型

证候：心慌多梦，噩梦较多，易惊醒，舌淡，脉弦细。

调治方法：益气镇静，安神定志。

方药：安神定志丸（茯苓 30g，茯神 30g，人参 10g，远志 10g，石菖蒲 15g，龙齿 15g）。

4. 脾胃不和型

证候：失眠多梦，呃逆，腹胀，或大便不通，腹痛，舌淡，苔薄白，脉沉细无力。

调治方法：消导和胃，清热化痰。

方药：保和丸（山楂 18g，神曲 6g，半夏 9g，茯苓 9g，陈皮 3g，连翘 3g，莱菔子 3g）。

十六、嗜睡

1. 痰湿困脾证

证候：多见于形体肥胖之人，胸闷，纳呆，大便不爽，痰多泛恶，身重，嗜睡，舌苔白腻，脉濡缓。

调治方法：燥湿健脾，豁痰醒神。

方药：六君子汤（人参 10g，白术 7g，茯苓 10g，半夏 10g，陈皮 8g，甘草 5g）加菖蒲、天竹黄。

2. 脾气不足证

证候：多见于病后或高龄人，神疲食少，食后困倦，嗜睡，懒言，易汗，舌淡苔薄白，脉虚弱。

调治方法：益气健脾。

方药：补中益气汤加减（人参 10g，白术 7g，黄芪 20g，当归 8g，陈皮 7g，升麻 10g，柴胡 7g）。

3. 肝郁脾虚证

证候：长期忧愁思虑，精神萎靡不振，头晕欲睡，多梦，时有两胁不适，纳呆食少，大便不利，舌苔薄白或稍腻，脉弦细或涩。

调治方法：疏肝健脾。

方药：逍遥散加减（柴胡 7g，当归 10g，白芍 10g，茯苓 10g，生姜 3 片，薄荷 10g，甘草 5g）。

4. 血虚证

证候：面色萎黄无华，纳呆食少，精神萎靡，心悸气短，懒言，头晕目眩，舌淡苔薄白，脉沉细无力。

调治方法：益气养血，醒脾开窍。

方药：四物汤加味（当归 10g，白芍 10g，熟地 10g，川芎 7g）。

5. 湿浊蒙蔽证

证候：头重如裹，口干黏，不思饮水，胸闷不饥，二便不利，舌苔厚腻。精神高度紧张或疲劳过度加之雨淋后而产生嗜睡。

调治方法：芳香化浊，醒脾开窍。

方药：藿香正气散加减（藿香 10g，大腹皮 10g，紫苏 7g，陈皮 7g，茯苓 10g，厚朴 7g，白术 7g，半夏 10g，白芷 7g，桔梗 7g，生姜 3 片，大枣 3 枚，甘草 5g）。

十七、情绪低落

1. 髓海不足证

证候：情绪低落，智能减退，神情呆钝，头晕耳鸣，懈惰思卧，步履艰难，舌瘦色淡，苔薄白，脉沉细弱。

调治方法：补肾益髓，填精养神。

方药：七福饮（酸枣仁 6g，远志 6g，熟地 20g，玄参 10g，天门冬 10g，麦门冬 10g，甘草 5g，生地 20g）。

2. 肝气郁结证

证候：情绪低落，胸闷喜太息，胸胁或少腹胀闷窜痛，妇女可见乳房作胀疼痛，月经不调，舌红苔黄，脉弦。

调治方法：疏肝理气。

方药：逍遥散（柴胡 10g，白芍 10g，白术 10g，茯苓 10g，当归 15g，甘草 3g）。

3. 心气虚证

证候：情绪低落，心悸，胸闷气短，面色淡白，或有自汗，舌淡苔白，脉虚。

调治方法：补气养心。

方药：益心健脑汤（黄芪 30g，葛根 15g，桑寄生 15g，丹参 10g，山楂 10g，川芎 6g，甘草 5g）。

4. 心血虚证

证候：情绪低落，心悸，失眠多梦，眩晕，健忘，面色淡白无华，口唇色淡，舌色淡白，脉细弱。

调治方法：补气养血安神。

方药：养血宁心汤（熟地 15g，当归 10g，麦门冬 20g，酸枣仁 10g，炙甘草 5g，远志 10g，茯苓 10g，太子参 15g，合欢皮 30g，制半夏 10g，独活 10g）。

十八、烦躁易怒

1. 肝气郁结证

证候：烦躁易怒，或咽部异物感，妇女可见乳房作胀疼痛，舌红苔黄，脉弦。

调治方法：疏肝解郁。

方药：逍遥散（柴胡 10g，白芍 10g，白术 10g，茯苓 10g，当归 15g，甘草 3g）。

2. 肝火上炎证

证候：烦躁易怒，面红目赤，口干口苦，胁肋灼痛，头晕胀痛，便秘尿黄，舌红苔黄，脉弦滑。

调治方法：清肝泻火。

方药：丹栀逍遥散（丹皮 10g，山栀 10g，柴胡 10g，白芍 10g，白术 10g，茯苓 10g，当归 15g，甘草 3g）。

3. 肝阳上亢证

证候：烦躁易怒，眩晕耳鸣，面红目赤，头晕胀痛，腰膝酸软，头重脚轻，舌红，脉弦有力或脉细数。

调治方法：滋阴潜阳。

方药：天麻钩藤饮（天麻 10g，钩藤 10g，石决明 20g，山栀 6g，黄芩 6g，川牛膝 10g，杜仲 10g，益母草 10g，桑寄生 10g，夜交藤 10g，茯神 10g）。

4. 心火上炎证

证候：烦躁易怒，面赤口渴，溲黄便干，舌尖红绛，脉数有力。

调治方法：清心泻火。

方药：导赤散（黄连 6g，麦门冬 10g，半夏 10g，地骨皮 10g，茯神 10g，赤芍 10g，木通 6g，生地 10g，黄芩 6g，甘草 3g）。

十九、饮食减少

1. 饮食停滞证

证候：脘腹饱胀，不欲饮食，伴有嗳气、吞酸，大便酸臭或秘结不通，舌苔厚腻，脉滑。

调治方法：消食化滞。

方药：保和丸加减（山楂 15g，神曲 10g，法半夏 10g，茯苓 10g，陈皮 10g，连翘 5g，莱菔子 10g）。

2. 肝气犯胃证

证候：不思饮食，精神欠佳，伴有呃逆嗳气，胸胁胀闷或胀痛，舌苔薄白，脉弦。

调治方法：疏肝和胃。

方药：逍遥散加减（柴胡 10g，白芍 10g，白术 10g，当归 10g，茯苓 10g，炙甘草 5g）。

3. 脾胃湿热证

证候：呕恶厌食，大便溏而不爽，伴有周身疲乏倦怠，小溲短黄，舌质红，苔黄白而腻，脉濡数或滑。

调治方法：清热化湿。

方药：三仁汤加减（杏仁 15g，生苡仁 15g，白蔻仁 6g，厚朴 6g，半夏 15g，竹茹 6g，滑石 6g，通草 6g）。

4. 胃阴不足证

证候：饥不欲食，口渴喜饮，伴有唇红干燥，大便干结，小溲短少，舌红苔少，脉细数。

调治方法：滋阴养胃。

方药：益胃汤加减（沙参 10g，麦冬 15g，生地 15g，玉竹 10g）。

5. 脾胃气虚证

证候：不思饮食，食后腹胀，或进食少许即泛泛欲吐，气短懒言，倦怠乏力，舌淡苔白，脉缓弱。

调治方法：健脾益气。

方药：香砂六君子汤加减（木香 10g，砂仁 15g，陈皮 10g，法半夏 10g，党参 15g，白术 10g，茯苓 10g，甘草 5g）。

6. 脾胃虚寒证

证候：饮食无味，不知饥饿，脘腹隐痛，喜按喜暖，四肢不温。伴有进食稍多则脘腹闷胀欲呕，神疲易倦，气短懒言，舌淡苔白，脉沉迟。

调治方法：温中祛寒。

方药：黄芪建中汤加减（黄芪 20g，桂枝 10g，芍药 20g，生姜 10g，大枣 5 枚，炙甘草 10g）。

二十、腹胀

1. 饮食积滞证

证候：脘腹胀满，食后加重，嗳气则自觉舒服，便后胀痛减轻，食欲不佳，夜卧不宁，舌苔白厚，脉滑。

调治方法：消食导滞，行气消胀。

方药：保和丸加减（山楂 15g，神曲 10g，法半夏 10g，茯苓 10g，陈皮 10g，连翘 5g，莱菔子 10g）。

2. 湿热蕴结证

证候：胸闷腹胀，头晕身重，无饥饿感，食后身体发热，口中淡而无味，小便黄少，大便稀而不爽，舌苔黄腻，脉滑数。

调治方法：清热利湿，佐以芳香化浊。

方药：中满分消丸加减（厚朴 15g，枳实 10g，茵陈 15g，栀子 15g，陈皮 10g，法半夏 10g，茯苓 15g，泽泻 10g，白术 10g，猪苓 10g，车前子 10g，大腹皮 10g，甘草 5g）。

3. 肝郁气滞证

证候：脘腹胀满，遇恼怒忧郁则加剧，嗳气则舒，舌红，苔薄，脉弦。

调治方法：疏肝解郁，理气除胀。

方药：柴胡疏肝散加减（柴胡 10g，白芍 10g，陈皮 10g，川芎 10g，枳壳 10g，香附 10g，炙甘草 5g）。

4. 脾胃虚弱证

证候：食则饱胀，腹满喜按，不思饮食，面色萎黄，倦怠无力，大便溏薄，唇舌色淡，苔白，脉细弱。

调治方法：健脾益气，佐以导滞。

方药：香砂六君子汤加减（党参 15g，白术 15g，茯苓 10g，木香 10g，砂仁 15g，法半夏 10g，陈皮 10g，炙甘草 5g）。

二十一、便稀

1. 寒湿型

证候：便稀如水，腹痛肠鸣，脘闷食少，或兼有风寒表证，舌苔白腻，脉濡缓。

调治方法：解表散寒，芳香化湿。

方药：藿香正气散（藿香 12g，紫苏叶 10g，白芷 9g，厚朴 10g，大腹皮 9g，法半夏 12g，陈皮 6g，茯苓 12g，甘草 6g，水煎服）。

2. 湿热型

证候：腹痛即泻，泻下急迫，势如水注，肛门灼热，口渴，尿短黄，舌苔黄腻，脉濡数。

调治方法：清热利湿。

方药：葛根芩连汤加减［葛根 20g，黄芩 12g，黄连 10g，金银花 15g，茯苓 12g，绵茵陈 15g，藿香 12g，车前子 15g，木香 6g（后下），火炭母 20g，甘草 6g］。

3. 伤食型

证候：腹痛肠鸣，泻下粪便臭如败卵，嗳腐酸臭，不思饮食，舌苔厚腻，脉滑。

调治方法：消食导滞。

方药：保和丸加减（山楂 15g，神曲 12g，法半夏 10g，茯苓 15g，陈皮 6g，连翘 12g，莱菔子 15g，麦芽 15g，甘草 6g）。

4. 肝郁型

证候：便稀发作与情绪有关，脘胁胀闷，嗳气食少，腹痛肠鸣，腹痛即泻，泻后痛减，舌苔薄白，脉弦细。

调治方法：抑肝扶脾。

方药：痛泻要方加减（白芍 15g，白术 12g，防风 10g，陈皮 6g，茯苓 12g，柴胡 10g，枳壳 10g，佛手 12g，甘草 6g）。

5. 脾虚型

证候：大便时溏时泻，完谷不化，食少脘胀，面色萎黄，肢倦乏力，舌淡，脉细弱。

调治方法：健脾益胃。

方药：参苓白术散［党参 18g，白术 15g，茯苓 12g，山药 15g，扁豆 12g，陈皮 6g，砂仁 6g（后下），薏苡仁 15g，鸡内金 10g，黄芪 12g，神曲 10g，炙甘草 6g］。

6. 肾虚型

证候：黎明之前腹痛，肠鸣腹泻，泻后则安，形寒肢冷，腰腿酸软，舌淡，脉沉细。

调治方法：温肾健脾，固涩止泻。

方药：四神丸加味（补骨脂 12g，吴茱萸 10g，肉豆蔻 6g，五味子 6g，熟附子 10g，炮姜 9g，党参 15g，白术 12g，炙甘草 6g）。

二十二、便秘

1. 热结便秘证

证候：大便干结，小便短赤，面红心烦，或兼有腹胀腹痛，口干口臭，舌红苔黄，脉滑数。

调治方法：清热润燥通便。

方药：三仁汤加减（火麻仁 10g，杏仁 10g，柏子仁 10g，生薏仁 10g，滑石 15g，白通草 10g，厚朴 10g，枳实 10g，黄柏 5g，甘草 5g）。

2. 气滞便秘证

证候：排便不畅，嗳气频作，严重者腹中胀痛，纳食减少，舌苔薄腻，脉弦。

调治方法：理气行滞。

方药：运气通便汤加减（黄芪 10g，茯苓 10g，白术 10g，炒谷芽 15g，炒麦芽 15g，神曲 10g，陈皮 5g，法半夏 10g，厚朴 10g，炒莱菔子 20g，枳壳 10g，槟榔 10g，延胡索 10g，升麻 5g）。

3. 气虚便秘证

证候：虽有便意，但排便困难、便后疲乏，大便并不干硬，头晕，面色㿠白，神疲气怯，舌淡嫩，苔薄，脉弱。

调治方法：益气润肠通便。

方药：温脾润肠汤加减（黄芪 30g，何首乌 15g，党参 15g，肉苁蓉 15g，枳实 15g，杏仁 10g，火麻仁 10g，柏子仁 10g，白术 15g，白芍 10g，甘草 5g）。

4. 血虚便秘证

证候：大便秘结，面色无华，头晕目眩，心悸，唇舌淡，脉细。

调治方法：补血润肠通便。

方药：滋阴润肠汤加减（当归 20g，白术 15g，生地 10g，川芎 10g，火麻仁 15g，首乌 20g，黄精 20g，枳实 10g，山茱萸 15g，玄参 10g，麦冬 10g，川牛膝 10g，炙甘草 10g）。

5. 阳虚便秘证

证候：大便艰涩，排出费力，小便清长，面色㿠白，四肢不温，喜热怕冷，腹中冷痛，腰脊冷重，舌淡苔白，脉迟。

调治方法：温阳通便。

方药：补元润通汤加减（黄芪 20g，白术 30g，枳实 10g，玄参 15g，肉苁蓉 20g，锁阳 15g，淫羊藿 15g，槟榔 10g，火麻仁 10g，甘草 5g）。

二十三、夜尿多

1. 心脾两虚证

证候：夜尿频多，伴有神疲倦怠，多梦易醒，心悸健忘，面色不华，舌淡苔白，脉细弱。

调治方法：补益心脾，养血安神，缩尿固肾。

方药：归脾汤（党参 20g，白术 15g，黄芪 30g，龙眼肉 5g，酸枣仁 15g，木香 10g，当归 20g，远志 15g）。

2. 肾阳不足证

证候：腰酸腿软，畏寒肢冷，夜尿频多，面色㿠白，精神不振，舌淡苔白，脉沉细无力。

调治方法：补肾助阳，缩尿固肾。

方药：八味肾气丸加味（熟地 20g，山药 20g，山茱萸 15g，枸杞 15g，杜仲 15g，菟丝子 15g，附子 15g，肉桂 8g，鹿角胶 10g，茯苓 10g，海螵蛸 15g，益智仁 20g，覆盆子 15g，芡实 15g）。

3. 肾气亏虚证

证候：夜尿频，伴有乏力，腰腿困痛发冷，口渴不欲饮，五更腹泻，舌质淡黯，脉沉细，尺部无力。

调治方法：温肾益气，涩尿止遗。

方药：缩泉丸加味（附子 10g，肉桂 10g，生地、熟地各 20g，山药 20g，山茱萸肉 20g，丹皮 15g，益智仁 10g，桑螵蛸 10g，五味子 20g，肉豆蔻 10g，党参 20g，杜仲 20g，炙甘草 15g，生姜 3 片，大枣 5 枚为引）。

4. 肾气阴两虚，肺胃火热炽盛证

证候：夜尿多，烦渴多饮，多食，面色萎黄，形体消瘦，头晕眼花，失眠多梦，大便干结，舌质红，苔薄黄，脉细数。

调治方法：滋肾益气，清泻肺胃。

方药：都气丸加味（生地、熟地各 15g，淮山药 30g，山茱萸 18g，茯苓、丹皮各 18g，桂枝 10g，玉竹 12g，黄连 6g，连翘 12g，党参 30g，黄芪 40g，麦冬 15g，五味子 6g）。

二十四、经前乳胀

1. 肝气郁结证

证候：经前乳房胀满疼痛而硬，甚则痛不可触衣；或阴中抽痛，或痛经或婚久不孕。经前常喜叹息，烦躁易怒，胸胁少腹胀痛。舌黯红或尖边红，苔薄白或微黄，脉弦或弦数。

调治方法：疏肝解郁，和胃消导。

方药：逍遥散加味（当归15g，白芍20g，柴胡12g，茯苓20g，白术15g，薄荷9g，甘草6g，鸡内金12g，麦芽30g，青皮10g，猪苓15g，郁金15g）。

2. 肝郁化火证

证候：经前乳房胀痛，乳头痒痛，烦躁，溺黄便结，舌红苔黄。

调治方法：疏肝清热，理气止痛。

方药：丹栀逍遥散加减（当归15g，白芍20g，柴胡12g，茯苓20g，白术15g，薄荷9g，丹皮10g，山栀子7g，甘草6g，鸡内金8g，夏枯草7g，蒲公英7g）。

3. 肝肾阴虚证

证候：经前或经时乳房胀痛不硬，或乳腺发育不良，或月经过少或婚久不孕。形瘦，两目干涩，五心烦热，咽干口燥，头晕耳鸣，腰膝酸软。舌红少苔，脉细弦略数。

调治方法：滋肾养肝，和胃通络。

方药：一贯煎加味（北沙参20g，麦冬15g，当归15g，生地黄20g，川楝子10g，枸杞子15g，鸡内金10g，麦芽30g，天冬15g，山茱萸15g，白芍15g，山药30g）。

二十五、月经失调

1. 脾气虚证

证候：月经周期提前，或量多，色淡红，质清稀，神疲肢倦，气短懒言，纳少便溏，舌淡红，苔薄白，脉细。

调治方法：补脾益气，摄血调经。

方药：补中益气汤（党参10g，黄芪15g，白术10g，当归10g，陈皮10g，升麻10g，柴胡7g，甘草5g）。

2. 血虚证

证候：月经周期延后，或量少，色淡红，质清稀。或伴有头晕眼花，心悸少寐，舌质淡红，脉细。

调治方法：补血益气调经。

方药：大补元煎（党参10g，山药10g，熟地10g，杜仲10g，当归15g，山茱萸10g，枸杞10g，炙甘草5g）；或滋血汤（党参10g，山药10g，黄芪15g，川芎10g，当归10g，白芍10g，熟地10g）。

3. 肝气郁结证

证候：经来先后无定期，经量或多或少，或有血块，或经行不畅，胸胁、乳房、少腹胀痛，时叹息，苔薄白或薄黄，脉弦。

调治方法：疏肝理气调经。

方药：逍遥散（柴胡 10g，白术 10g，茯苓 10g，当归 10g，白芍 10g，薄荷 8g，煨姜 3 片）。如见心烦易怒，口苦咽干等气郁化火之症，则用丹栀逍遥散（丹皮 10g，栀子 7g，当归 10g，白芍 10g，柴胡 7g，白术 7g，茯苓 10g，薄荷 10g，炙甘草 5g，煨姜 3 片）。

4. 阴虚血热证

证候：经来先期，量少或量多，色红，质稠。或伴手足心热，咽干口燥，舌质红，苔少，脉细数。

调治方法：养阴清热调经。

方药：两地汤（生地 10g，地骨皮 10g，玄参 10g，麦冬 7g，阿胶 7g，白芍 10g）。

二十六、带下量多

1. 脾气虚证

证候：带下量多，色白或淡黄，质稀薄，无臭气，绵绵不断，神疲倦怠，四肢欠温，纳少便溏，舌质淡，苔白腻，脉缓弱。

调治方法：健脾益气，升阳除湿。

方药：完带汤（白术 7g，山药 10g，党参 15g，白芍 8g，苍术 8g，甘草 5g，陈皮 7g，黑芥穗 7g，柴胡 7g，车前子 7g）。或参苓白术散，或补中益气汤。

2. 肾阳虚证

证候：带下量多，色白清冷，稀薄如水，淋漓不断，头晕耳鸣，腰痛如折，畏寒肢冷，小腹冷感，小便频数，夜间尤甚，大便溏薄，面色晦黯，舌淡润，苔薄白，脉沉细而迟。

调治方法：温肾助阳，涩精止带。

方药：金匮肾气丸（制附子 3g，肉桂 5g，熟地 10g，山茱萸 10g，山药 10g，茯苓 8g，丹皮 8g，泽泻 10g），或右归丸。

3. 阴虚夹湿证

证候：带下量不甚多，色黄或赤白相兼，质稠或有臭气，阴部干涩不适，或有灼热感，腰膝酸软，头晕耳鸣，颧赤唇红，五心烦热，失眠多梦，舌红，苔少或黄腻，脉细数。

调治方法：滋阴益肾，清热祛湿。

方药：知柏地黄丸（知母 10g，黄柏 7g，熟地 10g，山茱萸 10g，山药 10g，茯苓 8g，丹皮 8g，泽泻 10g）加芡实、金樱子。

4. 湿热下注证

证候：带下量多，色黄，黏稠，有臭气。或伴阴部瘙痒，胸闷心烦，口苦咽干，纳食较差，小腹或少腹作痛，小便短赤，舌红，苔黄腻，脉濡数。

调治方法：清热利湿止带。

方药：止带方（猪苓 10g，茯苓 7g，车前子 7g，泽泻 10g，茵陈 10g，赤芍 8g，丹皮 7g，黄柏 7g，栀子 7g，牛膝 8g），或萆薢渗湿汤。

二十七、皮肤瘙痒

1. 风热血热证

证候：青年人多见，不适多新起，症见皮肤瘙痒剧烈，遇热更甚，皮肤抓破后有血痂。可伴心烦、口干、小便黄、大便干结，舌淡红，苔薄黄，脉浮数。

调治方法：疏风清热凉血。

方药：消风散合四物汤（荆芥 10g，防风 10g，蝉蜕 10g，胡麻仁 10g，苦参 6g，苍术 8g，石膏 15g，知母 10g，牛蒡子 10g，当归 10g，生地 10g，白芍 10g，川芎 8g，甘草 3g）。

2. 湿热蕴结证

证候：瘙痒不止，伴有口干口苦，胸胁闷胀，小便黄赤，大便秘结，舌红，苔黄腻，脉滑数。

调治方法：清热利湿止痒。

方药：龙胆泻肝汤（龙胆草 4g，栀子 10g，黄芩 6g，泽泻 10g，车前子 10g，柴胡 6g，当归 10g，生地 8g，甘草 3g）。

3. 血虚肝旺证

证候：以老年人多见，皮肤干燥，伴有头晕，失眠多梦，舌红，苔薄，脉细数或弦数。

调治方法：养血润燥，祛风止痒。

方药：当归饮子加减［当归 10g，白芍 15g，川芎 6g，生地 12g，首乌 20g，防风 10g，荆芥 10g，生黄芪 15g，白蒺藜 10g，甘草 5g，珍珠母（先煎）20g，生龙骨 20g］。

二十八、身体疼痛

1. 肝肾阴虚夹热证

证候：腰腿疼痛，拘挛掣痛剧烈，或有电麻感，痛处灼热或如火燎，口苦舌燥，尿黄便结，舌红苔黄或黄腻。

调治方法：滋阴清热，通络止痛。

方药：知柏地黄汤加减［生地 20g，知母 15g，黄柏 20g，龟板 30g（先煎），川牛膝 15g，穿山甲 10g，全蝎 3g，大黄 12g，生石膏 30g］。

2. 肝肾阴虚夹痰湿证

证候：腰腿拘急疼痛或麻胀，或局部肿胀，或肌肉松弛，身重肢困，形肥体胖，面色苍黄，苔白或厚腻。

调治方法：化湿去痰，通络止痛。

方药：三妙散加味（苍术 10g，黄柏 15g，生薏苡仁 30g，川牛膝 15g，蚕砂 10g，川木瓜 15g，香附 15g，制南星 10g，法半夏 12g，白芥子 10g，穿山甲 10g，千年健 30g，走马胎 30g）。

3. 肝肾阴虚夹瘀证

证候：腰腿刺痛或如锥痛，阵发性加剧，患肢肌肉萎缩，或肌肤甲错，面色瘀黯，舌质紫黯或见瘀点。

调治方法：活血化瘀，通络定痛。

方药：四物汤加味（生地 20g，当归 12g，黄柏 20g，川牛膝 15g，制土鳖虫 10g，没药 8g，乳香 8g，田三七 10g，赤芍 15g，穿山甲 10g）。

4. 肾阳虚证

证候：素体阳虚，腰腿拘急疼痛，或腰膝冷痛，得热痛减，喜热畏寒，面色㿠白，小便清长，舌质淡，苔白滑。

调治方法：补肾助阳，温经止痛。

方药：二仙汤加味〔桂枝 15g，细辛 10g，仙茅 10g，淫羊藿 10g，鹿角霜 30g（先煎），巴戟天 15g，穿山甲 10g，制川乌 10g，怀牛膝 12g，肉苁蓉 20g，熟地 20g〕。

5. 阴阳两虚证

证候：腰腿疼痛反复发作，时轻时重，遇劳则发或腰膝乏力。

调治方法：滋阴补阳，和络止痛。

方药：经验方（山茱萸肉 15g，熟地 20g，枸杞子 20g，菟丝子 10g，关沙苑 10g，川杜仲 20g，川续断 15g，怀牛膝 15g，狗脊 15g，穿山甲 10g，炙甘草 10g）。

二十九、下肢无力

1. 肾阳虚证

证候：下肢无力，腰膝酸软，畏寒肢冷，尤以下肢为甚，头目眩晕，面色苍白，舌淡胖苔嫩，脉沉弱。

调治方法：补肾固本，温阳益气。

方药：桂附地黄汤（桂枝 3g，附子 3g，干地黄 24g，山药 12g，山茱萸 12g，泽泻 9g，茯苓 9g，牡丹皮 9g）。

2. 肾阴虚证

证候：下肢无力，腰膝酸软，眩晕耳鸣，形体消瘦，潮热盗汗，五心烦热，咽干颧红，舌红少津，脉细数。

调治方法：滋阴补肾。

方药：左归饮（熟地 9g，山药 6g，枸杞 6g，炙甘草 3g，茯苓 5g，山茱萸 6g，川牛膝 6g，菟丝子 6g，鹿角胶 6g，龟甲胶 6g）。

3. 肾精不足证

证候：下肢无力，动作迟缓，发脱齿摇，耳鸣耳聋，舌淡，脉迟。

调治方法：补肾填精。

方药：补肾益精方（旱莲 15g，女贞子 15g，菟丝子 30g，五味子 15g，桑椹 15g，覆盆子 15g，肉苁蓉 15g，熟地 15g）。

4. 脾气虚证

证候：下肢无力，纳少，腹胀，饭后尤甚，大便溏薄，少气懒言，面色萎黄，消瘦，舌淡苔白，脉迟弱。

调治方法：补脾益气。

方药：补中益气汤（黄芪 15g，甘草 5g，人参 6g，当归 10g，白术 10g，升麻 10g，柴胡 10g，陈皮 10g，麦门冬 6g，五味子 5g）。

第四节　常见亚健康证候的中医药干预

亚健康状态可以通过中医辨证的方法进行辨识。目前对亚健康状态的中医辨证分型有多种方式，没有统一的规范，故在本书中，对目前亚健康状态辨证分型进行了整理归纳，总结为肝气郁结、肝郁脾虚、心脾两虚、肝肾阴虚、肺脾气虚、脾虚湿阻、肝郁化火、痰热内扰 8 种类型，用以指导中医临床辨证和调摄。

一、肝气郁结证

肝气郁结证是因情志抑郁，或突然的精神刺激及其他病邪的侵扰而致肝失疏泄，气机郁滞所表现的证候。在亚健康状态，肝气郁结证多发于成年人，而又以女性为多，尤其在妇女更年期前后。肝气郁结证与情绪的变化关系非常密切，在情绪不稳定时即可出现，情绪稳定后各种表现可减轻。

1. 证候特点　典型表现：胁肋胀痛或窜痛，痛无定处、时作时止，情志抑郁，多疑善虑、易怒，善太息或嗳气。舌淡红，苔薄白，脉弦。

或见症：嗳气吞酸，不欲饮食，咽中似有物梗阻感、吞之不下吐之不出，胁下痞块胀闷，按之疼痛而质柔软，脘腹胀闷甚则疼痛，小便涩滞或淋漓不爽，女子月经不调，或痛经闭经，经前乳房胀痛。

2. 证候分析　肝位于胁下，其经脉循阴器，过少腹，布两胁及两乳等处。肝主疏泄，关系着人体气机的调畅，故精神刺激若导致情志不遂，则郁怒伤肝，肝气郁结，疏泄失职，会出现情志抑郁苦闷、喜静喜睡、烦躁易怒等情志异常的变化。而肝气郁结，则肝所主之胁部、乳房、少腹等必因经气不畅而胀痛，并有胸部郁闷，常太息并呼出为快等表现。肝气郁结，郁久化火，火热上扰神明，可有夜卧不安；郁久伤血，肝木犯土，不但会影响脾胃功能而使饮食减少，也可出现胃气不降的呕逆，以及脾气不升的腹泻。脉弦为肝气郁结，失于疏泄的表现。

3. 调理方法

（1）情绪调理

①淡泊名利，保持一颗平常心，让自己处于平和状态。

②进行心情疏导，找家人、朋友或心理科医生帮助，排除心中的苦闷。

③配合音乐疗法，多听能够让人心情愉悦的音乐。

（2）运动调理

①经常运动可使人体气血顺畅，从而防止本证的发生。

②多出去走走，投身于大自然的怀抱，多接触美好的事物，转移注意力，身心放松，保持性格开朗，心情舒畅，精神愉快。

（3）食疗

①玫瑰粥

材料：玫瑰花（去蒂）5g，粳米 60g。

做法：先将玫瑰花研为粉末备用。将粳米、冰糖少许放入砂锅内，加水适量，煮至米开而汤未稠时，调入玫瑰花末，然后改为文火煎煮片刻，粥稠火停，盖紧焖 5 分钟，待稍温服食。

功效：疏肝解郁，行气活血调经。

②二香粥

材料：香附 5g，香橼 5g，粳米 50g。

做法：将香附、香橼放入砂锅内加水浸泡，煎取药汁，去渣后与粳米（洗净）同入锅内煮粥，将熟时可入少许白糖再煮沸 10 分钟即可。

功效：疏肝解郁理气。

③解郁汤（合欢花滚鸡肝瘦肉汤）

材料：鸡肝 30g，猪瘦肉 50g，合欢花 10g，调料。

做法：先把合欢花放入锅内加清水 3 碗，慢火煮沸 10 分钟，放入鸡肝、瘦肉片再滚片刻，调味即可，随量饮用。

功效：养肝疏肝，解郁安神。

（4）中医调治原则：疏肝解郁。

（5）中医调治方药

①柴胡疏肝散：柴胡 10g，川芎 6g，香附 6g，枳壳 6g，芍药 6g，炙甘草 3g。每日 1 剂，水煎服。

②逍遥散：柴胡 10g，当归 10g，炒白芍 10g，炒白术 10g，茯苓 10g，薄荷 3g，生姜 3 片，炙甘草 6g，每日 1 剂，水煎服。

二、肝郁脾虚证

肝郁脾虚证是指肝失疏泄，脾失健运而表现以胸胁胀痛、腹胀、便溏等为主症的证候。多因情志不遂，或饮食不节、劳倦等原因引起。

1. 证候特点 胸胁满闷，喜太息，周身窜痛不适，时发时止，情绪低落和（或）急躁易怒，咽喉部异物感，周身倦怠，神疲乏力，食欲不振，脘腹胀满，便溏不爽，或大便秘结，舌淡红或黯，苔白或腻，脉弦细或弦缓等。

2. 证候分析 肝失疏泄，经气郁滞，则胸胁胀满窜痛；太息可引气舒展，气郁得散，故胀闷疼痛可减；肝气郁滞，情志不畅，则精神抑郁；气郁化火，肝失柔顺之性，则急躁易怒；肝气横逆犯脾，脾气虚弱，不能运化水谷，则食少腹胀；气滞湿阻，则肠鸣矢气，便溏不爽，或溏结不调；肝气犯脾，气机郁结，运化失常，故腹痛则泻；便后气机得以条畅，则泻后腹痛暂得缓解；舌苔白，脉弦或缓，为肝郁脾虚之证。

3. 调理方法

（1）日常调理：起居有常，注意调畅情志，保持乐观心态，慎防风寒湿邪侵袭。

（2）饮食调理：饮食有节，宜清淡、富营养、易消化食物，可食用一些对消化吸收有帮助的食物，如山楂、山药、莲子、扁豆、芡实等。避免进食生冷不洁或难消化食物。

（3）食疗

①砂仁橘皮粥

材料：砂仁 10g，橘皮 5g，粳米 100g。

做法：首先把砂仁研磨成粉末，然后将粳米洗净之后和橘皮一起熬成粥，然后加入砂仁粉末共煮即可。

功效：疏肝理气，温中健脾化湿。

②胡桃芝麻饮

材料：胡桃仁 30g，芝麻 20g，牛乳、豆浆各 200 毫升，白糖适量。

做法：将胡桃仁、芝麻研为细末，与牛乳、豆浆混匀，煮沸饮服，白糖调味即可。

功效：补益虚损，生津润肠，润肤消斑。

③健脾消斑粥

材料：生山药 30g，莲米、赤小豆各 15g，生薏苡仁、生芡实、白扁豆各 10g，大枣 10 枚，大米 100g。

做法：将诸药加水煎沸 40 分钟后，纳入大米煮粥，即可食用。

功效：健脾疏肝，去脂消斑。

（4）中医调治原则：疏肝理脾。

（5）中医调治方药

①逍遥散：柴胡 10g，当归 10g，炒白芍 10g，炒白术 10g，茯苓 10g，薄荷 3g，生姜 3 片，炙甘草 6g，每日 1 剂，水煎服。

②痛泻要方加味：白术 20g，白芍 15g，陈皮 15g，防风 6g，木香 10g，砂仁 10g，云苓 20g，山药 20g，甘草 10g。每日 1 剂，水煎服。

三、心脾两虚证

心脾两虚证是因饮食不节，劳倦伤脾，或思虑劳心过度暗耗阴血，以及其他原因而导致心血不足，脾气虚弱所表现的证候，此型是亚健康状态最常见的类型。在亚健康状态，常见于操劳过度，思虑过度的人群。

1. 证候特点 心悸胸闷，失眠多梦，头晕健忘，面色不华，气短乏力，自汗，食欲不振，脘腹胀满，便溏等。月经量少色淡或淋漓不尽，舌淡，脉细弱。因心而影响脾的，以心悸胸闷，失眠多梦，眩晕健忘等心经症状为主。因脾而影响心的则以食欲不振，腹胀便溏，面色萎黄，体力下降等脾虚症状为主。

2. 证候分析　本证以心血虚、脾气虚为特征。心血虚，心失所养，则心悸胸闷；心神不宁，则失眠多梦；气血两虚不能上荣于头目，则头晕健忘；脾气虚弱，运化无力，气血生化不足，则自汗，面色无华，气短乏力，食欲不振，脘腹胀满，便溏。气血两虚则月经量少色淡或淋漓不尽，舌淡，脉细弱。脾为气血生化之源，主统血，心主血，两者在生理病理上均有联系。若脾气虚弱则生血不足，统摄无权则血液流失，血虚则无以化气而气更虚，两者可互相影响。

3. 调理方法

（1）日常调理

①劳逸适度，避免劳思损伤心脾。

②保持心情舒畅，保证充足睡眠。

（2）运动调理：经常进行健身活动可以保持机体的机能状态，减缓其衰退，减少疾病的发生，改善生理机能。可选用比较柔缓的运动，如气功、太极剑、八段锦、散步等。

（3）食疗

①椰肉糯米饭

材料：椰子1个，糯米100g。

做法：先将椰子肉切成小块，与淘净的糯米拌和均匀，放在有盖的炖盅（或蒸碗）内，用中火隔水蒸熟，即可食用。

功效：补益心脾。

②龙眼山药糕

材料：龙眼肉25g，莲子肉25g，淮山药200g，面粉100g，白糖适量。

做法：取龙眼肉（去核）、莲子肉（去心）备用。将山药粉、面粉加水揉成山药面团。将面团放在平盘内压平，平铺1层龙眼肉和莲子肉后，上面盖1层山药面，撒上白糖适量，上笼蒸熟，晾冷后划成小块即成。早当早点，晚作加餐食用。

功效：健脾养心，补益气血，安神益智。对心脾两虚，气血不足的失眠，记忆力减退，心悸心慌，食欲减退等症有效。

③莲子芡实羹

材料：莲子50g，芡实60g。

做法：先将莲子、芡实分别除杂，洗净，同放入砂锅，加水浸泡30分钟，大火煮沸，改用小火煨煮至熟烂成羹。

功效：补益心脾。

（4）中医调治原则：补脾养心，补气养血。

（5）中医调治方药

①归脾汤加减：黄芪30g，炒白术15g，党参15g，当归15g，茯神15g，远志12g，炒枣仁20g，木香10g，龙眼肉30g，甘草10g。水煎服，每日1剂，分2次服。

②八珍汤加减：人参9g，白术9g，白茯苓9g，当归9g，川芎9g，白芍9g，熟地黄9g，甘草（炙）5g。水煎服，每日1剂，分2次服。

四、肝肾阴虚证

肝肾阴虚证是指肝肾两脏阴液亏虚而致虚热内扰，阴不制阳，肝阳上亢所表现的证候。本证多由久病失调，房事不节，情志内伤等原因而引起。

1. 证候特点

典型表现：腰膝酸软，胁痛，耳鸣，遗精，眩晕，舌红少苔，脉细而数。

或见症：咽干口燥，失眠多梦，健忘，五心烦热，盗汗颧红，男子遗精，女子月经量少。

2. 证候分析　肝肾同源，肝肾阴液相互资生，肝阴充足则下藏于肾，肾阴旺盛则上滋肝木，两者盛则同盛，衰则同衰。肝阴亏虚可下及肾阴，使肾阴不足；肾阴亏虚不能上荣肝木，而致肝阴亦虚；阴虚则阳亢，阴愈虚阳愈亢，故肝肾阴虚证以阴液亏少，虚阳偏亢为病变特点。肾阴亏虚，水不涵木，肝阳上亢，则头晕目眩，耳鸣健忘；虚热内扰，心神不安，故失眠多梦；津不上润，则口燥咽干；阴液亏虚，肾府与筋脉失其濡养，故腰膝酸软无力；肝阴不足，肝脉失养，致胁部隐隐作痛；阴虚生内热，热蒸于里故五心烦热；虚火上炎于面，则两颧发红；虚热内迫营阴，则盗汗；扰动精室，故见梦遗；虚热迫血妄行，可见女子月经量多；冲任隶属于肝肾，肝肾阴伤，冲任空虚，而经量减少；舌红少苔，脉细数，为阴虚内热之证。

3. 调理方法

（1）日常调理

①慎起居，避暑热；

②清心寡欲，节制房事；

③调理情志，避免抑郁恼怒；

④劳逸适度，勿过劳伤阴。

（2）运动调理：适量活动，如散步、太极拳、保健操等，可增强体质，从而防止本证的发生。注意避免强烈运动，汗出过多而耗伤阴津。

（3）食疗

①乌龟黑豆汤

材料：乌龟1只（约250g重），黑豆30g，冰糖适量。

做法：将乌龟去甲及内脏，洗净切成块，先用清水煮半小时，然后放入黑豆，用文火熬至龟肉熟透，加入冰糖。食用时最好连肉带汤一天食完。

功效：滋阴补肝肾。

②枸杞瘦肉丝

材料：枸杞子30g，瘦肉100g，竹笋30g，酱油适量，植物油适量。

做法：把瘦肉、竹笋洗净，切成丝备用；在炒锅中倒入植物油，再放瘦肉、竹笋、枸杞爆炒至熟，最后加酱油即可食用。

功效：滋补肝肾。

③芝麻粥

材料：芝麻 50g，粳米 100g，蜂蜜 50g。

做法：将粳米与芝麻分别洗净，放入锅内，加清水，用小火熬成粥，调入蜂蜜拌匀即成。

功效：补肝肾，润五脏。

（4）中医调治原则：滋补肝肾，养阴益精。

（5）中医调治方药

①杞菊地黄汤：枸杞子 15g，菊花 6g，熟地黄 15g，山茱萸肉 12g，山药 12g，泽泻 9g，丹皮 9g，茯苓 9g。水煎服，每日 1 剂，分 2 次服。

②左归饮：熟地黄 15g，枸杞子 12g，山茱萸肉 12g，山药 12g，茯苓 12g，炙甘草 6g。水煎服，每日 1 剂，分 2 次服。

五、肺脾气虚证

肺脾气虚证是因痰湿内停，伤及肺脾，或饮食不节，脾胃受损，或劳倦伤脾而致肺失所养，或其他原因影响肺脾两脏，导致肺脾气虚所表现的证候。在亚健康状态，本证常见于容易感冒咳嗽者，肺系疾病后期调养者。

1. 证候特点　胸闷气短，疲乏无力，自汗畏风，容易感冒，兴趣变淡，欲望骤减，精力下降，懒于交往，情绪低落，常感晨不愿起，昼常打盹，味觉不灵，食欲不振，腹胀便溏。舌淡苔白，脉细弱或脉缓无力。

2. 证候分析　本证以肺脾两虚所致的情绪消极、纳差、便溏为特征。脾为生痰之源，肺为贮痰之器。脾气虚，健运失职，则味觉不灵，食欲不振，腹胀便溏；脾虚生湿，湿聚生痰，上贮于肺，肺气不利，则胸闷；肺脾气虚，则气短、疲乏无力，自汗畏风，容易感冒，兴趣变淡，欲望骤减，精力下降，懒于交往，情绪低落，常感晨不愿起，昼常打盹。舌淡苔白，脉细弱为气虚之象。

3. 调理方法

（1）日常调理

①注意保养，防劳汗当风，一定要注意足底的保暖。不可过于劳作，劳动程度以自我感觉不疲劳为度。

②经常保持精神乐观愉快，心情舒畅，尽量减少不良的精神刺激和过度的情绪变动。

（2）饮食调理：多吃一些补益脾肺之气的食物，如糯米、南瓜、小米、板栗、花生、蘑菇、鲳鱼、黄花鱼、泥鳅、猪肚、大枣等，煲汤宜选用黄芪、党参、太子参、白术等来固表，使邪气难以通过毛孔、肌肤而入侵。

（3）运动调理：适量体育锻炼，并持之以恒，能改善循环功能和呼吸功能，促进新陈代谢，增加食欲，促进睡眠。可选用比较柔缓的运动，如气功、太极剑、太极拳、八段锦、慢跑、散步等。注意不宜做大负荷运动和出汗多的运动。

（4）食疗

①参苓粥

材料：人参 5g，茯苓 20g，生姜 5g，粳米 100g。

做法：以上四味洗净，加水适量，用文火熬成粥，即可食用。

功效：健脾益气。

②黄芪防风红枣饮

材料：黄芪 15g，防风 10g，红枣（去核）3 枚。

做法：将各物洗净，稍浸泡，放入锅中，加适量清水煎煮约 30 分钟，代茶饮。

功效：益气固表，疏风散寒。

③黄芪鸡煲

材料：黄芪 60g，红枣 10 枚，乌骨鸡 1 只，调料适量。

做法：将黄芪洗净后切成薄片，红枣洗净。将乌骨鸡宰杀后去毛、去内脏，保留鸡肝。将黄芪片、红枣填入鸡腹，入砂锅，加水 3000mL，大火煮沸后撇去浮沫，加入料酒 10g，食盐 5g，小火煲至鸡肉烂熟即成。喝汤，吃鸡肉、鸡肝、红枣。

功效：补气益脾。

（5）中医调治原则：健脾益肺。

（6）中医调治方药

①玉屏风散合四君子汤加减：黄芪 30g，白术 15g，防风 12g，人参 20g，茯苓 15g，鸡内金 10g，煅龙骨（先煎）30g，煅牡蛎（先煎）30g，甘草 10g。水煎服，每日 1 剂，分 2 次服。

②参苓白术散：人参 5g，茯苓 12g，白术（炒）15g，山药 15g，白扁豆（炒）12g，莲子 12g，薏苡仁（炒）9g，砂仁 6g，桔梗 6g，甘草 9g。水煎服，每日 1 剂，分 2 次服。

六、脾虚湿阻证

脾虚湿阻证即湿困脾土，指脾虚失运导致内湿阻滞，中阳受困而表现的证候。多由饮食不节，过食生冷，淋雨涉水，居住潮湿等因素引起。在亚健康状态，脾虚湿困证多见于成年人，而以成年肥胖人群居多。

1. 证候特点 面色无华，精神疲惫，疲乏无力，头重身困，小便短少，甚或浮肿，胸脘痞闷，食少便溏，女子白带量多，舌苔白腻，脉濡缓等。

2. 证候分析 脾虚不能运化水谷，故胸脘痞闷；脾虚气血生化不足，不能滋养，则见面色无华，精神疲惫；脾主四肢，故见四肢疲乏无力，头重身困；脾虚失运，寒湿困脾，土不制水，则小便短少，甚或浮肿，白带量多；脾气虚弱，脾阳不振，湿阻中焦，故纳呆便溏，口黏不爽，甚或恶心欲吐；舌苔白腻，脉濡缓皆为脾虚湿困之象。

3. 调理方法

（1）日常调理

①改善居住环境，不要长期居住在阴冷潮湿的环境中。

②保持心情舒畅，避免疲劳，避免熬夜，劳逸结合。

（2）饮食调理：饮食宜清淡，易消化，富含维生素，宜进食薏苡仁、萝卜、山药、扁豆等健脾食物，适当服用黄芪粥、党参粥、核桃粥等健脾之品。少食甜食、糖类。忌辛热、酒及油腻之品。

（3）运动调理：坚持运动，根据个体差异，可选择跑步、游泳、健身、武术、气功等，每周 2～3 次，每次 0.5～1 小时。

（4）食疗

①白果黄芪乌鸡汤

材料：白果 30g，黄芪 50g，乌鸡 1 只（约 500g），米酒 50mL。

做法：将乌鸡去内脏、头足，洗净，把白果放入鸡腹中，用线缝口，与黄芪一起放入砂锅内，加酒及水适量，用文火炖熟，调味即可。

功效：健脾益气，固肾止带。

②扁豆山药茶

材料：白扁豆、山药各 20g。

做法：将白扁豆炒黄，捣碎，山药切片，二者水煎取汁，加糖调味。

功效：健脾益气，化湿止带。

③什锦乌龙粥

材料：薏苡仁 30g，冬瓜仁 100g，红小豆 20g，干荷叶、乌龙茶适量。

做法：干荷叶、乌龙茶用粗纱布包好备用。将薏苡仁、冬瓜仁、红小豆洗净一起放锅内加水煮熟，再放入用粗纱布包好的干荷叶及乌龙茶共煎 7～8 分钟，取出纱布包即可食粥，每日早、晚食用。

功效：健脾利湿。

（5）中医调治原则：滋补肝肾，养阴益精。

（6）中医调治方药

①平胃散合四君子汤：陈皮 10g，厚朴 10g，苍术 12g，甘草 6g，党参 15g，白术 10g，茯苓 15g，黄芪 15g，当归 10g。水煎服，每日 1 剂，分 2 次服。

②防己黄芪汤合二陈汤加减：黄芪 15g，苍术 10g，白术 10g，防己 10g，茯苓 15g，车前草 15g，陈皮 10g，薏苡仁 20g，半夏 10g，桂枝 10g，甘草 5g。水煎服，每日 1 剂，分 2 次服。

七、肝郁化火证

肝郁化火证是因情志不遂，肝郁化火，以及其他原因导致肝失疏泄，肝气郁滞，气郁而化火所表现的证候。肝郁化火的人常表现为烦躁不安，易于激动，心悸失眠，胁肋灼痛等。肝郁化火证与个人的情绪变化关系非常密切，在情绪不稳定或出现较大波动时即可出现。待情绪稳定后，各种症状都有所缓解。

1. 证候特点　情绪躁动，烦躁暴怒，夜寐不安，噩梦纷纭，头晕胀痛，面红目赤，口苦，咽干，便秘，舌红苔黄，脉弦数。

2. 证候分析　情志不遂，肝气郁结，久而化火，火性上炎，肝火循经上攻头目，气血上涌络脉，故头晕胀痛，面红目赤；肝胆相为表里，肝热传胆，胆气循经上溢，则口苦；津液为火热所灼，故咽干；肝气郁结，肝失条达柔顺之性，所以情绪躁动，烦躁暴怒；火热内扰，故夜寐不安，噩梦纷纭；热盛耗津，故便秘尿黄。舌红苔黄，脉弦数为肝郁化火的表现。

3. 调理方法

（1）日常调理

①及时调整生活规律，劳逸结合，保证充足睡眠。

②增加户外体育锻炼活动，每天保证一定运动量，如慢跑、游泳等。

（2）情绪调理：

调整心理状态并保持积极、乐观，以平淡宽容之心看待他人和事物。

（3）饮食调理

①保证合理的膳食和均衡的营养。其中，维生素和矿物质是人体所必需的营养素，而维生素C、维生素B族和铁等对人体尤为重要，因此每天应适当地补充多维元素片。

②宜食橘皮、陈皮、萝卜、刀豆、金橘、佛手、香橼皮、绿梅花、莱菔子、芹菜、苦瓜、马兰头、马齿苋、鲜藕、白茅根、黄芩、大蓟、小蓟、夏枯草、决明子、生地黄、知母、黄柏等食物或药食兼用品。

（4）食疗

①柴胡决明子药粥

材料：柴胡15g，决明子20g，菊花15g，大米100g，冰糖15g。

做法：将柴胡、决明子、菊花过水洗净，加水煎汤，去渣取汁。将大米放入锅中，加入药汁和适量水，煮成粥，趁热加入冰糖调味即可。

功效：清肝泻火。

②栀子仁粥

材料：栀子仁5g，粳米50～100g。

做法：将栀子仁碾成细末，先煮粳米为稀粥，待粥将成时，调入栀子仁末，稍煮即可。

功效：清肝泻火。

③佛手花黄芩粥

材料：佛手花15g，黄芩10g，菖蒲20g，粳米100g，冰糖屑10g。

做法：将佛手花、黄芩分别拣去杂质，佛手花撕开，菖蒲切成片或切碎，同放入砂锅，加适量水，煎煮20分钟，用洁净纱布过滤，去渣，取汁入砂锅。加入淘净的粳米，视需要再酌加适量清水，大火煮沸，改用小火煮成黏稠粥，趁热撒入冰糖屑，待溶化后即成。

功效：疏肝泻火。

（5）中医调治原则：清热，泻火，平肝利胆。

（6）中医调治方药

① 龙胆泻肝汤：龙胆草6g，泽泻12g，木通9g，车前子9g，当归8g，生地黄20g，柴胡10g，生甘草6g。水煎服，每日1剂，分2次服。

② 丹栀逍遥散：丹皮 10g，栀子 10g，柴胡 10g，芍药 10g，当归 10g，茯苓 10g，白术 10g，甘草 6g。水煎服，每日 1 剂，分 2 次服。

八、痰热内扰证

痰热内扰证是指痰火内盛，扰乱心神，以神志症状为主的证候。多因先天禀赋不足，或产伤、外伤瘀滞，或后天护养不当，或情志失调所致。

1. 证候特点 胸脘痞闷，呕恶吐痰，惊悸不安，口苦心烦，头痛失眠，性情急躁，言语杂乱，舌质红，苔黄腻，脉弦滑或弦滑数。

2. 证候分析 痰热困阻脾土，气机不利，故见胸脘痞闷，呕恶吐痰，口苦。痰热上扰心神，故见惊悸不安，心烦，头痛失眠，性情急躁，言语杂乱。舌红，苔黄腻，脉滑数等皆为痰热内扰之象。

3. 调理方法

（1）日常调理

①起居有常，保证每天充足的睡眠，并且做适当运动。

②保持良好的心情，平时要注意控制自己的情绪。

（2）饮食调理：饮食有节，宜进食营养丰富而易消化吸收的食物，宜低脂、低盐饮食，忌烟酒、浓茶。

（3）药膳

①竹沥粥

材料：淡竹沥汁 30g，粟米（即小米）100g。

做法：先煮米做粥，临熟时下竹沥汁，搅匀，代早餐服食。

功效：涤痰除烦，定惊安神。

②二冬二母膏

材料：天门冬、麦门冬各 100g，知母、川贝母各 50g，蜂蜜 100g。

做法：将天门冬、麦门冬、知母加水煎汁，去渣取汁，将川贝母粉碎成末，然后加入煎汁中，用小火熬炼 30 分钟后，再加入蜂蜜，继续炼成浓稠状，装瓶冷却置冰箱中，每天早晚各一匙（10g），加水兑服。

功效：滋阴养肺，化痰清热，养心安神。

③三汁饮

材料：荸荠 100g，甘蔗 100g，淡竹叶 10g。

做法：将荸荠、甘蔗洗净去皮，压榨成汁，淡竹叶加水煎后去渣取汁，约 50mL，兑入榨汁中，搅匀服用。

功效：清热豁痰，养阴润肺。

（4）中医调治原则：化痰清热。

（5）中医调治方药

①礞石滚痰丸加减：大黄、黄芩、礞石各 12g，沉香 6g。水煎服，每日 1 剂，分 2 次服。

②黄连温胆汤：黄连 6g，制半夏 9g，陈皮 15g，枳实 15g，茯苓 15g，竹茹 12g，甘草 3g，生姜 6g。水煎服，每日 1 剂，分 2 次服。

第五节　常见疾病前亚健康状态的干预

一、高血压前期

（一）判断依据

1. 18 周岁以上，在未使用治疗高血压药物的情况下，非同日 3 次静息血压（静坐 5 ～ 15 分钟后测量），130mmHg ＜收缩压＜ 140mmHg，85mmHg ＜舒张压＜ 90mmHg。

2. 可无症状，也可有头晕、眼花、头痛、记忆力衰退、神疲乏力等。

3. 除外既往患有高血压史，目前正在使用治疗高血压药物，或血压虽达到上述水平者，但患有急、慢性肾炎、慢性肾盂肾炎、嗜铬细胞瘤、原发性醛固酮增多症和肾血管性病变等疾病者。

（二）调治方法

1. 肝阳上亢证

（1）证候：头晕胀痛，面红目赤，目胀耳鸣，急躁易怒，失眠多梦，尿黄便秘。舌红苔黄，脉弦数有力。

（2）治法：平肝潜阳，滋养肝肾。

（3）方药：天麻钩藤饮（天麻 9g，钩藤 15g，石决明 30g，栀子 6g，黄芩 6g，川牛膝 12g，杜仲 15g，益母草 15g，桑寄生 15g，夜交藤 15g，茯神 9g）。

2. 肝肾阴虚证

（1）证候：头晕目眩，双目干涩，五心烦热，腰膝酸软，口干欲饮，失眠或入睡易醒，尿黄，便干。舌红苔少，脉弦细数。

（2）治法：滋肾养肝。

（3）方药：六味地黄丸（熟地 15g，山药 15g，山茱萸 15g，茯苓 15g，丹皮 15g，泽泻 15g）。

3. 痰湿中阻证

（1）证候：头晕头重，胸脘满闷，恶心欲呕，或有心悸时作，肢体麻木，纳少，尿黄，便溏。舌淡红，苔白腻，脉沉缓。

（2）治法：燥湿化痰，健脾和胃。

（3）方药：半夏白术天麻汤（法半夏 10g，白术 10g，天麻 10g，陈皮 10g，茯苓 10g，甘草 5g）。

（三）生活干预

1. 保持健康的生活方式 限制饮酒，劝导戒烟，解释危害，减轻精神压力，保持平衡心理，培养兴趣，增加社交活动。

2. 要合理适量运动 改变久坐不动的生活方式，进行有规律的体育锻炼，形式根据患者的身体状况、个人喜好和实际条件选择，中老年人适合步行、爬楼梯、骑车等。每周至少锻炼 5 次，每次 30 分钟左右，人运动时的适宜心率可参考公式，即运动时的适宜心率 =170- 年龄。

3. 低盐饮食 把每日食盐摄入量控制到 10g 以下。WHO 推荐的标准是每日 6g 以下。

4. 合理膳食 食物摄入多样化，提倡谷类为主的饮食结构，增加蔬菜水果的摄入，每天 500g 左右蔬菜，一到两个水果，增加鱼、豆、奶的摄入，减少食盐的摄入，低热量膳食，妇女和老年人小于 1600 千卡 / 天，体力活动者小于 2200 千卡 / 天。提倡摄入富含钙、镁、钾的食物。

5. 减轻体重 使 BMI 在 19 ～ 24kg/m^2 之间，监测体重变化。

二、糖尿病前期

（一）判断依据

1. 空腹静脉血浆血糖 5.6 ～ 7.0mmol/L，至少有 2 次以上不同日的血糖测试记录；或糖负荷后 2 小时静脉血浆血糖 7.8 ～ 11.1mmol/L；血糖测试前应禁用糖皮质激素、噻嗪类利尿药、水杨酸制剂、口服避孕药等影响血糖药物，至少 3 ～ 7 天。

2. 可以没有症状，或表现为多食善饥，常觉口渴，饮水增多，尿频，尿量多，体重减轻，疲劳，皮肤瘙痒，女性会阴瘙痒，易出现泌尿道感染和伤口不易愈合等。

3. 常伴有高胰岛素血症及腹型肥胖等表现。

4. 除外在急性感染、外伤、手术或其他应激情况下测出以上血糖值者；既往有糖尿病史，目前正在使用降血糖药物者；其他内分泌疾病如甲亢、肢端肥大症、皮质醇增多症等引起的继发性血糖升高，以及肝炎、肝硬化等肝脏疾病引起肝糖原储备减少所致的餐后血糖一过性升高者。

（二）调治方法

1. 阴虚燥热型

（1）证候：口干多饮，口苦舌燥，多食易饥，小便频且量多，或烦热多汗，或大便干结，身体逐渐消瘦，苔黄或黄燥，舌干质红，脉洪数或滑数有力。

（2）治法：清热润燥，生津止渴。

（3）方药：玉液汤（天花粉 10g，葛根 10g，麦冬 10g，太子参 10g，茯苓 10g，乌梅 10g，黄芪 10g，甘草 5g）。

2. 气阴两虚型

（1）证候：疲倦乏力，气短自汗，口干多饮，大便干结，舌质淡红，少苔，脉沉细无力或细数。

（2）治法：益气养阴。

（3）方药：生脉饮合防己黄芪汤（太子参 10g，麦冬 10g，五味子 5g，黄芪 10g，汉防己 10g，白术 10g，茯苓 10g）。

3. 痰热中阻型

（1）证候：形体多为腹型肥胖，或见脘腹胀闷，心烦口苦，大便干结，舌质淡红，苔白腻或厚腻，脉弦滑。

（2）治法：理气健脾，清热化痰。

（3）方药：越鞠丸合平胃散加减（香附 10g，川芎 10g，苍术 10g，栀子 10g，神曲 10g，半夏 10g，佩兰 10g，陈皮 10g，荷叶 10g，白术 10g，茯苓 10g，甘草 5g）。

4. 肝经郁热型

（1）证候：头晕，咽干，口苦，心烦抑郁，胸胁苦满，善叹息，嗳气，舌红，舌苔薄黄有沫，脉弦或兼数。

（2）治法：清解郁热，疏肝行气。

（3）方药：丹栀逍遥散或大柴胡汤加减（丹皮 9g，栀子 9g，柴胡 12g，赤、白芍各 25g，当归 12g，川芎 12g，黄芩 9g，黄连 6g，熟大黄 9g，沙参 15g，葛根 25g，天花粉 25g，荔枝核 15g，薄荷 6g，甘草 6g）。

（三）生活干预

1. 心理干预　采取有效措施对患者进行情绪管理，克服他们的紧张焦虑心理；指导压力缓解，自我调整；提高患者知晓率，加强患者自我管理的知识和技能从而增加依从性。

2. 保持健康的生活方式　糖耐量异常／空腹血糖受损患者应该戒烟戒酒，防止和纠正肥胖，避免高糖高脂肪饮食。对体重进行定期监测，将体重维持在正常水平是非常重要的。体重增加时，应及时限制饮食，增加运动量，使其尽早恢复至正常。

3. 运动锻炼　应遵循适量、规律、持续的原则进行运动锻炼；个性化有氧运动；中等强度，长期坚持；饭后进行，注意避免低血糖反应。

4. 健康教育　对患者定期随访，进行健康教育。

三、高脂血症前期

（一）判断依据

1. 在禁食 12 小时以上的情况下，血清胆固醇水平（比色法或酶法，TC）为 5.2～5.7mmol/L；甘油三酯（荧光法或酶法，TG）为 1.65～1.7mmol/L；低密度脂蛋白（沉淀法，LDL–C）在 3.15～3.64mmol/L 之间，高密度脂蛋白胆固醇（沉淀法，

HDL–C）为 0.9 ～ 1.04mmol/L；至少应有 2 次不同日的血脂化验记录。

2. 可以没有不适感，也可以出现胸腹憋闷、肢体麻木，走路时步履沉重，头晕头痛，视力模糊，耳鸣心悸，失眠多梦，腰酸背痛，少动懒言，纳差，乏力，心悸怔忡，心前区偶有憋闷感。

3. 在眼睑、肌腱、肘等部位可能见到凸出皮肤的黄色瘤。

4. 除外继发性高脂血症，如肾病综合征、甲状腺功能减低、痛风、急性或慢性肝病、糖尿病等疾病所致的高脂血症和由药物（吩噻嗪类、β 受体阻滞剂、肾上腺皮质类固醇及某些避孕药等）引起的高脂血症；以及正在使用影响血脂代谢药物者，近 1 周内曾服用其他降血脂药者。

（二）调治方法

1. 痰湿内阻型

（1）证候：平素嗜食肥甘，久坐多卧，形体肥胖，头晕头重，胸脘痞闷，肢体沉重，舌苔白腻，脉濡。

（2）治法：芳香化湿，健脾祛痰降浊。

（3）方药：平胃散或温胆汤（党参 10g，苍术 10g，白术 10g，厚朴 10g，陈皮 10g，藿香 10g，茯苓 10g，土茯苓 10g，白豆蔻 10g，砂仁 5g，泽泻 10g）。

2. 肝火痰湿型

（1）证候：素体肝阳偏旺，头胀痛，急躁易怒，口干口苦，目赤心烦，舌质红，苔黄腻，脉弦滑数。

（2）治法：平肝潜阳，清热化痰。

（3）方药：天麻钩藤饮合清气化痰丸加减（天麻 10g，生地黄 15g，钩藤 15g，石决明 15g，珍珠母 15g，栀子 10g，牡丹皮 10g，黄芩 10g，胆南星 10g，贝母 10g，大黄 10g，法半夏 10g，泽泻 10g，白芍 10g，竹茹 10g）。

3. 肝肾阴虚型

（1）证候：不胖反瘦，头晕耳鸣，口干咽燥，肢体麻木，腰酸膝软，盗汗遗精，记忆力减退，舌红少苔，脉弦细数。

（2）治法：补益肝肾，养阴填精。

（3）方药：杞菊地黄汤加味（熟地黄 10g，山茱萸 10g，枸杞子 10g，决明子 10g，葛根 10g，菊花 10g，泽泻 10g，杜仲 10g，菟丝子 10g，白芍 10g，牛膝 10g，丹皮 10g，女贞子 10g，旱莲草 10g，冬虫夏草 10g）。

（三）生活干预

1. 合理膳食　饮食和生活方式调节，是预防和治疗高脂血症治疗的基础。应限制高脂食物，严格选择胆固醇含量低的食品，如蔬菜、豆制品、瘦肉等，多吃含纤维素多的蔬菜，以减少肠内胆固醇吸收。

2. 增加活动　根据自身情况选择合适的运动项目，掌握运动强度，适当的运动频率，每周大于 3 次，每次大于 30 分钟，下午运动最好，需常年坚持。

3. 控制体重　许多流行病学资料显示，肥胖人群的平均血浆胆固醇和甘油三酯水平显著高于同龄的非肥胖者。除了体重指数（BMI）与血脂水平呈明显正相关外，身体脂肪的分布也与血浆脂蛋白水平关系密切。一般来说，中心型肥胖者更容易发生高脂血症。肥胖者的体重减轻后，血脂紊乱亦可恢复正常。

4. 戒烟　吸烟可升高血浆胆固醇和甘油三酯水平，降低高密度脂蛋白胆固醇水平。停止吸烟 1 年，血浆高密度脂蛋白胆固醇可上升至不吸烟者的水平，冠心病的危险程度可降低 50%，甚至接近于不吸烟者。

四、乳腺增生倾向

（一）判断依据

1. 多见于 30 ～ 50 岁的育龄妇女，常伴月经不调；或 13 岁即有月经初潮，或至 50 岁还未停经者；或未哺乳、从未生育、35 岁以上妊娠初产或独身未婚女性；或多次人工流产者；或为多胎孕产、人工喂养、习惯性流产的女性。

2. 以性格内向，长期抑郁或受过精神刺激的女性和高文化程度女性多发。

3. 长期进食高脂肪低纤维饮食，经常饮酒。

4. 有乳腺增生症的早期临床症状，但症状轻微，如随着月经周期偶尔出现乳房胀痛，疼痛轻微，不为个体所介意。

5. X 线钼靶摄片、B 超等提示乳腺增生征象，但可无临床不适。

（二）调治方法

具有乳腺增生倾向女性体质类型以气郁质、痰湿质、瘀血质常见，故其中医药调理宜以理气解郁、化痰祛湿、活血止痛为基本原则。

中医将乳腺增生称为"乳癖"。一般认为，乳癖是由于各种原因导致肝郁气滞或冲任失调造成，临床应予疏肝解郁，调摄冲任为治法进行辨治。

1. 肝郁气滞，痰瘀互结证

（1）证候：一侧或两侧乳腺出现肿块和疼痛，肿块和疼痛与月经周期有关，一般在经前加重，行经后减轻，伴有情志不舒，心烦易怒，胸闷嗳气，胸胁胀满。舌质淡，苔薄白，脉细弦。

（2）治法：疏肝理气，活血散结。

（3）方药：加味逍遥散合桃红四物汤加减（柴胡 9g，香附 9g，青陈皮各 6g，当归 12g，白芍 12g，川芎 12g，延胡索 10g，莪术 15g，郁金 10g，桃仁 10g，红花 10g，橘叶、橘络各 5g）。

2. 脾肾阳虚，冲任失调证

（1）证候：一侧或两侧乳腺出现肿块和疼痛，常伴有月经不调，前后不定期，经量减少，怕冷，腰膝酸软，神疲乏力，耳鸣。舌质淡胖，苔薄白，脉濡细。

（2）治法：温补脾肾，调摄冲任。

（3）方药：二仙汤合四物汤加减（仙茅 10g，淫羊藿 10g，肉苁蓉 10g，制首乌 15g，柴胡 6g，当归 10g，白芍 12g，鹿角胶 10g，熟地 12g，炮山甲 10g，香附 10g，青、陈皮各 6g）。

临床可根据不同症状表现在上述处方基础上进行加减化裁：如乳房胀痛明显者，可加制乳香、没药各 6g，川楝子 10g；病程较长、肿块质地偏硬者，可加莪术 30g，八月札 15g；伴有乳头溢液者，可加丹皮 10g，栀子 10g，仙鹤草 15g。

（三）生活干预

1. 乳房自我检查 乳房自我检查是女性应该学会的重要检查手段，是及早发现、预防乳房疾病的重要途径。具体步骤是：①洗浴后站在镜前检查，双手叉腰，身体左右旋转，从镜中观察双侧乳房的皮肤有无异常，乳头有无内陷或溢液。②触摸乳房内是否有肿块，触摸时手掌要平伸，四指并拢，用最敏感的食指、中指、无名指的末端指腹按顺序轻扪乳房的外上、外下、内下、内上区域，再至乳房中间的乳头及乳晕区。

2. 情志调摄 肝郁气滞是乳腺增生的基本病因之一，故调畅情志是预防和减轻乳腺增生的首要措施。应该保持心胸开阔，精神愉快，保持乐观情绪，多开怀大笑，避免抑郁和发怒，使内分泌系统保持良好的工作状态，避免劣性情绪刺激。多看有乐趣的书和画，多听能舒缓情绪的音乐。适当宣泄情绪，注意心理健康。

3. 生活方式调整 适时结婚（不超过 28 岁），生育不宜过晚（不超过 30 岁）；鼓励进行母乳喂养，哺乳期注意乳房卫生，保持乳腺通畅，乳汁郁积时要及时用吸乳器将乳汁吸出。房事有规律，保持性生活和谐可调节内分泌失调，减少乳腺增生概率。做好避孕，避免人工流产。避免使用含有雌激素的面霜和药物，若长期使用含有雌激素的面霜，久之可诱发乳腺增生。

4. 饮食调理 乳腺增生倾向的亚健康女性要改变饮食结构，饮食宜清淡，少食辛辣、肥甘厚味之品；多吃蔬菜和水果类；多吃粗粮，黑豆、黄豆最好；多吃核桃、黑芝麻、黑木耳、蘑菇。

五、前列腺增生倾向

（一）判断依据

1. 年龄大于 50 岁的男性。
2. 或有夜尿频，尿线细，排尿费力，但夜尿次数小于 3 次。
3. 前列腺 B 超提示前列腺体积大于 4cm×3cm×2cm，但无明显临床症状。

（二）调治方法

1. 肾阳虚衰证

（1）证候：排尿困难，滴沥不尽，尿频，夜间尤甚，甚或小便自溢而失禁；兼见神疲倦怠，腰膝酸冷，畏寒肢冷，阴囊或阴茎冷缩，性功能减退；舌淡体胖嫩，苔薄白，脉象沉细或沉迟。

（2）治法：温补肾阳，化气利水。

（3）方药：济生肾气丸（制附子9g，茯苓6g，熟地6g，山茱萸6g，山药6g，泽泻6g，丹皮6g，川牛膝6g，肉桂3g）。

2. 肾阴亏耗证

（1）证候：小便频数不爽，涓滴淋沥，甚至无尿；兼见午后颧红，腰膝酸软，头昏耳鸣，咽燥口干；舌红少津，少苔，或见剥苔，脉象细数。

（2）治法：滋阴补肾。

（3）方药：知柏地黄汤（熟地黄24g，山茱萸12g，山药12g，泽泻9g，丹皮9g，茯苓9g，知母6g，黄柏6g）。

3. 瘀积内阻证

（1）证候：小便努责难出，尿细如线，甚或小便闭塞，点滴全无；兼见尿道涩痛，会阴、少腹胀痛；舌质紫黯，或有瘀斑，脉象沉弦或涩。

（2）治法：活血祛瘀，通关利水。

（3）方药：代抵当汤（酒大黄3g，莪术3g，穿山甲9g，红花3g，桃仁9g，丹皮9g，当归9g，川牛膝6g，夜明砂9g）。

4. 湿热蕴结证

（1）证候：尿频、尿急，尿少而黄赤，茎中灼热涩痛；兼见少腹拘急，大便秘结，口苦，渴不欲饮，口腻胸闷；舌红，苔黄腻，脉弦数或滑数。

（2）治法：清利泻火，利湿通闭。

（3）方药：八正散（车前子9g，瞿麦9g，萹蓄9g，滑石9g，栀子仁9g，炙甘草9g，木通9g，大黄9g）。

5. 肝郁气滞证

（1）证候：情志抑郁，或烦急善怒，小便不通或通而不爽；伴胸胁胀满，口苦咽干，兼见小腹坠胀，嗳叹则舒，烦躁善怒；舌红，苔薄黄，脉弦或弦数。

（2）治法：疏肝理气，通利小便。

（3）方药：印氏疏肝散结方（当归10g，赤芍12g，丹参30g，柴胡9g，牡蛎30g，海藻9g，昆布9g，海浮石20g，玄参12g，贝母10g，夏枯草12g，牛膝9g）。

（三）生活干预

1. 健康作息　避免久坐、熬夜，不可过度劳累。注意保暖，前列腺受冷后会出现充血、瘀血、气血瘀滞，诱发无菌性前列腺炎，加重前列腺增生。不纵欲不禁欲，有规律的性生活。

2. 调整饮食　饮食清淡为主，少吃辣椒等刺激性食物，少喝酒。因为前列腺是一个对烟酒和辛辣食物十分敏感的器官，饮酒后前列腺增生患者全身血液循环加快、神经兴奋，前列腺会出现充血、细胞水肿，尿道受到挤压。可以适当吃点含有抗氧化作用的食物，比如公认的对前列腺健康有好处的番茄和南瓜子。

3. 注意个人卫生　注意生殖系统卫生，不要长时间憋尿。因为前列腺患者会有尿排不净，尿潴留，很容易引起泌尿系统感染。

4. 适当运动　适当的体育运动能增强抵抗力，改善前列腺周围的血液循环。但是尽量不要骑单车，因为会压迫前列腺，特别是长时间在颠簸路面骑行，会造成前列腺的充血水肿。

5. 放松心态　不管有没有疾病，心态都是很重要的。长期忧思多虑，只会加重病情，其实前列腺增生是一种常见病，要保持心情愉悦，才能有助于身体健康。

六、脂肪肝倾向

（一）判断依据

1. 肥胖症，特别是腹型肥胖者；长期大量饮酒者；有血脂升高，尤其是甘油三酯升高者；长期服用损肝药物者；以及有肥胖症、糖尿病和脂肪肝家族史的个体。

2. 多见于职场的中、高级白领职员或商业成功人士和长期压力大的人群。

3. 可无明显自觉症状，常在体检时发现肝脏有脂肪肝倾向，或伴有食欲不振，腹部不适，乏力等轻微症状。

（二）调治方法

1. 气滞血瘀证

（1）证候：肝区胀满，胸脘不舒，倦怠乏力，恶心纳呆，腹胀，舌质黯红，苔薄白。

（2）治法：疏肝解郁，活血通络。

（3）方药：四逆散加味（柴胡 10g，枳实 10g，白芍 10g，陈皮 10g，青皮 10g，苦丁茶 10g，延胡索 10g，生山楂 10g，草决明 10g）。

2. 痰湿内阻证

（1）证候：身体渐胖，喜食肥甘，头脑昏重，胸脘胀闷，恶心欲吐，肢体麻木沉重，舌苔白滑腻。

（2）治法：化痰降脂，活血通络。

（3）方药：二陈汤加味（陈皮 6g，半夏 10g，茯苓 10g，苍术 10g，石菖蒲 10g，冬瓜仁 15g，薏苡仁 15g，瓜蒌 10g，红花 6g）。

3. 肝胆湿热证

（1）证候：腹部胀满，胁痛，心烦，口干口苦，头晕，可有黄疸，小便短小黄赤，大便秘结，舌苔黄腻，脉弦数。

（2）治法：清利肝胆湿热。

（3）方药：龙胆泻肝汤加味（柴胡 10g，龙胆草 6g，黄芩 10g，大黄 10g，泽泻 10g，木通 8g，茵陈 10g，浙贝母 10g，连翘 10g）。

4. 脾肾阳虚证

（1）证候：面色淡白，虚浮体胖，头晕乏力，精神不振，畏寒肢冷，食少便溏，腰膝酸软，舌质淡白。

（2）治法：健脾助运，温肾化浊。

（3）方药：温脾汤加减（黄芪 10g，白术 10g，苍术 10g，干姜 4g，茯苓 15g，薏苡仁 15g，淫羊藿 10g，巴戟天 10g，木香 6g，砂仁 6g）。

（三）生活干预

1. 合理膳食　总能量控制和身体活动是改善脂肪肝的重要措施。低碳水化合物饮食与低脂饮食相比，在短期内降低 BMI 和改善胰岛素抵抗效果更好。小麦、洋葱、大蒜和香蕉中含不易被消化和吸收的短链低聚糖，对改善脂肪肝有帮助。每日三餐膳食要调配合理，做到粗细搭配、营养平衡。禁酒戒烟，少吃过于油腻的食物，控制脂肪的摄入量，尤其要避免动物性脂肪的摄入。

2. 适当运动　每天坚持体育锻炼，可视自己体质选择适宜的运动项目，如慢跑、乒乓球、羽毛球等运动。要从小运动量开始循序渐进逐步达到适当的运动量，以加强体内脂肪的消耗。

3. 控制体重　通过控制体重可以改善非酒精性脂肪肝的酶学指标，目前推荐每天参加 30 ～ 45 分钟中等强度的体育活动。在 6 ～ 12 个月内，通过饮食、运动可减轻体重，并可改善胰岛素抵抗和肝脏组织学变化。

4. 慎用药物　任何药物进入体内都要经过肝脏解毒，在选用药物时更要慎重，谨防药物的毒副作用，特别对肝脏有损害的药物绝对不能用，避免进一步加重肝脏的损害。

5. 保持心情开朗　心态平和，不暴怒，少气恼，要重视舒缓情志，心身并治，达到调节情绪从而缓解病情的目的。

七、女性更年期亚健康

（一）判断依据

1. 年龄为 45 岁左右，并有月经改变，如闭经、月经稀少、不规则出血。

2. 可有潮热，盗汗，或血压轻度升高；或食欲不佳，易疲劳；或失眠健忘，头痛头晕；或易激动，抑郁忧虑，烦躁易怒，多言多语，多疑善虑；或有胸闷心悸，或伴腹泻便秘，或伴尿频、尿急、尿痛。

3. 皮肤黏膜松弛萎缩，干燥瘙痒，失去弹性。

4. 体重增加，肥胖，小腹渐长，臀部变大、下垂，或伴关节痛，腰背疼痛。

5. 可有性欲减退，阴道分泌物减少，性交困难或性欲增强。

6. 排除因疾病所导致的卵巢功能衰退而出现上述表现者，或因其他疾病所致而出现上述表现者。

（二）调治方法

1. 肝肾阴虚证

（1）证候：头晕耳鸣，烦躁易怒，烘热汗出，五心烦热，腰膝酸软，记忆减退，倦怠嗜卧，情志异常，恐惧不安，或皮肤瘙痒，或如蚁行，或感麻木；口干咽燥，大便干结，月经紊乱，经量多少不定，或淋漓不绝，色紫红，质稠；舌质红，苔少，脉细数。

（2）治法：滋肾养肝，育阴潜阳。

（3）方药：左归饮（熟地黄 9g，山茱萸 6g，山药 6g，枸杞子 6g，茯苓 6g，炙甘草 3g）。

2. 脾肾阳虚证

（1）证候：面色晦黯，精神萎靡，形寒肢冷，腰酸如折，面浮肢肿，腹胀便溏，食少纳呆，尿清长而频，白带清稀量多，月经量多，或淋漓不止，色淡质稀；舌胖大，色淡白，舌苔薄白，脉沉迟无力。

（2）治法：温补脾肾。

（3）方药：右归丸（制附子 6g，肉桂 6g，熟地黄 24g，山茱萸 9g，山药 12g，枸杞子 9g，菟丝子 12g，鹿角胶 12g，炒杜仲 12g，当归 9g）。

3. 心脾两虚证

（1）证候：头晕目眩，心悸失眠，多梦易惊，神疲体倦，少气懒言，腹胀食少，面色㿠白；舌淡白，苔薄白，脉细弱。

（2）治法：益气健脾，补心养神。

（3）方药：归脾汤（白术 9g，茯神 9g，黄芪 12g，龙眼肉 12g，炒酸枣仁 12g，人参 6g，木香 6g，当归 9g，远志 6g，炙甘草 3g）。

4. 心肾不交证

（1）证候：月经紊乱，心悸怔忡，失眠多梦，烦躁健忘，头晕耳鸣，腰酸腿软，口干咽燥，或见口舌生疮；舌红而干，少苔或无苔，脉细数。

（2）治法：滋阴降火，交通心肾。

（3）方药：坎离既济汤（黄柏 9g，知母 9g，生地黄 15g）。

5. 阴血亏虚证

（1）证候：神志错乱，性情异常，喜常人所恶，恶常人所喜，善悲欲哭，呵欠频作，坐立不安，心悸神疲，时有欠伸，神不自主，或沉默少言，多思善虑；舌淡白，苔薄，脉象弦细。

（2）治法：养心安神。

（3）方药：八珍汤（人参 9g，白术 9g，茯苓 9g，当归 9g，川芎 9g，白芍 9g，熟地黄 9g，甘草 5g，生姜 3g，大枣 5 枚）。

6. 肝郁脾虚证

（1）证候：情志抑郁不舒，心烦易怒，嗳气频作，胁腹胀痛，食欲不振，腹泻便溏，月经紊乱，经行小腹胀痛，或有血块；舌淡，苔薄，脉弦。

（2）治法：疏肝健脾，调理冲任。

（3）方药：逍遥散（柴胡 9g，白芍 9g，白术 9g，茯苓 9g，当归 9g，甘草 5g）。

7. 冲任不固证

（1）证候：月经周期紊乱，出血量多，行经时间长，精神恍惚，肢体乏力，腰膝酸软，小腹不适。舌质淡而胖大，苔薄白，脉沉细弱。

（2）治法：健脾益肾，固摄冲任。

（3）方药：二仙汤（仙茅 10g，淫羊藿 10g，巴戟天 6g，黄柏 6g，知母 12g，当归 6g）。

（三）生活干预

1. 注意心理调节　经常给予体贴照顾，关心他们的生活，想方设法地给予安慰，消除其紧张情绪。了解发生更年期症状的原因，明白更年期是人生中正常的生理阶段，避免出现更年期的烦躁心理和恐惧心理。要保持乐观的心态，多参加集体活动。

2. 加强饮食调理　保证饮食结构合理，注意荤素搭配，保证蛋白质的供应；多吃蔬菜和水果，补充足够的维生素和无机盐，保证营养平衡。同时，要注意饮食规则，要定时定量饮食，不能暴饮暴食，不偏食、不挑味、粗细搭配；少吃油炸、烧烤和熏制食品；注意低脂饮食，防止心血管疾病的发生；多食豆制品、新鲜蔬菜和水果，每日热量维持在 2000kcal（8668kJ）左右。如果食欲不振、厌油腻，用红枣、桂圆加红糖，煨汤服用，亦可用红枣、赤豆熬粥食用，连服 2 周左右。平时饮食要注意营养的平衡，保证饮食科学规律。

3. 注意适当使用药物调理　如坚持服用金维他，每天 1～4 次，每次 1 片；维生素 B_6，每天 3 次，每次 20mg；维生素 E，每天 3 次，每次 50～100mg。必要时短期服用己烯雌酚，每天 1 次，每次 0.1～0.5mg，可暂时改善症状，但不宜久用，以短期间断应用为好，如服药一周，停药一周，再服一周，再停服一周。适用于症状较重的女性患者。可适当食用六味地黄丸、甘麦汤等中药调理等，并定期体检，善待身体。

4. 坚持适当运动，增强抵抗力　坚持参加晨练，晨起作扩胸运动、深呼吸运动及慢跑等，也可以参加集体操、太极拳（剑）等，增强体质，提高机体抵抗力。

5. 坚持读书疗法　更年期亚健康者可以多读书，阅读与更年期综合征有关图书，另外多看杂志、小说、名人轶事，多听音乐，多参加集体性文体活动等，目的是转移病人的注意力，潜移默化，逐步消除其症状。

八、慢性疲劳综合征

（一）判断依据

1.临床不能解释的持续或者反复发作的慢性疲劳：①疲劳是近患或有明确开始（没有生命期长）；②不是持续用力的结果；③经休息后不能明显缓解；④导致工作、教育、社会或个人日常活动水平较前有明显的下降。

2. 下述的症状中同时出现 4 项或 4 项以上，且这些症状已经持续存在或反复发作 6 个月或更长的时间，但不应该早于疲劳：①短期记忆力或集中注意力的明显下降；②咽痛；③颈部或腋下淋巴结肿大、触痛；④肌肉痛；⑤没有红肿的多关节的疼痛；⑥一种类型新、程度重的头痛；⑦不能解乏的睡眠；⑧运动后的疲劳持续超过 24 小时。

（二）调治方法

1. 内虚外感证

（1）证候：神疲乏力，发热，微恶风寒，咽痒不适或略有疼痛，头痛，周身肌肉关节酸痛，淋巴结肿痛，或伴有头脑昏沉，记忆力下降等。苔薄或腻，脉浮或濡或缓。

（2）治法：扶正祛邪。

（3）方药：败毒散（党参 15g，茯苓 15g，枳壳 10g，甘草 5g，川芎 10g，羌活 10g，独活 10g，柴胡 10g，前胡 10g，桔梗 10g）。

2. 肝郁脾虚证

（1）证候：神疲乏力，四肢倦怠，不耐劳作，头部及周身窜痛不适，抑郁寡欢，悲伤欲哭，或急躁易怒，情绪不宁，注意力不能集中，记忆力减退，胸胁满闷，喜叹息，头晕，低热，睡眠不实，纳食不香，腹部胀满，大便溏软或干稀不调，月经不调，舌胖苔白，脉弦缓无力。

（2）治法：健脾益气，调肝解郁。

（3）方药：补中益气汤合逍遥散加减（黄芪 20g，党参 20g，升麻 9g，柴胡 6g，白术 9g，当归 9g，白芍 9g，茯苓 9g，甘草 6g，槐花 9g，生地黄 12g）。

3. 脾虚湿困证

（1）证候：神疲乏力，四肢困重，酸痛不适，头重如蒙，困倦多寐，胸脘痞塞满闷，纳呆便溏，舌胖，苔白腻，脉濡细。

（2）治法：健脾燥湿。

（3）方药：六君子汤（党参 20g，白术 15g，茯苓 15g，半夏 10g，陈皮 10g，甘草 5g）。

4. 中气不足证

（1）证候：神疲乏力，气短懒言，自汗，食后困倦多寐，头晕健忘，身体发热，劳累后发生或加重，食少便溏，舌淡苔薄白，脉细弱。

（2）治法：补中益气，升阳举陷。

（3）方药：补中益气汤（黄芪 15g，党参 6g，白术 6g，陈皮 5g，炙甘草 6g，当归 10g，升麻 4g，柴胡 4g）。

5. 心脾两虚证

（1）证候：精神疲倦，四肢无力，劳则加重，神情忧郁，不耐思虑，思维混乱，注意力不能集中，心悸健忘，胸闷气短，多梦易醒，食欲不振，头晕头痛，身痛肢麻，面色不华，舌质淡，脉细弱。

（2）治法：益气补血，健脾养心。

（3）方药：归脾汤（党参 20g，白术 15g，黄芪 20g，甘草 5g，茯苓 15g，远志 10g，酸枣仁 10g，龙眼肉 10g，当归 15g，木香 10g，大枣 10g）。

6. 脾肾阳虚证

（1）证候：精神萎靡，面色苍白，肢软无力，腰膝冷痛，困倦嗜睡，懒言易汗，畏寒肢冷，食少便溏，或遗精阳痿，性欲减退，舌质淡胖有齿痕，苔白，脉沉迟无力。

（2）治法：温中健脾，益肾壮阳。

（3）方药：右归丸（熟地黄 25g，制附子 3g，肉桂 5g，山药 15g，山茱萸 10g，菟丝子 10g，鹿角胶 10g，枸杞子 15g，当归 10g，杜仲 12g）。

7. 肝肾阴虚证

（1）证候：形体虚弱，神疲无力，腰膝足跟酸痛，潮热盗汗，头晕头痛，耳鸣眼涩，心烦易怒，失眠健忘，口干咽痛，淋巴结肿痛，午后颧红，大便干结，遗精早泄，月经不调，舌红，少苔或无苔，脉弦细数。

（2）治法：补益肝肾，滋阴清热。

（3）方药：知柏地黄丸（熟地 18g，山茱萸肉 12g，山药 15g，泽泻 9g，茯苓 12g，丹皮 9g，知母 6g，黄柏 6g）。

（三）生活干预

1. 心理干预　对患者进行心理治疗有调整情绪，减轻焦虑，形成积极、肯定的态度和行为，消除心理疲劳的作用。

2. 改善睡眠质量　改善睡眠质量对慢性疲劳综合征有很好的防治效果。睡前可以先洗热水脚。洗时双脚交叉搓擦，持续 15 分钟，每晚 1 次。然后做足部按摩，按摩穴位为涌泉区、涌泉后区、跟中区、三阴交区、足内外绕踝区、足三里区，每次按摩 20~30 分钟，每日 1 次，7 次为 1 疗程。最后静坐，人要安静，心要空虚，泰然处之。每天坚持静坐 30 分钟为宜，静坐时，头向前，眼微闭，唇略合，牙不咬，含胸收腹，双手置于双膝上。意守丹田，排除杂念，静以待时，复其不足。

3. 适当运动，增强体质　运动包括适量的脑力劳动、体力劳动和体育锻炼。适量的运动是最好的情绪调节剂，使人有成功感，并对改善睡眠非常有益。运动可以代替药物，但药物却不能代替运动。如气功、散步、慢跑、五禽戏、太极拳等，可任选一二种，也可多选几种，交叉进行。

4. 音乐疗法　音乐可以对人的生理和心理状态产生一系列影响。音乐通过声波作用于大脑皮质，并对丘脑下部和边缘系统产生效应，调节激素分泌、血液循环、胃肠蠕动、新陈代谢等，从而改变人的情绪体验和身体机能状态。例如利用"五音疗疾"的原理，选取旋律优美、节奏轻快、悠扬悦耳的乐曲，使之听曲消愁，乐以健身。

5. 改变饮食习惯　①减少脂肪的摄入，并且用单价不饱和脂肪酸取代多价不饱和脂肪酸与饱和脂肪酸；②减少糖和快餐食物的摄入，以减少毒物的产生；③在温和气候条件下，轻体力活动的成年人每天至少饮水 1200mL，加速体内毒物的排除；④增加纤维素的摄入。

6. 氧气疗法 长期在不良的环境中工作，空气中氧气含量不足，疲劳毒素产生增加，易感觉疲劳。简短吸氧是缓解疲劳行之有效的方法。通过吸氧可提高血氧分压、血氧含量和组织氧的贮备，有助于消除自由基。

九、动脉粥样硬化倾向

（一）判断依据

1. 40 岁以上的男性、绝经期后的女性及脑力劳动者较易发生。

2. 与不良生活习惯如精神紧张，或过食肥甘、辛燥之品和胆固醇含量高的食物，长期吸烟和饮酒，以及平时缺少劳动、运动等有直接关系。

3. 常伴高血压、高脂血症、糖尿病、肥胖等。

4. 动脉粥样硬化倾向常无症状。

（二）调治方法

1. 痰湿中阻证

（1）证候：体形肥胖，气短，神疲，痰多而黏稠，胸脘痞闷，纳呆，倦怠乏力，身重嗜睡，舌胖大，苔白而厚腻，脉濡缓。

（2）治法：燥湿健脾，豁痰开结。

（3）方药：半夏白术天麻汤（法半夏 10g，白术 10g，天麻 10g，陈皮 10g，茯苓 15g，甘草 3g）。

2. 气滞血瘀证

（1）证候：胸胁胀闷，走窜疼痛，急躁易怒，胁下痞块，刺痛拒按。妇女可见月经闭止，或痛经，经色紫黯有块，舌质紫黯或见瘀斑，脉涩。

（2）治法：理气活血化瘀。

（3）方药：血府逐瘀汤（当归 10g，生地 10g，桃仁 5g，红花 5g，牛膝 10g，赤芍 10g，川芎 10g，郁金 12g，丹参 15g，三七 10g，柴胡 12g，枳壳 12g，桔梗 10g，甘草 3g）。

3. 脾胃热盛证

（1）证候：面赤或见粉刺痤疮，烦渴引饮不止，食纳超常，口舌干燥或痰黄黏稠，或见口舌易生疮，舌红，苔黄厚，脉洪实有力。

（2）治法：健脾和胃清热。

（3）方药：温胆汤（陈皮 10g，半夏 10g，茯苓 15g，枳实 10g，竹茹 12g，炙甘草 3g，生姜 3g，大枣 3 枚）。

4. 痰瘀阻滞证

（1）证候：肢麻，皮肤不荣甚或甲错，肢体困重，舌紫黯，或有瘀斑瘀点，苔腻，脉细或滑。

（2）治法：化痰祛瘀。

（3）方药：桃红四物汤合二陈汤（当归 10g，白芍 12g，熟地黄 10g，川芎 10g，桃仁 3g，红花 3g，半夏 10g，橘红 15g，白茯苓 9g，炙甘草 6g，生姜 7 片）。

（三）生活干预

1. 合理膳食　应注意节制饮食，尤其要控制高胆固醇、高脂、高热、高盐等食物的摄入，少食动物性食物、油炸食物等，多食蔬果、粗粮等富含膳食纤维的食物。

2. 控制体重　维持正常体重，尤其是 40 岁以上者要预防肥胖。正常体重的简单计算方法为：身高（cm）- 105 = 体重（kg）。

3. 积极运动　养成良好的运动习惯，即使需要经常坐着，也应尽可能抽出空余时间去运动。工作时也应尽可能多活动，切忌久坐不动，以保持健康体重。

4. 规律作息　长期紧张工作、过度劳累等也会加速血管老化，应注意劳逸结合，保证充足的睡眠，切忌长期熬夜等。

5. 保持良好的心态　情绪稳定对于中老年人健康也至关重要，应注意调节情绪。

6. 戒除不良习惯　包括戒烟戒酒，避免熬夜等。

十、胃肠道功能紊乱

（一）判断依据

1. 发生大多缓慢，多与精神因素有关，常经年累月，呈持续性或反复发作。症状常随情绪变化而波动，可因精神治疗如暗示疗法而暂时消退。

2. 以胃肠道表现为主，可局限于咽、食管或胃，但以肠道表现为最常见，也可同时伴有神经官能症的其他常见表现。

3. 必须排除器质性疾病，尤其是胃肠道的恶性病变。如慢性胃炎、尿毒症、脑瘤、胃癌、脑垂体或肾上腺皮质功能减退、溃疡性结肠炎、克罗恩病、结肠癌、憩室炎、痢疾、甲状腺功能亢进、消化道溃疡、吸收不良综合征等。

4. 多有肝郁脾虚或脾肾两虚的伴随症状，如两胁胀闷，食欲不振，精神疲惫，便秘或便稀，腹胀嗳气等。

（二）调治方法

1. 脾胃不和证

（1）证候：腹部隐痛，食欲不振，神疲乏力，大便溏薄，舌淡苔白，脉虚弱。

（2）治法：健脾和胃。

（3）方药：香砂六君子汤［党参 15g，白术 10g，茯苓 10g，甘草 5g，陈皮 6g，半夏 10g，木香 6g，砂仁（后下）3g，炒谷芽 20g，炒麦芽 20g，鸡内金 10g］。

2. 肝脾不和证

（1）证候：腹部胀满，嗳气频繁，每因情志因素而发作，腹痛后即有便意，便后疼痛一时减轻。苔多薄白，脉弦。

（2）治法：抑肝扶脾。

（3）方药：痛泻要方［炒白术 10g，白芍（炒）10g，陈皮（炒）10g，防风 10g］。

3. 湿浊困脾证

（1）证候：腹胀腹痛，肠鸣，腹泻，饮食不当则腹痛，泻下加重，食少不化，恶心呕吐，倦怠身重，小便不利，舌淡胖，苔白腻，脉缓或濡。

（2）治法：理气化湿，和中。

（3）方药：藿朴夏苓汤（藿香 6g，川朴 3g，姜半夏 4.5g，赤苓 9g，杏仁 9g，生薏苡仁 12g，白豆蔻末 1.8g，猪苓 4.5g，淡香豉 9g，泽泻 4.5g）。

4. 脾胃阳虚证

（1）证候：面色萎黄，四肢不温，大便溏薄，食少体倦，面色㿠白，唇甲色淡，舌淡苔白，脉象沉弱。

（2）治法：温补脾胃。

（3）方药：附子理中汤［制附子（先煎 1 小时）10g，人参 10g，白术 15g，甘草 3g，干姜 5g］。

（三）生活干预

1. 饮食调理　饮食以清淡、少渣、易消化食物为主，一日三餐热量要均衡，不要吃得过饱，要细嚼慢咽，避免刺激性饮食和浓烈的调味品，尽量别吃地瓜等容易产酸或生葱、白萝卜等产气的东西，注意饮食卫生。不宜饮酒和吸烟，保持规律作息。神经性厌食患者须住院治疗，并逐渐培养正常饮食习惯。

2. 精神调摄　避免精神紧张、情绪激动或过分忧虑，保持轻松愉快的心境，多与人交流，必要时咨询医生，以指导自己如何面对胃肠道症状，了解胃肠道症状的本质，顺其自然。也可以记日记，并定期交医生点评。

3. 起居生活　生活起居有规律，不要饥一顿饱一顿，极易扰乱胃肠道的调节、分泌及运动功能；避免作息无规律，如长期熬夜，使得生物钟规律被破坏，也易扰乱植物神经系统调节功能，进而诱发肠胃功能紊乱。要注意安排好自己的进餐时间和生活节奏，按时就餐，按时睡觉，以使自己吃得香，睡得好，精神足，维持肠胃功能的正常状态。食品卫生要保证，感染是许多消化道疾病发生与发展的主要病因，因此，要减少肠胃疾病的发生，首先要注意保持好环境卫生，饭前便后注意洗手，勤刷牙、勤换洗衣服，减少与致病菌的"亲密接触"。要避免进食未洗净的蔬菜和水果，不喝生水，不吃腐烂变质的食物，少吃剩菜剩饭，预防病从口入。不吸烟、酗酒和久坐不动。

4. 运动调理　除非患者全身情况很差，一般无需卧床休息，可参加适量的轻便劳动和工作。要求生活有规律，经常有适当的文娱活动。应强调体育锻炼，以增强体质，加速胃肠功能的恢复。

十一、电脑、空调、手机、耳机综合征

（一）判断依据

1. 不适感的产生与长期接触和使用电脑、空调、手机、耳机等有关。

2. 长期使用电脑者表现为眼睛干涩或头痛，视力下降，咽部发干、疼痛，咳嗽，手腕、手臂酸痛，肩膀肌肉紧张、麻木等，或精神上烦躁，易疲劳，注意力难以集中。

3. 使用空调后出现下肢酸痛无力、头痛头昏、头胀头重、疲劳失眠、恶心便秘、口干鼻痒、注意力不集中、血压升高、心跳加快、白细胞减少、关节炎、咽喉炎、容易患伤风感冒等。

4. 对手机有一种难以摆脱的迷恋，常有手机铃声响了的幻觉，常害怕手机关机，当手机连不上线、收不到信号时，会对工作产生强烈的无力感。常有手臂麻木，腕关节肿胀，手部动作不灵活，视力下降，紧张性头痛，焦虑，忧郁，心悸，头晕，出汗，肠胃功能失调等症状出现。

5. 戴耳机时间过长后出现耳鸣、失眠、头痛、耳闷胀感以及渐进性听力减退。或有全身性的不适，如头晕脑胀，恶心不适，注意力不集中，思维反应减慢，记忆力减退，甚至有烦躁不安，缺乏耐心等异常心理和情绪反应。

（二）调治方法

1. 肝肾阴虚证

（1）证候：头晕目眩，视物模糊，耳鸣，胁痛，腰膝酸软，咽干，颧红，盗汗，五心烦热，男子遗精，妇女月经不调，舌红无苔，脉细数。

（2）治法：滋补肝肾。

（3）方药：六味地黄丸（熟地黄15g，山茱萸10g，山药15g，泽泻15g，丹皮10g，茯苓15g）。

2. 阴虚火旺证

（1）证候：怕热，易怒，面赤，口干咽痛，大便干燥，小便短赤或黄，五心烦热，盗汗，腰酸背痛，梦遗滑精，舌红少津，苔薄或光剥，脉细数。

（2）治法：滋阴降火。

（3）方药：知柏地黄丸（地黄15g，山茱萸肉10g，干山药15g，泽泻9g，牡丹皮9g，茯苓9g，盐炒知母6g，盐炒黄柏6g）。

3. 肾阳不足证

（1）证候：面色黧黑而晦黯，腰膝酸软，耳鸣耳聋，形寒肢冷，尿清便溏，或尿少，腰以下水肿，男子阳痿，妇女宫寒不孕，舌淡胖嫩，苔白，脉沉细无力。

（2）治法：温补肾阳。

（3）方药：右归丸（熟地15g，制附子10g，肉桂10g，山药15g，山茱萸10g，菟丝子12g，鹿角胶12g，枸杞子10g，当归10g，炒杜仲10g）。

4. 心脾两虚证

（1）证候：心悸怔忡，失眠多梦，头晕，健忘，食欲不振，腹胀便溏，或气短神疲乏力，面色萎黄或淡白，唇、甲无华，或见皮下出血，女子月经量少色淡、淋漓不尽，舌质淡嫩，脉细弱。

（2）治法：健脾养心。

（3）方药：归脾汤（白术 10g，当归 10g，白茯苓 15g，炒黄芪 15g，远志 10g，龙眼肉 10g，炒酸枣仁 10g，党参 15g，木香 10g，炙甘草 6g）。

（三）生活干预

1. 电脑综合征 首先要提高自我保护意识和自我保健意识。调整身心，纠正错位的思维定式，并在此基础上处理好各种人际关系。加强自我保健意识，采取必要的预防措施，如工作前适当准备，工作中适当休息，工作后适当放松，平时加强体育锻炼等。从营养方面进行协调，多吃富含维生素和蛋白质的食物。尽量控制上网时间和次数。注意保护眼睛，操作中常远眺、眨眼、闭目静休，多进行眼睛训练和做眼保健操等。

2. 手机综合征 不要在餐桌上过多浏览手机；睡前尽量不玩手机；休闲时多参加聚会、郊游等活动，转移生活重心；试着出门不带移动电源或充电器，强迫自己少玩手机；面对美景不要只顾拍照，而要用心欣赏；多吃富含维生素和蛋白质的食物；注意保护眼睛，操作中常远眺、眨眼、闭目静休，多进行眼睛训练和做眼保健操等。

3. 空调综合征 在使用空调时要做到合理使用，如长期在空调室内工作及在空调室内睡觉，不可将温度调得太低，一般调在 28℃ 左右较好，与室外温度相差 8℃ 左右即可。还要注意相应多穿些衣服，晚上睡觉时要盖空调被或单被。在下班前或起床前 0.5 ～ 1 小时关停空调使室内气温及人体体温逐渐上升接近外界气温，人再离开空调室，此时还应打开门窗进行通风。对于由高温环境突然进入到空调室的人最好是先在空调室门口站几十秒钟，让身上的汗干后再进入，进入空调室后更不要直接对着空调凉风直吹。每次出空调室时最好是在空调室门口站十几秒钟，使体表温度逐渐上升接近室外气温时再离开空调室。

4. 耳机综合征 要减少使用耳机的时间，走路或乘车时，使用耳塞的时间每天最好不要超过 1 小时，且音量不可过大，以听些轻音乐或古典音乐为宜，避免听觉疲劳。切不可听尖声刺耳、节奏疯狂的音乐。可常做些耳部的按摩，如按摩耳郭、捏耳垂、揉风池穴等，或将两食指分别插入两耳孔中迅速抽出，以改善耳朵的血液循环，使耳膜维持正常的功能状态。

十二、免疫力下降

（一）判断依据

1. 常感到神疲乏力，容易疲劳，不能胜任工作，但各项检查结果均无异常。休息后稍缓解，但不能持久。

2. 反复感冒，气候变化之时，易感外邪，且病程较长。

3. 伤口容易感染，愈合时间较正常延长，或身体不同部位易长细小疖肿。

4. 肠胃虚弱，易出现餐后胃肠功能紊乱。

5. 易受传染病的攻击。如易被感冒传染等。

（二）调治方法

1. 气血亏虚证

（1）证候：面色淡白或萎黄，头晕目眩，少气懒言，神疲乏力，或有自汗，心悸失眠，舌质淡嫩，脉细弱。

（2）治法：益气生血。

（3）方药：十全大补汤（黄芪 30g，党参、茯苓、熟地各 15g，白术、川芎、白芍各 9g，炙甘草、当归各 10g，肉桂 6g）。

2. 脾肾阳虚证

（1）证候：面色萎黄，四肢不温，大便溏薄，畏寒肢冷，腰膝酸软，腹部冷痛，小便不利，食少体倦，面色㿠白，唇甲色淡，舌淡苔白，脉象沉弱。

（2）治法：温补脾肾。

（3）方药：右归丸（熟地黄 25g，制附子 3g，肉桂 5g，山药 15g，山茱萸 10g，菟丝子 10g，鹿角胶 10g，枸杞子 15g，当归 10g，杜仲 12g）。

3. 肝肾阴虚证

（1）证候：头晕目眩，视物模糊，耳鸣，胁痛，腰膝酸软，咽干，颧红，盗汗，五心烦热，男子遗精，妇女月经不调，舌红无苔，脉细数。

（2）治法：滋补肝肾。

（3）方药：六味地黄丸（熟地黄 15g，山茱萸 10g，山药 15g，泽泻 10g，丹皮 10g，茯苓 10g）。

4. 脾气亏虚证

（1）证候：面色淡白、萎黄，身体容易出现疲劳感，大便溏薄，腹部畏寒，受凉后腹泻，纳差，舌淡胖，边上有齿痕，舌苔白，脉象弱缓。

（2）治法：益气健脾。

（3）方药：人参健脾丸（人参 10g，麸炒白术 10g，茯苓 10g，山药 15g，陈皮 10g，木香 6g，砂仁 6g，蜜炙黄芪 15g，当归 10g，炒酸枣仁 15g，制远志 10g）。

（三）生活干预

1. 饮食结构要平衡　这是提高身体免疫功能的一个根本前提，在日常生活中，碳水化合物、蛋白质、有益脂肪、营养素等物质都要按照均衡原则来摄入。

2. 注意休息　面对压力以及每日繁忙的工作，我们的身体需要利用休息来充电，以恢复体能、养精蓄锐。

3. 加强锻炼　每周进行 3～5 次中等强度的健身活动，每次 30 分钟左右就能够显示出明显效果。

4. 增加维生素 C、维生素 D、维生素 E 的摄入量　每日摄取 1000 ～ 2000mg 维生素 C；从鱼油中摄取的维生素 D 与从橄榄油、坚果、鳄梨以及谷物中摄取的维生素 E，对增强免疫系统功能也发挥了重要作用。

5. 补充足量的锌元素、充足饮水　贝壳类海产品（如牡蛎、海螺肉、扇贝、蛏干）、红色肉类及其内脏均是锌的良好来源，蛋类、豆类、谷物胚芽、燕麦、花生等也富含锌。另外，每天喝 6 ～ 8 杯水。

6. 减少酒精与咖啡类饮料的摄入量　过多摄入酒精与咖啡类饮料会干扰身体各种正常的生理机能，而适量饮用会有益于免疫系统的健康。

7. 防止重金属对身体的污染　平日不仅要少吃污染海域的鱼类，同时还要戒烟，以确保体内环境的卫生、清洁。

8. 缓解心理压力　冥想、放松、良好的意念活动等对于提高身体免疫功能都有显著效果。

十三、男性性生殖机能减退

（一）判断依据

有以下表现其中之一者：

1. 阴茎勃起需要对生殖器进行更强的刺激；

2. 阴茎勃起反应时间延长；

3. 勃起的硬度减弱；

4. 达到射精时间延长，强度减弱；

5. 不应期延长；

6. 夜间阴茎胀大试验、阴茎海绵体注射血管活性药物试验等与正常人相似，或勃起硬度及持续时间均稍有下降。但实验室检查，性激素水平与正常人相似。

（二）调治方法

1. 肾阳虚衰证

（1）证候：阴茎勃起反应时间延长，或硬度减弱，性欲减退，面色少华，头晕耳鸣，腰膝酸软，精神萎靡，畏寒肢冷，小溲清长，舌淡，苔白，脉沉细，尺脉弱。

（2）治法：温肾壮阳，填精益髓。

（3）方药：右归丸加减（熟地、山药、枸杞子、菟丝子各20g，山茱萸肉15g，杜仲、当归、鹿角胶、制附子各10g，肉桂6g）。

2. 阴虚火旺证

（1）证候：阴茎易勃起，但硬度减弱，两目干涩不适，口干咽燥，急躁易怒，五心烦热，腰膝酸软，舌质红或边赤，苔少或薄黄，脉细数。

（2）治法：滋阴降火。

（3）方药：知柏地黄丸加减（熟地、山药各 20g，山茱萸肉 15g，知母、黄柏、丹皮、茯苓、泽泻各 10g）。

3. 湿热下注证

（1）证候：阴茎勃起不坚，阴囊潮湿瘙痒，臊臭，口苦而黏，肢体疲困，小便黄赤，舌红，苔黄腻，脉弦滑或滑数。

（2）治法：清热利湿。

（3）方药：龙胆泻肝汤加减（龙胆草、栀子、黄芩、木通、泽泻、车前子各 10g，生地、当归各 15g，柴胡、甘草各 6g）。

4. 肝气郁结

（1）证候：阴茎勃起反应时间延长，心情抑郁，急躁易怒，胸闷不畅，常喜叹息，胁肋窜痛，食少寡言，舌苔薄白，脉弦细。

（2）治法：疏肝解郁，益肾振痿。

（3）方药：柴胡疏肝散加减（柴胡 12g，白芍、陈皮、枳壳、木香各 10g，甘草 6g，香附 10g，川芎 10g）。

（三）生活干预

1. 注意用药安全　一些药物对男性勃起有影响，常见的包括一些抗抑郁药物，降血压药物，抗组胺药物、止痛药物，甚至一些抗过敏药物、感冒药物都可能会抑制性欲唤起，造成男性阴茎疲软。

2. 注意腰围　男性很容易中年发福，需要注意自己的腰围，腰围过粗说明体内脂肪含量过高。体内脂肪含量过高，很可能导致睾酮分泌减少，容易并发一些炎症，从而影响勃起功能。男性的腰围应该尽量控制在 89cm 以内，过了 100cm 就需要及时减肥。

3. 注意烟酒　长期吸烟对血管有一定影响，可能阻碍血液流向生殖器官，从而影响勃起。过量饮酒会麻痹神经，降低对性刺激的敏感性，妨碍性欲唤起。所以，男性一定要注意少抽烟喝酒。

4. 注意睡眠　长期缺乏睡眠，睡眠质量差，睾酮会受到影响，从而影响性欲和勃起。此外睡眠差会让男性对性刺激变得很迟钝。男性每天应保证 7～8 小时的睡眠，这样才能避免勃起障碍的出现，也是对自己的健康负责。

5. 注意锻炼　一定强度的体育锻炼能够改善血管功能，提升体质健康，让身体更有力量。这一切对性生活的完美都是有利的。男性身体没有特殊情况的话，一定要保证一定量的体育锻炼。

6. 注意口腔健康　口腔细菌通过腐烂的牙齿渗入血液，会造成血管损伤，血流量降低，影响阴茎勃起。

7. 注意夫妻关系　夫妻关系也会影响性生活的和谐。夫妻之间感情差，相互厌恶的话，长此以往会导致性功能障碍。

十四、肥胖症前期

（一）判断依据

1.肥胖症前期即体重超过标准体重10%～20%或体重指数（BMI）位于23～24.99之间（BMI18.5～23.9为正常）。

标准体重（kg）＝［身高（cm）－100］×0.9（男性）或0.85（女性）

BMI＝体重（kg）/身高的平方（m²）

2.可能有多食，腹胀，口干，便秘，神疲乏力等症状。

（二）调治方法

1.胃热滞脾证

（1）证候：多食善饥，形体微胖，脘腹胀满，口苦口干，大便干，舌红，苔黄腻，脉滑。

（2）治法：清胃泻火，佐以消导。

（3）方药：小承气汤合保和丸加减（大黄6g，枳实10g，厚朴10g，山楂15g，神曲12g，莱菔子12g，半夏10g，陈皮10g，茯苓10g，连翘10g）。

2.脾虚湿阻证

（1）证候：微胖浮肿，神疲乏力，肢体困重，小便不利，便溏或便秘，舌淡，苔白腻，脉濡细。

（2）治法：健脾益气，渗水利湿。

（3）方药：参苓白术散合防己黄芪汤加减（党参15g，白扁豆12g，茯苓15g，炒白术10g，桔梗10g，砂仁6g，莲肉10g，黄芪20g，山药15g，薏苡仁15g，汉防己10g，甘草6g）。

3.痰浊中阻证

（1）证候：素体微胖，喜食肥甘，头身困重，脘腹胀满，口黏涎多，神疲嗜卧，苔白腻，脉滑。

（2）治法：祛痰化浊，理气消胀。

（3）方药：导痰汤加减（半夏10g，南星10g，枳实10g，橘红10g，茯苓10g，甘草6g）。

4.肝郁气滞证

（1）证候：形体微胖，胁肋胀痛，烦躁易怒，口苦舌燥，腹胀纳呆，女性月经不调，舌淡，苔薄，脉弦。

（2）治法：疏肝理气，健脾养血。

（3）方药：逍遥散加减（柴胡12g，当归15g，白芍10g，炒白术10g，茯苓10g，甘草6g，薄荷6g）。

（三）生活干预

1. 饮食干预　减肥之初，要使能量处于一定程度的负平衡状态才能达到动用脂肪的目的，限制能量可根据程度分为禁食疗法（≤ 200kcal/d）、极低能量疗法（200 ～ 600kcal/d）、低能量疗法（600 ～ 1200kcal/d）。每日的蛋白质供应量应确保1.0 ～ 1.2g/kg，尽可能选优质蛋白；糖类一般不高于100g/kg；脂肪中应减少动物脂肪的摄入；增加富含膳食纤维食物的摄入。规范摄食行为，包括摄食时间、饮食量、摄食所需时间、每日餐数、各餐分配等。

2. 运动干预　肥胖者由于体重过大，避免跑步一类运动对膝、踝的损伤，开始阶段可以选择游泳、骑自行车等；体重减轻后，可以选择快走、慢跑等；可以多种运动项目相互交叉。运动前应进行充分的准备活动，每次运动时间保持在30分钟以上，每周至少锻炼3次。运动强度范围保持在60% ～ 80% 最大心率（最大心率 =220 − 年龄）。

3. 应激干预　减压在治疗中是有效的行为干涉手段，有全身放松、体育运动、膈肌呼吸等，这些方法可减轻紧张和减弱交感神经兴奋。

4. 心理干预　改善不良心理状态，引导肥胖者以积极的方式思考问题，确定目标、自我监督、正确认识体重的反弹等。

十五、营养不良倾向

（一）判断依据

1. BMI < 18.5。肱三头肌皮褶厚度（TSF）：男性11.3 ～ 12.5mm，女性14.9 ～ 16.5mm；上臂中部肌围（AC）：男性26.4 ～ 29.3cm，女性25.7 ～ 28.5cm。

2. 可无症状，也可有体重下降、偏瘦、全身乏力、皮下脂肪减少；儿童可出现体重不增或减轻、生长发育减慢等症状。

（二）调治方法

中医辨证，多按脾胃虚弱证调治。

1. 证候　面黄偏瘦，毛发少泽，纳差，厌食，腹胀，大便干稀不调或能食易饥，大便量多，内夹不消化物，性情烦躁，夜寐不宁，磨牙，多汗，舌质淡，苔薄白或微黄，脉缓，指纹淡。

2. 治法　健脾和胃，佐以消食导滞。

3. 方药　参苓白术散加减（党参15g，白扁豆12g，茯苓15g，炒白术10g，桔梗10g，砂仁6g，莲肉10g，黄芪20g，薏苡仁15g）。

（三）生活干预

1. 婴幼儿与儿童青少年的营养　0 ～ 6个月龄婴儿宜纯母乳喂养，产后尽早开奶，尽早抱婴儿到户外活动或适当补充维生素 D。给新生儿和 1～6 个月龄婴儿及时补充适量维生素 K；不能用纯母乳喂养时，宜首选婴儿配方食品喂养；定期检测生长发育状况。儿童、青少年三餐定时定量，保证吃好早餐，避免盲目节食，吃富含铁和维生素 C 的食物，每天进行充足的户外运动，不抽烟，不饮酒。

2. 孕妇及授乳妇女的营养 孕前期多摄入富含叶酸的食物或补充叶酸；常吃含铁丰富的食物；保证摄入加碘食盐，适当增加海产品的摄入；戒烟、禁酒。孕早期少食多餐；保证摄入足量富含碳水化合物的食物；多摄入富含叶酸食物并补充叶酸；戒烟、禁酒。孕中、末期适当增加鱼、禽、蛋、瘦肉、海产品、奶类的摄入量；常吃含铁丰富的食物；适量身体活动，维持体重适量增长；禁烟、戒酒。哺乳期增加鱼、禽、蛋、瘦肉、海产品、奶类的摄入量；多喝汤水；科学活动和锻炼，保持健康体重。

3. 老年人营养 食物粗细搭配、松软、易于消化吸收；合理安排饮食，提高生活质量；多做户外运动，维持健康体重。

十六、痛风前期

（一）判断依据

1. 血尿酸在 360～420μmol/L 之间，无急性关节炎等不适；X 线检查足、膝、踝关节无异常征象。
2. 无合并痛风结石、关节畸形及肾脏病变。
3. 临床上可无症状，或轻度头痛、发热、全身不适、轻微食欲不振等。

（二）调治方法

中医辨证，多按脾胃湿滞证调治。
1. 证候 检查发现血尿酸超过正常值，有时头昏，乏力，纳差，无关节红肿疼痛，舌淡，苔白，脉缓。
2. 治法 健脾化湿。
3. 方药 三仁汤合升阳益胃汤加减（薏苡仁 20g，杏仁 10g，白豆蔻 10g，厚朴 10g，通草 6g，滑石 10g，半夏 10g，淡竹叶 10g，黄芪 25g，白芍 10g，人参 10g，茯苓 10g，炒白术 15g，甘草 6g，羌活 10g，独活 10g，防风 10g，柴胡 10g，泽泻 10g，黄连 4g）。

（三）生活干预

1. 多吃高钾食物 如香蕉、西蓝花等。减少尿酸沉淀，有助尿酸排出。
2. 多吃碱性食品 如蔬菜类、奶类等。西瓜和冬瓜不但是碱性食品，而且具有利尿作用，对痛风患者更有利。
3. 多吃 B 族维生素、维生素 C 含量丰富的食物 可促使组织内瘀积的尿酸盐溶解，果汁和菜汁中含有丰富的维生素，有助于改善痛风的症状。

4. 控制每天总热能的摄入　少吃碳水化合物。此外，还要少吃蔗糖、蜂蜜，因为它们含果糖很高，会加速尿酸生成。

5. 忌吃过咸　钠会促进尿酸沉淀。每日控制在 2～5g，不超过 6g。

6. 限制饮酒适量饮用饮料　长期饮酒可刺激嘌呤合成增加。咖啡、茶可适量饮用，酸奶不宜饮用。如柠檬适量、胖大海 5 粒，加水 2000mL，是痛风病人较为理想的碱性饮料。

7. 脂肪　并发高脂血症者要适当限制脂肪摄入，尤其是在急性痛风发作期需避免高脂饮食，脂肪会抑制尿酸的排泄。

8. 饮水　痛风病人应采取主动饮水的积极态度，避免口渴时才饮水，饮水最佳的时间是两餐之间及晚上和清晨。餐后 1 小时可以饮茶，且以淡茶为宜。每日液体摄入总量需达 2500～3000mL，使排尿量每日达 2000mL 以上，防止尿液浓缩、结石的形成。

9. 运动疗法　适当运动可预防痛风发作，减少内脏脂肪，减轻胰岛素抵抗性。运动量一般以中等运动量为宜。

十七、焦虑倾向

（一）判断依据

1. 以莫名其妙的紧张、担心为主要表现，伴有注意力不集中，坐立不安，总静不下来等。

2. 部分还有身体方面的不舒适，如失眠，头晕，胸闷，心悸，呼吸急促，口干，尿频，尿急，出汗，震颤等。

3. 短暂性的（一般在 1 个月内），随时间或情境改变能自行缓解。

4. 焦虑自评量表（SAS）评分为 50～60 分之间。

（二）调治方法

1. 肝郁化火证

（1）证候：情绪紧张不安，易怒，烦躁，入睡困难，头晕，震颤，口苦咽干，胸胁胀痛，便秘，舌边尖红，苔黄，脉弦细。

（2）治法：清肝泻火。

（3）方药：龙胆泻肝汤加减（龙胆草、栀子、黄芩、木通、泽泻、车前子各 10g，生地、当归各 15g，柴胡、甘草各 6g）。

2. 痰热内扰证

（1）证候：心情紧张，担心，胸闷脘痞，口苦痰多，头晕目眩，心烦不寐，舌红，苔黄腻，脉滑或滑数。

（2）治法：清热化痰，降气宁神。

（3）方药：黄连温胆汤加减（黄连 5g，半夏 10g，陈皮 10g，茯苓 10g，枳实 10g，竹茹 10g，甘草 6g）。

3. 肝肾阴虚证

（1）证候：紧张不安，担心悲泣，心悸，虚烦不寐，多梦，五心烦热，盗汗，腰酸腿软，舌红少津，苔少，脉细数或沉细。

（2）治法：滋肾养肝，交通心神。

（3）方药：知柏地黄丸、交泰丸合黄连阿胶汤加减（知母10g，黄柏10g，熟地20g，山药15g，山茱萸肉15g，丹皮10g，泽泻10g，茯苓10g，黄连4g，肉桂6g，阿胶15g）。

（三）生活干预

1. 心理干预　开展心理疏导，安抚情绪，释放心中压力，保持积极乐观的心态。

2. 健康宣传　积极对有焦虑倾向人员进行健康宣教，说明疾病的产生机制与诱因，以及影响临床治疗效率与预后的相关因素，以便对焦虑产生正确的认识。

3. 日常生活　日常饮食应以低盐、低脂为主，饮食保持清淡，不可食用刺激性的食物，禁止吸烟、喝酒，多食用富含维生素纤维的食物，注意休息，预防劳累，保证充足的睡眠。

十八、抑郁倾向

（一）判断依据

1. 主要表现为：①情绪低落，高兴不起来，感到忧伤；②思维较前迟缓，记忆力减退，对问题理解力下降；③不爱活动，少言语，整日无精打采等，这些情绪与现实处境很不相称。

2. 可能有身体方面的不舒适，如失眠、头晕、胸闷、心悸、食欲下降、体重减轻等。

3. 上述情况的出现是短暂性的（一般在2周内），可以随着时间，或是情境的改变而趋于稳定。

4. 抑郁自评表（SDS）评分低于50分。

（二）调治方法

1. 肝郁气滞证

（1）证候：忧郁不欢，多疑善虑，少言语，喜太息，胸胁胀痛，痛无定处，脘闷嗳气，苔薄白，脉弦。

（2）治法：疏肝理气，解郁安神。

（3）方药：柴胡疏肝散加减（柴胡12g，白芍、陈皮、枳壳、木香各10g，甘草6克，香附10g，川芎10g）。

2. 痰气郁结

（1）证候：精神抑郁，情绪低落，胸部闷塞，口中黏腻多痰，整日无精打采，疲乏，舌淡，苔白腻，脉滑。

（2）治法：理气开郁，化痰散结。

（3）方药：半夏厚朴汤加减（半夏10g，厚朴10g，茯苓12g，苏叶8g，生姜6g）。

3. 心脾两虚证

（1）证候：思维迟缓，健忘，兴趣缺乏，善悲易哭，失眠，倦怠乏力，面色少华，舌淡，苔薄白，脉细弱。

（2）治法：补养心脾，益气生血。

（3）方药：归脾汤加减（人参15g，炒白术10g，黄芪20g，当归15g，龙眼肉15g，茯神10g，炙远志10g，炒枣仁15g，木香6g，甘草6g）。

（三）生活干预

1. 运动干预　适宜的运动对缓解抑郁有帮助，如中等强度的步行运动、瑜伽、健身气功等。

2. 音乐干预　可分为被动感受（聆听音乐）、主动参与（唱歌、乐器演奏等）、小组活动课程、个人活动课程四种形式。可每周做一次，一次一个小时，长期坚持有改善抑郁的效果。

3. 健康教育　有关教育的内容包括提供抑郁症发病因素、临床特点、治疗效果及预防复发等，增加对抑郁症的认识，以积极的态度面对，主要形式为讲座、知识手册和情绪管理手册等。

4. 食物干预　多吃深海鱼，葡萄柚、全麦面包、菠菜、樱桃、低脂牛奶、鸡肉等也有改善抑郁症状的作用。

十九、假日综合征

（一）判断依据

1. 可表现为免疫力下降、头晕、疲惫、精神萎靡、易激动、食欲下降、消化不良、难以入睡、注意力不集中等症状。

2. 应排除已诊断为胃肠功能疾病、失眠症者或酗酒、精神活性物质、药物滥用者和依赖者所致出现胃肠功能紊乱、失眠、抑郁、焦虑等。

3. 该情况常在假日前后发生且超过3次。

4. 常引起焦虑感，精神活动能力下降，或轻微妨碍到生活和工作。

（二）调治方法

1. 心脾两虚证

（1）证候：神疲乏力，心悸气短，食欲不振，便溏，舌淡苔白，脉细。

（2）治法：补益心脾，养血安神。

（3）方药：归脾汤（党参20g，黄芪18g，当归12g，龙眼肉12g，白术9g，木香6g，陈皮6g，茯神15g，酸枣仁18g，远志15g）。

2. 痰热内扰证

（1）证候：虚烦不眠，胸闷口苦，或眩晕，或呕吐，呃逆，舌苔白腻微黄，脉弦滑略数。

（2）治法：理气化痰，清胆和胃。

（3）方药：温胆汤（法半夏 10g，橘红 15g，茯苓 8g，炙甘草 5g，竹茹 10g，枳实 10g，生姜 3 片，大枣 2 枚）。

3. 肝郁脾虚证

（1）证候：神疲乏力，四肢倦怠，情绪不宁，注意力不能集中，记忆力减退，胸胁满闷，舌胖，苔白，脉弦缓无力。

（2）治法：健脾益气，调肝解郁。

（3）方药：逍遥散（黄芪 18g，人参 8g，炙甘草 9g，白术 15g，当归 6g，陈皮 6g，升麻 6g，柴胡 6g）。

（三）生活干预

1. "娱乐综合征" 干预　平时应该让室内保持空气畅通，并有一定湿度，可以不时做个深呼吸；若时间允许，中午一定要小睡一下。熬夜会使人的消化系统循环变差，所以不能吃太饱，并以清淡为主，多吃维生素含量高的食物。胃肠不好和睡眠不好的人可喝枸杞泡的热茶或菊花茶。

2. "旅游综合征" 干预　多喝水，要在口未感到渴时就补充适量的水。每天晚上可用热水泡泡脚，水温可略高一点，以自身感觉到 "烫" 为妥。

3. "厨房综合征" 干预　节后应科学地安排厨房工作量，注意休息；少制作油炸类食品，炒菜时油也不要烧得太热，尽量减少厨房中的油烟。

4. "美味综合征" 干预　要使症状得到改善，在烹饪菜肴时，要不加或少加味精。多吃新鲜蔬菜和水果，这些食物富含纤维素和维生素。

二十、颈腰椎功能减退

（一）判断依据

1. 年龄多在 40 岁以上，常有慢性积累性损伤史。

2. 颈、腰部僵硬疼痛，易疲劳，劳累时症状加重，休息后得到缓解，症状轻微。

3. 检查无发现脊椎病变，但常有颈腰部酸痛、头晕等情况且超过 1 个月者。

4. 除外既往有先天性畸形，发育性椎管狭窄，外伤，咽喉部炎症；或用药不当造成的关节损害。

（二）调治方法

1. 寒湿阻络证

（1）证候：头痛或腰部疼痛，僵硬，转侧不利，一侧或两侧上、下肢及手指、脚趾指酸胀痛麻；或头痛牵涉至上背痛，肌肤湿冷，畏寒喜热，舌淡红，苔薄白，脉细弦。

（2）治法：温经活血，祛寒除湿，通络止痛。

（3）方药：蠲痹汤（姜黄 12g，黄芪 15g，当归 15g，赤芍 10g，防风 15g，羌活 15g，甘草 10g）。

2. 气血两虚夹瘀证

（1）证候：头昏，眩晕，视物模糊，身软乏力，行走无力，颈腰部酸痛，或四肢疼痛。舌淡红或淡胖，边有齿痕。苔薄白而润，脉沉细无力。

（2）治法：益气养血，醒脑宁神，活血通络。

（3）方药：四君子汤合桃红四物汤（党参 20g，白术 15g，茯苓 10g，桃仁 10g，红花 10g，当归 15g，白芍 15g，生地 20g，川芎 10g，甘草 5g）。

3. 脾肾阳虚证

（1）证候：四肢活动受限，疼痛明显，畏寒喜暖，饮食正常或纳差，舌淡红，苔薄白或微腻，脉沉细弦，或沉细弱。

（2）治法：补肾健脾，温经和阳，强筋健骨。

（3）方药：右归丸（熟地黄 25g，制附子 3g，肉桂 5g，山药 15g，山茱萸 10g，菟丝子 10g，鹿角胶 10g，枸杞子 15g，当归 10g，杜仲 12g）。

（三）生活干预

1. 工作预防　日常工作要避免头颈部肌肉处于持久收缩状态，力戒长期伏案或俯身作业。在长时间低头伏案之中，应该注意间隔，一个姿势的保持时间不应该超过 2 小时，之后应该配合适当的颈部、腰部舒展活动，持续几秒钟的伸懒腰等。搬抬重物时应先下蹲，用腰时间过长时应改变腰的姿势，多做腰部活动，防止逐渐发生劳损。注意劳逸结合，尤其是急性腰扭伤患者应在彻底治愈后再参加相关运动和工作。

2. 生活姿势　切莫贪图静止式的肢体舒适，慎防卧姿看书、躺卧写字或持续仰视电视荧屏。

3. 卧具卫生　生活中需养成一个良好的睡眠卧姿，合理使用卧具。正确的卧式体位应侧卧，四肢稍微蜷曲，肌肉保持松弛。枕头高度适中，过高或过低都会引起颈部过分的屈、伸。

4. 锻炼保暖　加强颈肩部肌肉的锻炼，在工作期间或闲暇时，做头及双上肢的前屈、后伸及旋转运动。坚持腰部锻炼，经常性的活动腰，锻炼腰部肌肉的力量及柔韧性，增强腰部的稳定性和抗压能力。注意颈腰部保暖。

第六节　家庭常备药箱

一、家庭药箱

家庭自备一些常用药，既可以自治一些小病小伤，又能免去到医院排队看病之苦，所以一般人家里都会储备一些常用药品。那么，如何确定每个家庭常备药的品种呢？通常遵循这样的原则：根据家庭成员的组成及健康状况，同时结合季节变化灵活掌握。应避免求贵求全，宜尽量采用确有疗效又价格便宜的药品。一个普通家庭所备药品不应过多，以免存放时间过长失效，造成不必要的浪费。常用的西药和中成药品种如下。

（一）治感冒药

1.治风热感冒的药物　银翘解毒丸，复方金黄连颗粒、桑菊感冒片、双黄连口服液、羚羊感冒胶囊、复方金银花颗粒、连花清瘟胶囊、小柴胡颗粒、风热感冒颗粒、银柴颗粒、小儿解表颗粒。

2.治风寒感冒的药物　桂枝合剂、表实感冒颗粒、风寒感冒颗粒、午时茶颗粒、伤风停胶囊、姜枣祛寒颗粒。

3.治暑湿感冒的药物　藿香正气水（片、颗粒、滴丸、口服液、软胶囊）、保济丸、六一散、甘露消毒丸、十滴水软胶囊、清暑益气丸。

4.病毒性感冒　抗病毒口服液、金刚烷胺片、利巴韦林片。

5.流行性感冒　复方氨酚烷胺胶囊（片）、连花清瘟胶囊、感冒灵颗粒、感冒解毒颗粒、小儿氨酚黄那敏颗粒、小儿感冒颗粒。

（二）治咳嗽药

1.治风寒犯肺型咳嗽　通宣理肺丸、风寒咳嗽丸、杏苏止咳颗粒（糖浆）。

2.治风热犯肺型咳嗽　桑菊饮、蛇胆川贝枇杷膏、急支糖浆、小儿肺热咳喘口服液、清肺抑火丸。

3.治燥邪伤肺型咳嗽　玉竹膏、雪梨膏、蜜炼川贝枇杷膏。

4.治痰热壅肺型咳嗽　清金化痰汤、清气化痰丸、复方鲜竹沥液、橘红丸、止咳橘红丸。

5.肺肾阴虚型咳嗽　百合固金丸、二冬膏、养阴清肺丸。

（三）治慢性支气管炎药

1.痰湿犯肺型　二陈丸、归芍六君丸、祛痰止咳冲剂。

2.外寒内热型　麻杏止咳糖浆、急支糖浆、止咳橘红口服液。

3.肺阴不足型　养阴清肺膏、百合固金口服液、贝母二冬膏。

4.肺肾气虚型　人参保肺丸、金喘息胶囊、固本咳喘片。

（四）治哮喘药

1.风寒闭肺　小青龙合剂、桂龙咳喘宁胶囊。

2.痰热郁肺型　清肺化痰丸、清肺消炎丸。

3.肾不纳气型　金匮肾气丸、七味都气丸。

（五）治急性肠胃炎药

1. 治胃痛药 胃痛灵、三七胃痛胶囊、养胃舒颗粒、三九胃泰颗粒、斯达舒、和胃止痛胶囊。

2. 治呕吐药 胃复安、维生素 B_6 片。

3. 治腹泻药 香连丸、香连化滞丸、肠康片、泻立停、肠炎宁、妈咪爱枯草杆菌二联活菌颗粒、黄连素、痢特灵、诺氟沙星胶囊、蒙脱石散等。

（六）治慢性胃炎药

1. 湿困脾胃型 香砂养胃丸（颗粒）、霍香正气散、参苓白术散。

2. 瘀血内阻型 金佛止痛丸、沉香舒气丸、元胡止痛片。

（七）治腹痛药

1. 虚寒型 理中丸、小建中合剂、良附丸、附子理中丸、香砂平胃丸。

2. 气滞型 四逆散、柴胡舒肝丸、胃苏颗粒、木香顺气丸、越鞠丸。

（八）治疗消化不良药物

1. 脾运失健 不换金正气散、枳术丸、多潘立酮片。

2. 脾胃气虚 异功散、参苓白术散、三九胃泰、胃苏冲剂、健胃消食片、酵母片。

3. 胃阴不足 养胃增液汤、儿宝颗粒。

（九）治便秘药

1. 热结便秘 通便宁片、当归龙荟丸、九制大黄丸、三黄片。

2. 肠燥津亏便秘 麻仁丸、增液口服液、通便灵胶囊。

（十）止痛药

1. 偏头痛 双氯芬酸钠缓释片、布洛芬颗粒、麦角胺、氟桂利嗪。

2. 感冒头痛 布洛芬颗粒。

3. 风湿关节痛 扑热息痛、双氯芬酸钠缓释片。

4. 痛经药 元胡止痛片、气血和胶囊、布洛芬颗粒。

（十一）清热泻火解毒药

龙胆泻肝颗粒、黄连上清片、三黄片、黛蛤散、牛黄上清胶囊。

（十二）治疗皮肤病的药物

1. 痤疮药 清热暗疮片、珍珠暗疮丸、五福化毒丸、阿达帕林凝胶。

2. 细菌感染的药物　红霉素软膏、诺氟沙星软膏、无极膏、左氧氟沙星软膏。

3. 真菌感染　达克宁霜、酮康唑软膏。

4. 生肌敛疮药　紫草膏、拔毒生肌散。

5. 治疗烧烫伤的药物　湿润烧伤膏。

6. 蚊虫叮咬的药物　丹皮酚、绿药膏。

7. 皮肤过敏药　扑尔敏、氯雷他定、西替利嗪。

（十三）治疗跌打损伤和关节疼痛的药物

1. 气滞血瘀　活血止痛散、舒筋活血丸、云南白药、三七片、伤湿止痛膏、麝香追风膏、天和骨通、红花油等。

2. 风寒湿瘀　独活寄生丸、养血荣筋丸、狗皮膏、代温灸膏。

3. 瘀血阻络　活血止痛胶囊、七厘散、沈阳红药胶囊。

（十四）治中暑药物

1. 阳暑　清暑益气丸、清暑解毒颗粒、夏桑菊颗粒、生脉饮。

2. 阴暑　香薷饮、藿香正气软胶囊、十滴水。

（十五）五官科用药

1. 治鼻塞的药物　滴通鼻炎水、盐酸赛洛唑啉鼻用喷雾剂。

2. 滴耳剂　滴耳油。

3. 治口腔溃疡的药物　西瓜霜喷雾剂、意可贴、蜂胶。

4. 治牙痛药　牙周宁、替硝唑等。

5. 眼药　氯霉素眼药水、氧氟沙星眼药水、金霉素眼膏、珍视明等。

（十六）补充维生素及营养的药

1. 维 C 咀嚼片、维生素 B_2、复合维生素。

2. 维生素 A 补充剂　多维营养素、胡萝卜素软胶囊、鳕鱼肝油软胶囊。

3. 维生素 B 补充剂　复合 B 族维生素片、啤酒酵母片等。

4. 维生素 C 补充剂　维生素 C 含片、天然复合维 C 咀嚼片。

5. 维生素 D 补充剂　钙加 D 咀嚼片、钙维生素 D 软胶囊。

6. 维生素 E 补充剂　天然维生素 E 软胶囊、小麦胚芽油营养软胶囊。

7. 成人补钙药物　葡萄糖酸钙、液体钙软胶囊、胶原钙、牡蛎钙、碳酸钙 D_3 片。

8. 补铁的药物　铁质叶酸片、血红素铁补铁片、琥珀酸亚铁。

9. 补血药物　当归补血口服液、四物合剂、阿胶冲剂、八珍颗粒、人参养荣丸、健脾生血颗粒。

10. 补锌药物　葡萄糖酸锌口服液、醋酸锌、甘草锌。

11. 蛋白质补充剂　蛋白粉、乳清蛋白、胶原蛋白粉、水解蛋白片、氨基酸口服液。

（十七）心脑血管药物

1. 治冠心病药物　地奥心血康、复方丹参滴丸、通心络胶囊、乐脉颗粒、速效救心丸、硝酸甘油、单硝酸异山梨酯。

2. 治高血压药　六味地黄丸、银杏叶口服液、松龄血脉康、天麻钩藤冲剂、天麻降压片。

3. 治心律失常药　稳心颗粒、参松养心颗粒。

（十八）治中风后遗症药

1. 阴虚风动型中风　活络丸、加味天麻胶囊、脑塞通丸、天麻丸。

2. 痰热腑实，风痰动扰型中风　蛇胆追风丸、人参至宝丸、脑得生丸、清眩治瘫丸、醒脑降压丸。

3. 气虚血瘀型　偏瘫复原丸、脑血康片、风痛丸、醒脑再造丸、消栓通冲剂、参桂再造丸、消栓再造丸。

（十九）急性尿路感染用药

1. 膀胱湿热型　清开灵颗粒、甘露消毒丹、三金片。

2. 中焦湿热型　藿香正气水。

3. 肝胆郁热型　龙胆泻肝丸。

4. 热毒伤络型　荷叶丸。

5. 肾阴不足型　知柏地黄丸。

（二十）治痔疮药

1. 便血　槐角丸。

2. 湿热下注　脏连丸、地榆槐角丸、化痔栓。

3. 气滞血瘀　马应龙麝香痔疮膏、九华痔疮栓、痔立消、痔速宁胶囊。

4. 脾虚气陷　补中益气丸、补气升提片。

（二十一）其他药物

碘伏、创可贴等。

上述药物并非每样都要，通常每类各备两三种即可。

对于家中成员有慢性病，如高血压、心脏病、糖尿病等，还必须备有上述慢性病的常规用药，如高血压患者常用的卡托普利、硝苯地平、倍他乐克等。冠心病患者通常都备有一个家庭保健盒，备有硝酸甘油片、单硝酸异山梨酯、速效救心丸、阿司匹林肠溶片等，以缓解患者的危急情况，对防治心绞痛也有一定作用。

二、自我合理用药

俗话说"是药三分毒"，是指药物具有两重性，对症下药，合理使用能治病，若是用药不当就会产生毒副作用，甚至伤及性命。每种药品都有特定功效及其适合的临床症状和诊治范围。合理用药包括用药的安全性、有效性、经济性、适当性四个原则。具体方面体现在用药剂量、疗程、给药方法、给药时间、配伍关系等方面。

在进行自我用药时，首先应仔细自我辨证，每种疾病引发的原因均不同，一定要先进行辨证后对症下药。在服药时，注意给药时间，遵从说明书的用法和用量，补益药宜空腹服用，健脾胃药饭后服用，安眠药宜睡前服用，驱虫药宜早晨空腹服用。同时注意服药次数，药物一般是根据半衰期长短决定给药间隔，为了保持有效血药浓度，应按时服药，服药间隔时间短，易引起血药浓度升高在体内蓄积，加重药物不良反应；服药间隔时间过长，将达不到有效剂量，影响疗效。

特别注意不同药物剂型的使用方法及注意事项：

1. 服用片剂、胶囊剂时应用 200mL 以上水送服，以免药物黏附在食道或胃壁上，影响吸收，同时造成对局部的刺激作用。

2. 服用肠溶、缓控释制剂时，药物不宜咀嚼、辗碎服用，以免破坏剂型，影响释药速度和释药部位，达不到肠溶和缓控释效果。

3. 服用混悬剂时，应摇匀后服用。

4. 服用滴丸前，应阅读说明书，通常剂量比较小，宜用少量温开水送服，有时可以直接含服于舌下。

5. 供口服的泡腾片服用时应注意先用 100 ～ 150mL 温开水浸泡，待完全溶解或气泡消失后再饮用，不宜让幼儿自行服用，严禁直接服用或口含，药液中有沉淀、絮状物、不溶物时不宜服用。

6. 舌下片服用时注意给药时宜迅速，服药时把药片含在舌下，含药时间控制在 5 分钟左右，以保证药物充分吸收，不能用舌头移动嘴中含服的药片，同时不宜咀嚼或吞咽药物，不要吸烟、进食、嚼口香糖，保持安静，不要多说话，含药 30 分钟内不宜进食或饮水。

7. 咀嚼片多见于维生素、解药类或治疗胃部疾病的药物，在服用时注意，在口腔内咀嚼的时间宜充分，如胃舒平、氢氧化铝片，咀嚼后会很快在胃壁上形成一层保护膜，从而减轻胃内容物对胃壁溃疡面的刺激，如酵母片因含黏性物质，若不嚼碎易形成团块，影响药物的作用，咀嚼后可用少量温开水送服，用于中和胃酸时，宜在餐后 1 ～ 2 小时服用。

8. 软膏、乳膏剂使用注意事项：涂敷前将皮肤清洗干净，对有破损、溃烂、渗出的部位一般不要涂，涂抹部位有过敏反应，应立即停药，部分药物如尿素软膏涂后采用封包可显著地提高角质层的含水量，封包条件下的角质层含水量可由 15% 增至 50%，增加药物的吸收，可提高疗效，敷后轻轻按摩可提高疗效，不宜涂敷于口腔、眼结膜。

9. 含漱剂多为水溶液，使用注意事项：①含漱剂中的成分多为消毒防腐药，含漱时不宜咽下或吞下；②对幼儿、恶心、呕吐者暂时不宜含漱；③按说明书的要求稀释浓溶液；④含漱后不宜马上饮水和进食，以保持口腔内药物浓度。

10. 滴眼剂使用步骤：①清洁双手，将头部后仰，眼向上望，用食指轻轻将下眼睑拉开成钩袋状；②将药液从眼角侧滴入眼袋内，一次滴 1～2 滴。滴药时应距眼睑 2～3cm，勿使滴管口触及眼睑或睫毛，以免污染；③滴后轻轻闭眼 1～2 分钟；用药棉或纸巾擦拭流溢在眼外的药液；④用手指轻轻按压眼内眦；以防药液分流降低眼内局部药物浓度及药液经鼻泪管流入鼻腔而引起不适。

滴眼剂使用注意事项：①若同时使用 2 种药液，宜间隔 10 分钟；②若滴入阿托品、毛果芸香碱等有毒性的药液，滴后应用棉球压迫泪囊区 2～3 分钟，以免药液经泪道流入泪囊和鼻腔，经黏膜吸收后引起中毒反应；③一般先滴右眼后滴左眼，以免用错药，如左眼病较轻，应先左后右，以免交叉感染；④如眼内分泌物过多，应先清理分泌物；⑤滴眼剂不宜多次打开使用，连续应用 1 个月不应再用，如药液出现混浊或变色时，切勿再用；⑥滴眼剂宜白天使用，反复多次，临睡前应用眼膏剂涂敷，这样附着眼球壁时间长，利于保持夜间的局部药物浓度。

11. 阴道栓使用时宜注意：①洗净双手，除去栓剂外封物。如栓剂太软，则应将其带着外包装放在冰箱的冷冻室或冰水中冷却片刻，使其变硬，然后除去外封物，放在手中捂暖以消除尖状外缘。用清水或水溶性润滑剂涂在栓剂的尖端部；②患者仰卧床上，双膝屈起并分开，可利用置入器或戴手套，将栓剂尖端部向阴道口塞入，并以向下、向前的方向轻轻推入阴道深处。置入栓剂后患者应合拢双腿，保持仰卧姿势约 20 分钟；③在给药后 1～2 小时内尽量不排尿，以免影响药效，栓剂在用药部位停留时间越长，吸收越完全；④应于入睡前给药，以便药物充分吸收，为防止药栓遇热溶解后外流可塞一点脱脂棉或纸巾，以防基质熔化漏出而污染衣被；月经期停用，有过敏史者慎用。

在同时使用多种药物治疗时，应注意：①认真查看药物成分，避免多种药物成分"叠加"，致使药物剂量增大，产生毒副作用。②违反配伍原则的药物不合用，《中国药典》中有不宜联合用药的规定，如"十八反、十九畏"。③不同功效药物联合应用的辨证诊治和禁忌，如附子理中丸与牛黄解毒片不宜联用，前者属于温中散寒药，后者为清热泻火剂。④某些药物合用将产生拮抗作用，如麻黄、含麻黄碱药忌与降血压药合用，含麻黄药忌与扩张冠状动脉药合用；甘草、鹿茸不宜与降糖药胰岛素、甲苯磺丁脲、格列本脲合用；碱性药物与酸性药物合用将发生相互作用，加快排泄速度，致使药效降低；红霉素在碱性环境下抗菌作用强，与含山楂制剂合用时，可使血液中 pH 降低，导致红霉素分解，失去抗菌作用。

自我合理用药就是要及时治疗，最大限度地发挥药物治疗效能，将不良反应降低到最小程度，用药过程中，出现严重不良反应，应及时报告给医生或药师并采取救治措施，减少对身体的损害。

三、药品储备常识

药品如存放不当，或贮存时间过久就会变质失效，甚至产生毒性，因此，家庭保存药品应注意以下几点：

1. 药品的容器上一定要标注药品名称、含量和用法。

2. 注意药品贮存的环境和方法，药品应密封，存放在干燥、阴凉通风处。每次用完药后应将药品瓶盖拧紧，避免有空气、水分渗入导致药品变色、潮解或霉变。西药应装入小瓶密闭保存，不能用纸袋或纸盒存放，因为药物会吸收空气中的水分而潮解，或被微生物污染后变质。部分药品对光线敏感，容易氧化，应该用深色玻璃瓶装或遮光保存，对中成药更要注意包装和存放，因为大部分中成药都怕潮，热天更易发霉、虫蛀；膏药常含挥发性药物常单独存放，贮存日久，有效成分易散失，贮存环境过热，膏药易渗出，贮存环境过冷或吸湿，黏性将降低，敷贴时易脱落，故宜密闭，置阴凉处贮存。栓剂宜置于室内 30℃ 以下阴凉干燥处密闭贮存，气雾剂、喷雾剂同时应避免曝晒、受热和撞击。

3. 注意药物的有效期。备药时应了解有效期的截止年月，过期药不仅疗效降低，甚至会产生毒性。如四环素过期变质后会形成一种叫"差向四环素"的异构体，其毒性比四环素大 250 倍以上。

4. 药物应放置在小孩子无法拿取的地方。有些孩子把糖衣片等拿来当糖吃，其后果不堪设想。

5. 内服药与外用药分开保存，以免错用或污染。

一般说来，判断药物是否变质最简便的方法是对药物的外观性状进行"察颜观色"。如果药液有明显浑浊、沉淀及颜色加深等异常现象出现，除药物说明书上特别标注不属异常外，其他类似情况均说明药物已经变质，不能继续服用；对于各种口服药物如片剂、胶囊、冲剂等，如果发生粘连、变色、斑点、气泡等情况，同样表示药物变质，不能再服用。

第五章　亚健康的研究展望　▷▷▷▷

　　目前，对亚健康状态的研究受到预防医学、社会学、心理学、中医学、中药学等多学科的广泛关注，所使用的研究方法也较丰富，本章对近年来基础与应用方面的研究进展进行归纳，重点介绍亚健康相关研究技术方法和评价体系。

　　现行亚健康研究领域涉及的方法和技术分为微观和宏观两类，微观的实验研究多数是围绕人体整体或脏器结构变化的原因进行探讨，集中在生化检测技术之下的微观生理指标的变化，如红细胞功能变化、免疫状况改变、微循环改变、病原微生物影响等引起人体的功能下降或机能减退的机理探索；近年来，在基因检测等疾病筛查领域的开展，为亚健康状态评估提供了最新的科技支持和诊断方法。宏观方法又分为基础理论和临床研究两方面，前者一般集中在现代医学为基础的疾病前期或潜临床状态的研究，中医未病理论的内涵研究和延伸发展，后者则有许多流行病学调查研究和临床干预效果的观察，通过流行病学调查可以揭示地区性或特定人群的临床特征和影响因素，临床干预方法多为物理治疗或中医药治疗，体现多种方法综合干预特点，因此其评价研究较为困难。

　　虽然亚健康状态的概念模糊，缺乏广泛认可的定义，但近年来学术界都在共同努力探索，并形成了诸多共识，特别是在诊断和测量的方法上有所突破，建立进一步的评价技术和评价指标体系，并已列入国家重点研究项目之中。

第一节　理论研究进展

一、亚健康的分类与范畴研究

　　对亚健康的分类有多种观点，多数学者认为与健康概念相对应，亚健康可分为躯体亚健康、心理亚健康、社会交往亚健康、道德亚健康。躯体亚健康状态总的特征是持续的或难以恢复的疲劳，常感体力不支，懒于运动，容易困倦疲乏。但由于还伴有多种躯体表现，故又分了亚型，如疲劳性亚健康、睡眠失调性亚健康、疼痛性亚健康、其他症状性亚健康等。心理亚健康又分为焦虑性亚健康、抑郁性亚健康、恐惧或嫉妒性亚健康、记忆力下降性亚健康、情感亚健康等。社会交往亚健康又分为青少年社会交往亚健康、成年人社会交往亚健康、老年人社会交往亚健康等。

　　亚健康的范畴主要有以下几方面：①身心上不适应的感觉所反映出来的种种症状，如疲劳、虚弱、情绪改变等，其状况在相当时期内难以明确；②与年龄不相适应的组织结构或生理功能减退所导致的各种虚弱表现；③微生态失衡状态；④某些疾病的病前生理病理学改变。因此，亚健康状态涉及的医学范畴有以下可能性：①某种或某些疾病的临床前状态（如高血压、高血脂、糖尿病、肿瘤、肥胖等），可进一步向该疾病发展；②某些疾病经治愈后仍存在的各种虚弱与不适；③人体处于衰老时期，由于组织结构老化及生理功能减退所导致的各种虚弱表现；④机体身心功能的轻度失调，有相对独特的表现特征，其发生机理尚未明确，多与现代医学的各种"综合征"有关。

二、亚健康发病因素研究

世界各国对亚健康进行了大量的研究，但至今尚未发现统一的特异的致病因素。有研究认为，亚健康状态可能是由于快节奏的社会生活、繁多的社会信息刺激，使人的交感神经系统长期处于亢奋状态而导致植物神经系统功能失调引起的。又有人认为产生亚健康状态的原因既有心理、生理和社会三方面因素失调导致机体的神经系统、内分泌系统和免疫系统整体协调失衡、功能紊乱，又有生活条件、环境污染和工作压力等多因素的影响所致。虽然医学界的认识尚不一致，但归纳起来大概有以下几个方面的原因。

1. 心理因素　范存欣等研究表明，高校教师的亚健康以心理因素和工作压力方面问题的危害为主，如工作不愉快、工作开展不顺利、工作能力不被认可、感到生活没意思、遇到不愉快的事情会长时间不开心、对生活现状不满意等。某些特定的个性特征可成为疾病的重要危险因素。有的专家认为，亚健康状态的实质是心身问题，主要是心理社会因素导致的心理应激、情绪激惹、行为异常造成的，同时与个性特征，人格缺陷，性格怪异也有密切关系。它们是互为因果、互相作用、辨证发展的关系。

2. 社会因素　现代社会压力无处不在，紧张已经成为现代人的共同特征。社会竞争激烈，工作、学习负担过重，生活压力过大；社会人际关系复杂，上下级或同事之间关系紧张；遭遇生活事件，如离婚、丧偶、失业、涉及法律纠纷、经济负担过重；机械化、公式化的生活、工作和学习，占去了人们的大部分时间，使得人们之间的情感交流变得越来越少，孤独成为人们生存的显著特征。以上这些因素都可使人们产生各种负性情绪，是引起亚健康的重要的危险因素。

3. 生活习惯及行为因素　随着现代化进程的加速，社会竞争日益激烈，择业的艰难、工作的繁重以及生活节奏的加快，人们的负荷越来越加重，生活不规律，加班加点导致严重缺乏休息和睡眠，长此下去，极易发生疲劳，而疲劳是目前危害健康的一个重要因素。还有长期吸烟、过量饮酒、长时间的伏案工作、缺乏体育锻炼、乱用保健品，以及吸毒等不健康的生活方式，也是导致亚健康状态的重要因素。

4. 饮食结构因素　随着物质生活条件的提高，饮食中摄入的高热量、高脂肪类食物逐渐增多，导致了肥胖、高脂血症、脂肪肝。目前全世界超重、肥胖人群逐年增加，肥胖成为严重威胁人类健康的杀手，据统计，40 岁以下的人 85% 超重。肥胖导致各类疾病，如心脏病、高血压、糖尿病等。

5. 人际关系因素　社会生活的日益复杂化和多变性，使人与人之间的情感日益淡漠，情感交流日益缺乏，交往趋于表面化、形式化和物质化，情感受挫的机会增多，对情感生活的信心下降，孤独成了人们在情感方面的突出体验。缺乏亲密的社会关系和友谊，使人们表现出无聊感、无助感、烦恼感。大量证据表明，缺乏社会支持是导致心理和躯体障碍的一个重要因素。

6. 环境因素 随着资源的过度开采、高楼大厦群的崛起，以及气候的改变，破坏了人类的生态环境，各种污染日益严重，如大气污染、汽车尾气污染、水污染、食物污染、噪声干扰、电磁污染等导致人类生存空间变小，并对人体的各个系统产生不良影响，长期处于这种环境，人体的细胞不能发挥正常生理功能，进而破坏人体阴阳平衡导致各种疾病。沙塔娜提等研究表明，地理环境因素是影响亚健康状态的重要因素之一，地理环境不同，人的亚健康状态也有差异，从而可发展为不同的地方性疾病。周英等认为，不良生活方式与行为习惯、心理社会因素及住房紧张、交通拥挤、环境污染等是产生亚健康状态的原因。

三、亚健康与慢性疲劳综合征的关系研究

疲劳是亚健康状态最常见表现之一，也是慢性疲劳综合征的主症。目前，国内一些学者在提到亚健康时，都将其与慢性疲劳综合征画等号，将慢性疲劳综合征的诊断标准作为亚健康的诊断标准。实际上虽然亚健康和慢性疲劳综合征在某些症状表现上有相近之处，但两者在概念、范畴及表现上均存在不同，亚健康不等同于慢性疲劳综合征。

首先，二者概念范畴不同。慢性疲劳综合征是疾病范畴，虽然缺乏特异性实验室指标，仅为症状诊断，但有明确的诊断标准，在未形成慢性疲劳综合征阶段，可以属于疲劳性亚健康。其次，二者流行特征不同，人群发病率不同，预后也不同。慢性疲劳综合征不易恢复，亚健康状态经过调整，容易恢复到健康状态。另外，二者临床表现有交叉，都以疲劳为主，表现为耐力下降，在中医调理、预防干预原则、具体方法和手段方面有许多共同点。

从西医学的角度看，慢性疲劳综合征有特定的诊断标准及临床表现特征。它是以慢性疲劳为主要特征，并伴有其他躯体症状及认知功能损害和情绪障碍的一组症候群。该病以中青年女性多见，其发病可以散发，也可呈暴发形式流行。疲劳的特征是虚弱性的、严重的，可使人丧失能力，影响到躯体及脑力的功能活动，导致工作、教育、社会或个人活动水平较前有明显的下降，甚至严重到日常平均活动水平下降 50% 以上，卧床休息后不能明显缓解。

因此，亚健康虽然多表现有慢性疲劳，但不是特指满足一定特殊标准的慢性疲劳综合征，其范围是较为广泛的。慢性疲劳综合征已被正式纳入目前的疾病分类中，满足目前慢性疲劳综合征诊断标准者，不能再被认为是亚健康状态。

第二节　亚健康临床研究进展

一、评价技术研究进展

迄今为止，国际上尚无统一的亚健康状态诊断标准。1988 年美国疾病控制与预防中心（CDC）针对亚健康状态中最普遍的慢性疲劳综合征（CFS）制定了诊断标准。后来各个国家在此基础上制定了适合本国的诊断标准。我国亚健康研究起步较晚，目前尚缺乏统一的评价标准。郑恒等认为亚健康状态可能会由许多因素引起，主要的症状往往有多个，因此，要确定评价亚健康状态，需要考虑多种可能的症状，进行综合辨证。国内外研究者对亚健康的评价方法有以下几类。

（一）互联网背景下的远程健康监测仪

远程健康检测仪（TDS）是一种无创伤、十分钟内全面准确检测人体健康状况的高新技术产品，也是目前国内唯一可对亚健康状态进行量化测定的医疗器械，有人形象地把它称作人体健康的"天气预报"。它对被检测者存在的倾向性、潜在性疾病作出判断，提出进一步检查或对症调理的防治建议，有利于被检测者把握健康主动权，控制疾病的发生与发展。

现代医学研究证明，人体经络能够产生和传导生物电流，并与疾病的发生、发展、转归密切相关，经穴是人体经络生物信息之门，来自人体经穴的生物电流值能准确反映人体内部各脏腑部位的实时信息（美国 FDA 已将目前的体表电阻型经络测试仪列为合法产品）。TDS 运用电子感应器对人体十二经穴生物电流进行测定，通过病例分析数据库来分析人体器官组织的生理、病理实时状况，能准确显现人体体能、新陈代谢、免疫、植物神经、精神活动状态等人体综合机能指标及相关内脏器官生理、病理状况，从而对主要疾病予以提示，对存在的倾向性和潜在性疾病做出初步判断或提出进一步检查和防治的建议，并对各种常见病、多发病、包括部分重点防治疾病做出早期诊断，其技术特点及应用价值、范围见附录6。

（二）遗传学分析法

医用遗传学主要研究人类染色体和基因的结构与功能、基因突变与染色体畸变的类型、机制和频率，及遗传病的发病原因、遗传方式、诊断、防治等。

1. 基因诊断　基因是细胞内遗传物质的功能单位，带有遗传信息，其表达具有时空性，通过准确的自体复制，世代相传，控制和影响新一代个体特定性状的生长和发育。同时基因数量、质量、位置、空间变化及功能作用上的改变，均能发生隐潜性疾病。许多遗传病、免疫缺陷病、代谢病等难治病均与基因异常有关。常用的基因诊断技术：

（1）RFLP（限制性片段长度多态性）分析：识别并裂解某些特定 DNA 顺序的酶类，可将 DNA 切成不同的长度片段，这称为"限制性片段长度多态性"。不同的基因组片段长度与该个体将来要发生的某种疾病相关联，因此，用 RFLP 技术分析其不同片段长度，便可预知潜在疾病。

（2）PCR（多聚酶链式反应）分析：PCR 或 PCRA 是一种模拟天然 DNA 复制过程的体外扩增特异性 DNA 片段的分子生物学技术，应用 PCR 技术仅需 2 小时即可对怀孕 4 个月的胎儿诊断出是否有先天愚型。

（3）DNA 分子杂交分析：取羊水细胞的 DNA 和珠蛋白基因互补，由 DNA（cDNA）进行分子杂交测定胎儿的珠球蛋白是否缺失。

（4）基因探针诊断技术：基因探针通常用放射性元素或非放射性标记，由待放射自显影和显色反应进行产前诊断或检测病前的亚健康状态。其敏感性高，能精确检查 DNA 与 RNA 的最小量，特异性强，简便迅速，常用于诊断分析及分子杂交分析等。

2. 染色体诊断法　染色体是细胞核内由核酸与蛋白组成的线性结构，其异常、畸变及多态均可致病，同时基于常染色体的显性遗传、不完全显性遗传、共显性遗传使得染色体病表现多样性和隐性遗传等。显带染色体研究为基因定位和查明各种染色体畸变类型提供标记。细胞培养与制片染色技术的突破，应用低渗秋水仙素、植物血凝素等处理分裂细胞，对染色体的形态、结构和数目进行研究，常用于如先天性 21 三体型、18 三体型、慢性粒细胞白血病、特定标记染色体结构改变等疾病的诊断。

3. 遗传生化分析法　生化遗传学对遗传物质的理化性质及蛋白、酶等生物合成和机体代谢调控，及对遗传代谢病、免疫缺陷病进行研究，为分子未病学、亚健康学研究开辟了新路。常用检查方法有：

（1）产前检查，有羊水上清液、羊水细胞、绒毛膜细胞、羊水细胞染色质检测，母血、尿检测，基因工程分析等。

（2）病前诊断，有新生儿遗传代谢病普查、杂合子携带者检查、潜隐病理信息分析诊断。

（3）酶活力检查，代谢产物检测分析，如氨基酸、脂类、血浆循环蛋白、酶和核酸测量等。

（4）尿分析法检查小便，寻找异常代谢产物，如酪氨酸的降解产物尿黑酸，胱氨酸尿中有大量胱氨酸，戊尿糖症的尿中戊糖，普查苯丙酮尿可有效防治和减少神经发育障碍。

（5）电泳技术，如淀粉凝胶电脉研究酶在血清蛋白和细胞蛋白结构中是否异常。

（6）血液、羊水、脑脊液分析苯丙氨酸、胎甲球（AFP）、激素、胆红素、酶、磷脂等，为代谢性缺陷病防治提供条件。

4. 遗传毒理分析法

（1）CA（染色体畸变）法：染色体畸变即染色体异常，它包括染色体数目畸变和染色体结构畸变，即某种内部或外界的原因使染色体数目或结构失去稳定性，就会引起疾病。用人体外培养的淋巴细胞取得染色体，进行染色体数目和结构的分析又称为染色体组型分析，可发现其数目和结构的异常，以此判断此人是否带有亚健康病理信息。

（2）SCE（姊妹染色体单体互换）法：其原理是体内的修复系统对染色体中受损

DNA进行重组修复，使基因不发生突变。在试验中人为地加入与胸腺嘧啶核苷酸（T）结构类似、分子较大、可以代替T而参入DNA的溴尿嘧啶核苷（5-Brdu）作为DNA修复的指标，Geimsa染色后，在显微镜下统计出SCE数目与正常值相比较，若SCE升高，则说明此人的DNA损伤程度严重、待测物具有致变毒性作用。

（3）MN（微核）法：微核是一种染色体异常现象。某种化学物质作用使分裂间期的细胞染色体受到损伤，分裂中期就会出现染色体断裂，分裂后期染色体断片滞留在赤道附近，分裂末期，当其他染色体形成子细胞核时这些染色体断片就形成微核。微核方法已被普遍采用，具有操作简便、观察容易且迅速，对照本底水平低，结果可信度高等优点。

5. 遗传工程分析法　遗传工程是指将外源遗传物质转移到受体生物中，从而使受体生物获得新的遗传属性。其对防治遗传性疾病起到积极作用，通过内切酶、末端脱氧核苷酸转移酶、DNA连接酶，反向转录酶实验技术，利用黏接法、端端连接法等进行基因拼接，矫正基因缺陷，重组基因或遗传物质，进而根治遗传病。通过遗传密码分析，进行简并、摆动配对，密码标点点注，进行人工基因合成，或从基因序列中筛选相应基因，进行扩增，将不同来源的原核生物基因重组并引进原核生物中去，随原生物基因被转移至原核，再从生物基因表达控制研究来认识未病的隐证、显证，从而使细胞的分化、遗传、个体生长发育、衰变、癌变等理论得到长足发展。基因库与cDNA的建立，基因的人工合成，为未病亚健康学防治开辟了新的前景。

6. 遗传免疫分析法　免疫遗传学主要研究抗原、抗体、补体及干扰素等免疫活性物质对遗传的控制，以及正常和异常免疫反应的遗传机制和遗传方式，是亚健康检测评估的重要的方法之一。免疫遗传病是免疫系统有遗传异常所致的疾病，应包含免疫缺陷、免疫功能和免疫调节失常等疾病，常见于原发性免疫缺乏病、变态反应性疾病。免疫疾病复杂、多样，早期发现可以及时治疗，防止病情发展及产生不良后果。常用的检测方法有临床、实验免疫微医学检查及流行病学分析等。

（三）中医评价法的研究

中医传统医学对亚健康的"九诊综合评估"被认为是一套科学的亚健康评估体系。另外，脉象检测评定法是依照中医脉诊全息论观点，试图用脉图检测的方法分析脉图参数，筛选出对亚健康状态有诊断意义的脉图指标，通过结合调查问卷评定亚健康人群。此外，韦玉科等开发的亚健康状态常见症状临床诊断系统运用于测定人体亚健康状况，同中医专家诊断的实际情况基本相符，表明模糊神经网络技术可以在中医诊断系统的开发中发挥较好的作用。

二、治疗措施的研究进展

（一）西医治疗措施的研究进展

西医药物治疗对改善亚健康患者的症状、提高免疫功能、抗疲劳、抗抑郁等方面具有一定的疗效，但亚健康是涉及患者、躯体、精神、社会环境等多方面状态的一种综合征，因此还必须结合社会环境、经济文化、心理因素及自身体质等全面综合考虑。

物理疗法在亚健康治疗中的作用也逐渐得到重视，物理疗法是指将光、热、电、磁、声、气体、水等因子作用于机体，进行保健和疾病治疗。其可作用于身体的各个部位，改善局部不适感及症状。可用于颈、肩部、腰腿疼痛、肥胖、便秘、失眠等亚健康疾病。

（二）中医干预措施的研究进展

中医在特定历史条件下形成的望、闻、问、切四诊合参，是了解症状、体征、诊断病理状态的最佳方法之一，它能够比较全面而又可靠地了解疾病状态，为进一步分析其病变机理提供客观依据。它通过望、闻、问、切等手段，在不干扰生命状态的前提下，动态把握机体整体的各种病理信息，将四诊收集的各种现象和体征加以分析、综合和概括，并判断出人体的生理反应类型（体质）与病理反应状态（证型），这正是中医学的特点和对人体生命的独特见解，它以调整阴阳、扶正祛邪等思想为指导，运用综合调理的方法，消除异常、失调的病理状态，并使之恢复正常的协调的生理状态，通过调整以提高机体的抗病力和康复力。

亚健康状态属于中医"未病"范畴。中医认为健康的生活、行为、工作方式是提高生命质量、预防亚健康和疾病发生的根本方法，其主张的饮食有节、起居有常、情志调畅、劳逸适度是对人体养生之术的高度总结和概括。

三、结语

亚健康状态的研究已经取得了一定的进展，为人类的疾病预防和延年益寿等做出了应有的贡献。值得一提的是大量关于亚健康的研究成果，与中医学理论有着许多惊人的相似，在"治未病"思想指导下，取得了显著的疗效，积累了一定的经验，为祖国医学在更广阔领域的发展提供了一个新的思路。由于亚健康状态的研究刚刚起步，目前还面临着许多尚待解决的问题，如针对亚健康状态的确切病因还未达成共识。就诊断方面来看，目前还未在世界范围内形成统一的金标准，对于分型和治疗还有待进一步的规范化。如何进一步提高干预措施的针对性和效果，并建立亚健康状态的中医药干预体系，将是下一步研究的重点，传统中医药如何与现代科技结合，便捷有效地干预亚健康也是值得我们进一步思考和探究的方向。现代医学的快速发展，要求我们医护工作者自觉地从单纯治病转向预防、保健等方面的综合发展。亚健康状态研究已经发展成为一个医学、心理学、社会学、哲学、人体科学等多学科交叉的最前沿的有关人类健康的边缘学科，也标志着医学对疾病的策略从治疗转向预防的根本性变化。中医学应抓住机遇，适应变化，继承、发掘在亚健康状态方面的认知经验，努力探讨传统中医药对亚健康状态的防治原则和办法，总结制定规范的、统一的临床检测评估、干预标准，进而丰富中医理论及实践，充分展示中医在促进身心健康、防治身心疾病方面的优势，拓展自身生存的空间。中医药调理干预亚健康状态的研究必将对新世纪的人类医学产生积极影响。

附录 ▷▷▷▷
....

附录一　疲劳评定相关量表

疲劳评定量表（FAI）

说明：疲劳意为一种倦怠感，精力不够或周身感到精疲力竭。下面是一组与疲劳有关的句子。请逐条阅读，并根据在此前 2 周的情况确定您是否同意以及程度如何。如果您完全同意，选"7"；如果完全不同意，选"1"；如果觉得介于两者之间，在"1"与"7"之间选择适合您的一个数字。中间值是"4"，当您的情况完全居中时，可选此值。

	完全不同意						完全同意
1. 当我疲劳时，我感觉到昏昏欲睡。	1	2	3	4	5	6	7
2. 当我疲劳时，我缺乏耐心。	1	2	3	4	5	6	7
3. 当我疲劳时，我做事的欲望下降。	1	2	3	4	5	6	7
4. 当我疲劳时，我集中注意力有困难。	1	2	3	4	5	6	7
5. 运动使我疲劳。	1	2	3	4	5	6	7
6. 热的环境导致我疲劳。	1	2	3	4	5	6	7
7. 长时间的懒散使我疲劳。	1	2	3	4	5	6	7
8. 精神压力导致我疲劳。	1	2	3	4	5	6	7
9. 情绪低落使我疲劳。	1	2	3	4	5	6	7
10. 工作导致我疲劳。	1	2	3	4	5	6	7
11. 我的疲劳在下午加重。	1	2	3	4	5	6	7
12. 我的疲劳在晨起加重。	1	2	3	4	5	6	7
13. 进行常规的日常活动增加我的疲劳。	1	2	3	4	5	6	7
14. 休息可减轻我的疲劳。	1	2	3	4	5	6	7
15. 睡眠减轻我的疲劳。	1	2	3	4	5	6	7
16. 处于凉快的环境时，可减轻我的疲劳。	1	2	3	4	5	6	7
17. 进行快乐、有意义的事情可减轻我的疲劳。	1	2	3	4	5	6	7
18. 我比以往容易疲劳。	1	2	3	4	5	6	7
19. 疲劳影响我的体力活动。	1	2	3	4	5	6	7

20. 疲劳使我的身体经常出毛病。	1	2	3	4	5	6	7
21. 疲劳使我不能进行持续性体力活动。	1	2	3	4	5	6	7
22. 疲劳对我胜任一定的职责与任务有影响。	1	2	3	4	5	6	7
23. 疲劳先于我的其他症状出现。	1	2	3	4	5	6	7
24. 疲劳是我最严重的症状。	1	2	3	4	5	6	7
25. 疲劳属于我最严重的 3 个症状之一。	1	2	3	4	5	6	7
26. 疲劳影响我的工作、家庭或生活。	1	2	3	4	5	6	7
27. 疲劳使我的其他症状加重。	1	2	3	4	5	6	7
28. 现在我具有的疲劳在性质或严重程度上与以往我出现过的疲劳不同。	1	2	3	4	5	6	7
29. 我运动后出现的疲劳不容易消失。	1	2	3	4	5	6	7

疲劳问卷（FS）

填表注意项：下面十四条文字，请仔细阅读后，根据您近两周的感受，在与您的情况相符的答案方格内打钩。

	是	否
1. 你目前有被疲劳困扰的情况吗？	☐	☐
2. 你是否需要更多的休息？	☐	☐
3. 你感觉到犯困或昏昏欲睡吗？	☐	☐
4. 你在着手做事情时是否感到费力？	☐	☐
5. 你在着手做事情时并不感到费力，但当你继续做时是否感到力不从心？	☐	☐
6. 你感觉到体力不够吗？	☐	☐
7. 你感觉到你的肌肉力量比以前减小了吗？	☐	☐
8. 你感觉到虚弱吗？	☐	☐
9. 你集中注意力有困难吗？	☐	☐
10. 你在思考问题时头脑像往常一样清晰、敏捷吗？	☐	☐
11. 你在讲话时出现口齿不利落吗？	☐	☐
12. 讲话时，你发现找到合适的字眼很困难吗？	☐	☐
13. 你现在的记忆力像往常一样吗？	☐	☐
14. 你还喜欢做过去习惯做的事情吗？	☐	☐

附录二　焦虑自评量表（SAS）

　　下面有 20 条文字，请仔细阅读每一条，把意思弄明白，然后根据您最近 1 周的实际感觉，在适当的方格内画钩。每 1 条文字后有 4 个方格，A 表示没有或很少时间；B 表示少部分时间；C 表示相当多时间；D 表示绝大部分或全部时间；E 表示由工作人员评定。

	A	B	C	D	E
1. 我觉得比平常容易紧张和着急。	☐	☐	☐	☐	☐
2. 我无缘无故地感到害怕。	☐	☐	☐	☐	☐
3. 我容易心里烦乱或觉得惊恐。	☐	☐	☐	☐	☐
4. 我觉得我可能将发疯。	☐	☐	☐	☐	☐
5. 我觉得一切都很好，也不会发生什么不幸。	☐	☐	☐	☐	☐
6. 我手脚发抖打颤。	☐	☐	☐	☐	☐
7. 我因为头痛、颈痛和背痛而苦恼。	☐	☐	☐	☐	☐
8. 我感觉容易衰弱和疲乏。	☐	☐	☐	☐	☐
9. 我觉得心平气和，并且容易安静坐着。	☐	☐	☐	☐	☐
10. 我觉得心跳很快。	☐	☐	☐	☐	☐
11. 我因为一阵阵头晕而苦恼。	☐	☐	☐	☐	☐
12. 我有晕倒发作或觉得要晕倒似的。	☐	☐	☐	☐	☐
13. 我呼气吸气都感到很容易。	☐	☐	☐	☐	☐
14. 我手脚麻木和刺痛。	☐	☐	☐	☐	☐
15. 我因为胃痛和消化不良而苦恼。	☐	☐	☐	☐	☐
16. 我常常要小便。	☐	☐	☐	☐	☐
17. 我的手常常是干燥温暖的。	☐	☐	☐	☐	☐
18. 我脸红发热。	☐	☐	☐	☐	☐
19. 我容易入睡，并且一夜睡得很好。	☐	☐	☐	☐	☐
20. 我做噩梦。	☐	☐	☐	☐	☐

总分：＿＿＿＿

附录三 汉密尔顿抑郁量表(HAMD)

HAMD 量表是临床上评定抑郁状态时最常用的量表。(17 项版)
项目和评定标准:(0)为无;(1)轻度;(2)中度;(3)重度;(4)很重。

1. 抑郁情绪

- 只在问到时才叙述;(1)
- 在言语中自发地表达;(2)
- 不用言语也可从表情、姿势、声音或欲哭中流露出这种情绪;(3)
- 病人的自发语言和非自发语言(表情、动作),几乎完全表现为这种情绪。(4)

2. 有罪感

- 责备自己,感到自己已连累他人;(1)
- 认为自己犯了罪,或反复思考以往的过失和错误;(2)
- 认为目前的疾病,是对自己错误的惩罚,或有罪恶妄想;(3)
- 罪恶妄想伴有指责或威胁性幻觉。(4)

3. 自杀

- 觉得活着没意义;(1)
- 希望自己已经死去,或常想到与死有关的事;(2)
- 消极观念(或自杀念头);(3)
- 有严重自杀行为。(4)

4. 入睡困难

- 主诉有时有入睡困难,即上床后半小时仍不能入睡;(1)
- 主诉每晚均有入睡困难。(2)

5. 睡眠不深

- 睡眠浅,多噩梦;(1)
- 半夜(晚上 12 点以前)曾醒来(不包括上厕所)。(2)

6. 早醒

- 有早醒,比平时早醒 1 小时,但能重新入睡;(1)
- 早醒后无法重新入睡。(2)

7. 工作和兴趣

- 提问时才诉述;(1)
- 自发地直接或间接表达对活动、工作或学习失去兴趣,
- 如感到无精打采,犹豫不决,不能坚持或需强迫自己去工作或活动;(2)
- 病时劳动或娱乐不足 3 小时;
- 任何活动或者没有他人帮助便不能完成病时日常事务。(3)
- 因目前的疾病而停止工作,住院患者不参加。(4)

8. 迟缓：指思维和语言缓慢，注意力难以集中，主动性减退

- 精神检查中发现轻度迟缓；（1）
- 精神检查中发现明显迟缓；（2）
- 精神检查进行困难；（3）
- 完全不能回答问题（木僵）。（4）

9. 激越

- 检查时表现得有些心神不定；（1）
- 明显的心神不定或小动作多；（2）
- 不能静坐，检查中曾站立；（3）
- 搓手，咬手指，扯头发，咬嘴唇。（4）

10. 精神性焦虑

- 问到时才诉述；（1）
- 自发地表达；（2）
- 表情和言谈流露明显忧虑；（3）
- 明显惊恐。（4）

11. 躯体性焦虑：指焦虑的生理症状，包括口干、腹胀、腹泻、打嗝、腹绞痛、心悸、头痛、过度换气和叹息，以及尿频和出汗等

- 轻度；（1）
- 中度，有肯定的上述症状；（2）
- 重度，上述症状严重，影响生活或需处理；（3）
- 严重影响生活和活动。（4）

12. 胃肠道症状

- 食欲减退，但不需他人便自行进食；（1）
- 进食需他人催促或请求或需要应用泻药或助消化药。（2）

13. 全身症状

- 四肢、背部或颈部沉重感，背痛，头痛，肌肉疼，全身乏力或疲倦；（1）
- 上述症状明显。（2）

14. 性症状：指性欲减退、月经紊乱等

- 轻度；（1）
- 重度；（2）
- 不能肯定，或该项对被评者不适合。（不计入总分）

15. 疑病

- 对身体过分关注；（1）
- 反复考虑健康问题；（2）
- 有疑病妄想；（3）
- 伴幻觉的疑病妄想。（4）

16. 体重减轻

- 一周内体重减轻 1 斤以上；（1）
- 一周内体重减轻 2 斤以上。（2）

17. 自知力

- 知道自己有病，表现为忧郁；（0）
- 知道自己有病，但归于伙食太差、环境问题、工作过忙、病毒感染或需要休息等；（1）
- 完全否认有病。（2）

附录四　匹兹堡睡眠质量指数量表（PSQI）

条目	项目	评分			
		0分	1分	2分	3分
1	近1个月，晚上上床睡觉通常在 _____ 点钟				
2	近1个月，从上床到入睡通常需要 _____ 分钟	□≤ 15 分钟	□ 16~30 分钟	□ 31~60 分钟	□≥ 60 分钟
3	近1个月，通常早上 _____ 点起床				
4	近1个月，每夜通常实际睡眠 _____ 小时（不等于卧床时间）				
5	近1个月，因下列情况影响睡眠而烦恼				
	a. 入睡困难（30分钟内不能入睡）	□无	□< 1 次 / 周	□ 1~2 次 / 周	□≥ 3 次 / 周
	b. 夜间易醒或早醒	□无	□< 1 次 / 周	□ 1~2 次 / 周	□≥ 3 次 / 周
	c. 夜间去厕所	□无	□< 1 次 / 周	□ 1~2 次 / 周	□≥ 3 次 / 周
	d. 呼吸不畅	□无	□< 1 次 / 周	□ 1~2 次 / 周	□≥ 3 次 / 周
	e. 咳嗽或鼾声高	□无	□< 1 次 / 周	□ 1~2 次 / 周	□≥ 3 次 / 周
	f. 感觉冷	□无	□< 1 次 / 周	□ 1~2 次 / 周	□≥ 3 次 / 周
	g. 感觉热	□无	□< 1 次 / 周	□ 1~2 次 / 周	□≥ 3 次 / 周
	h. 做噩梦	□无	□< 1 次 / 周	□ 1~2 次 / 周	□≥ 3 次 / 周
	i. 疼痛不适	□无	□< 1 次 / 周	□ 1~2 次 / 周	□≥ 3 次 / 周
	j. 其他影响睡眠的事情如有，请说明	□无	□< 1 次 / 周	□ 1~2 次 / 周	□≥ 3 次 / 周
6	近1个月，总的来说，您认为您的睡眠质量	□很好	□较好	□较差	□很差
7	近1个月，您用药物催眠的情况	□无	□< 1 次 / 周	□ 1~2 次 / 周	□≥ 3 次 / 周
8	近1个月，您常感到困倦吗	□无	□< 1 次 / 周	□ 1~2 次 / 周	□≥ 3 次 / 周
9	近1个月您做事情的精力不足吗	□没有	□偶尔有	□有时有	□经常有

附录五　健康状况调查问卷（SF-36）

　　以下问题是询问您对自己健康状况的看法，您自己觉得做日常活动的能力怎么样。如果您不知如何回答是好，就请您尽量给出最好的答案，并在本问卷最后的空白处写上你的注释与评论。

	请√一个答案	
1.总体来讲，您的健康状况是：	非常好	○
	很好	○
	好	○
	一般	○
	差	○
2.跟一年前相比，您觉得您现在的健康状况是：	比一年前好多了	○
	比一年前好一些	○
	跟一年前差不多	○
	比一年前差一些	○
	比一年前差多了	○

健康和日常活动

3. 以下这些问题都与日常活动有关。请您想一想，您的健康状况是否限制了这些活动？如果有限制，程度如何？

请在每一行√一个答案

	有限制 限制很大	有限制 有些限制	毫无 限制
（1）重体力活动，如跑步、举重物、参加剧烈运动等	○	○	○
（2）适度的活动，如移动一张桌子、扫地、打太极拳、做简单体操等	○	○	○
（3）手提日用品，如买菜、购物等	○	○	○
（4）上几层楼梯	○	○	○
（5）上一层楼梯	○	○	○
（6）弯腰、屈膝、下蹲	○	○	○
（7）步行 1600m 以上的路程	○	○	○
（8）步行 800m 的路程	○	○	○
（9）步行 100m 的路程	○	○	○
（10）自己洗澡、穿衣	○	○	○

4. 在过去四个星期里，您的工作和日常活动有无因为身体健康的原因而出现以下这些问题？

对每条问题请回答"是"或"不是"

	是	不是
（1）减少了工作或活动的时间	○	○

（2）本来想要做的事情只能完成一部分 ○ ○

（3）想要干的工作和活动的种类受到限制 ○ ○

（4）完成工作或其他活动困难增多（比如需要额外的努力） ○ ○

5. 在过去四个星期里，您的工作和日常活动有无因为情绪的原因（如压抑或者忧虑），而出现以下问题?

对每条问题请回答"是"或"不是"

是　　不是

（1）减少了工作或活动的时间 ○ ○
（2）本来想要做的事情只能完成一部分 ○ ○
（3）干事情不如平时仔细 ○ ○

6. 在过去的四个星期里，你的健康或情绪不好在多大程度上影响了您与家人、朋友、邻居或集体的正常社会交往?

请√一个答案:

安全没影响 ○

有一点影响 ○

中等影响 ○

影响很大 ○

影响非常大 ○

7. 过去四个星期里，您有身体疼痛吗?

完全没有疼痛 ○

稍微有一点疼痛 ○

有一点疼痛 ○

中等疼痛 ○

严重疼痛 ○

很严重疼痛 ○

8. 过去四个星期里，身体上的疼痛影响你的工作和家务事吗?

完全没有影响 ○

有一点影响 ○

中等影响 ○

影响很大 ○

影响非常大 ○

您的感觉

9. 以下这些问题有关过去一个月里您自己的感觉，对每一条问题所说的事情，你的情况是什么样的？请圈出最接近您的情况的那个答案。

请在每一条问题后√出一个答案

持续的时间	所有的时间	大部分时间	比较多时间	一部分时间	一小部分时间	没有这种感觉
（1）您觉得生活充实	○	○	○	○	○	○
（2）您是一个敏感的人	○	○	○	○	○	○
（3）您情绪非常不好，什么事都不能使您高兴	○	○	○	○	○	○
（4）您心里很平静	○	○	○	○	○	○
（5）您做事精力充沛	○	○	○	○	○	○
（6）你的情绪低落	○	○	○	○	○	○
（7）你觉得精疲力尽	○	○	○	○	○	○
（8）您是个快乐的人	○	○	○	○	○	○
（9）您感觉厌烦	○	○	○	○	○	○
（10）不健康影响了您的社会活动（如走亲访友等）	○	○	○	○	○	○

总体健康情况

10. 请看下列每一条问题，哪一种答案最符合您的情况？

请在每一条问题后√一个答案

	绝对正确	大部分正确	不能肯定	大部分错误	绝对错误
（1）我好像比别人容易生病	○	○	○	○	○
（2）我跟周围人一样健康	○	○	○	○	○
（3）我认为我的健康状况在变坏	○	○	○	○	○
（4）我的健康状况非常好	○	○	○	○	○

评分原则：

（1）该量表为 MOS-SF36 生存质量量表中文版。

（2）评分原则是分量表及各条目积分越高，则表示健康状况越佳。

（3）SF-36 量表包括 36 个条目，可归纳为 8 个分量表，详见正文。

（4）评分的标准化

·条目积分的正向化处理：有些条目的原始积分越高，反而健康状况越差，需做正向化，如条目

1（SF1）：原始积分 1 分表示总体健康状况非常好，5 分表示总体健康状况非常差，则在评分时，应为转化后积分。

· 原始积分需转化成标准积分（百分制），转化公式为：

标准积分 =（原始积分—该条目最低分值）×100/（该条目最高分值—该条目最低分值）。

说　明

SF-36 作为简明健康调查问卷，它从生理机能、生理职能、躯体疼痛、一般健康状况、精力、社会功能、情感职能以及精神健康 8 个方面全面概括了被调查者的生存质量。

1. 生理机能（PF, Physical Functioning） 测量健康状况是否妨碍了正常的生理活动。条目：3。

2. 生理职能（RP, Role-Physical） 测量由于生理健康问题所造成的职能限制。条目：4。

3. 躯体疼痛（BP, Bodily Pain） 测量疼痛程度以及疼痛对日常活动的影响。条目：7、8。

4. 一般健康状况（GH, General Health） 测量个体对自身健康状况及其发展趋势的评价。条目：1、10。

5. 精力（VT, Vitality） 测量个体对自身精力和疲劳程度的主观感受。条目：9.1、9.5、9.7、9.9。

6. 社会功能（SF, Social Functioning） 测量生理和心理问题对社会活动的数量和质量所造成的影响，用于评价健康对社会活动的效应。条目：6、9.10。

7. 情感职能（RE, Role-Emotional） 测量由于情感问题所造成的职能限制。条目：5。

8. 精神健康（MH, Mental Health） 测量四类精神健康项目，包括激励、压抑、行为或情感失控、心理主观感受。条目：9.2、9.3、9.4、9.6、9.8。

另有健康变化（HT, Reported Health Transition），用于评价过去一年内健康状况的总体变化情况。条目：2。

附录六　　远程健康检测仪的技术特点及应用价值、范围

1. 技术特点

• 安全：无创伤、无辐射、无痛苦、非侵入。

• 全面：呈现人体体能、代谢、免疫、植物神经功能和精神活动状态，各系统、器官的生理病理状态。

• 专业：TDS 数据库的建立是大量病例资料的临床验证和统计分析的结果。

• 超前：通过检测出的生物电流值的异常变化，提示人体的亚健康状态，有利于疾病的早期预防，早期诊断和早期治疗。

• 快捷：只需 10 分钟，即可完成检测。

• 方便：随时随地通过互联网检测，并及时建立个人健康档案。

2. 应用价值

• 全身检查：在短时间内，无须患者明确检查项目，就能检测人体机能、新陈代谢、心理压力、运动骨骼、植物神经等人体综合机能指标及相关内脏器官生理病理状况，从而减少盲区，防止漏诊。

• 早期诊断：在病人无明显症状体征的情况下，可以通过数据显示病变趋势与征兆。

• 疗效判断与病情观察：对临床治疗效果，包括药品、保健品应用效果能进行客观评估，可以便捷地跟踪观察疾病转归过程。

• 可为中医临床辨证辨病提供较为客观的量化依据：可作为各类医院"亚健康专科门诊"或其他门诊"首检分诊"的主要技术支持设备；或作为社区医疗机构、诊所的主要检查设施；也可用于人体健康检查或某些系统疾病的普查筛查和心理、精神疾病诊断及观察的参考指标。

• 准确提示亚健康状况：连续的健康检测可对亚健康状况做出量化测定，并及时建立个人健康档案，指导 OTC 药品和保健品的合理使用。

3. 应用范围

• 进入综合医院、中医院为其开设"亚健康门诊"及普通门诊的"首检分诊"提供技术支持服务。从而提高医院已有医疗设备的使用效率，完善医院的配套服务，增强医院的综合竞争力。

• 进入社区医疗机构或乡镇卫生院，为其提供初诊和综合诊病的技术支持，并充分发挥互联网的功能为基层医疗机构提供高水平的专家支持服务。

• 进入大型企业、事业单位或政府机关、部队医疗机构开展规模化的体检及健康管理服务，对特殊工作单位的从业人员提供心理状态、身体综合素质、潜在脏腑病变趋势的评估提供管理和咨询服务。

主要参考文献 ▷▷▷▷

[1] 罗仁 . 中西医结合亚健康研究新进展 [M]. 北京：人民卫生出版社，2017.

[2] 维克托 .R. 福克斯著 . 谁将生存？健康、经济学和社会选择 [M]. 罗汉，焦艳，朱雪琴译 . 上海：上海人民出版社，2000.

[3] 蔡青青，蔡芳川 . 21 世纪大健康的理念及其时代特征 [J]. 体育科学研究，2003，7（3）：53-55.

[4] 朱广家 . 健康内涵初探 [J]. 江苏卫生保健，2002，4（1）：51.

[5] 徐斌，王效道，刘士林 . 心身医学：心理生理学基础与临床 [M]. 北京：中国科学技术出版社，2000.

[6] 王颖，张晓明 . 建立我国群体健康指数评估系统的研究 [J]. 福建体育科技，2005，24（6）：24-28.

[7] 戴青梅，王立英，刘素英 . 医护人员职业性损伤的危险因素及防护对策 [J]. 中华护理杂志，2002，37（7）：532-534.

[8] 黄津芳，刘玉莹 . 护理健康教育学 [M]. 北京：科学技术文献出版社，2000.

[9] 许兵，王斌会，胡敏燕 . 自测健康评定量表的研制与考评 [J]. 中国行为医学，2000，9（1）：65-68.

[10] 杨云滨，许兵，王斌会 . 一般人群自测健康的研究 [J]. 中国行为医学，2000，9（2）：87-89.

[11] 赵瑞芹，宋振峰 . 亚健康问题研究进展 [J]. 国外医学社会医学分册，2002，19（1）：10.

[12] 王育学 . 亚健康：21 世纪健康新概念 [M]. 南昌：江西科学技术出版社，2002.

[13] 孙宪民，任平 . 关于亚健康若干问题的思考 [J]. 中国误诊学杂志，2002，2（8）：1255-1256.

[14] 祝恒琛，谢成 . 亚健康 [M]. 北京：中国医药科技出版社，2002.

[15] 李莹，包国金，张家忠 . 亚健康状态的研究现状及展望 [J]. 中国疗养医学，2009，5：421-422.

[16] F.D. 沃林斯基 . 健康社会学 [M]. 北京：社会科学文献出版社 .1999.

[17] 杨忠伟 . 人类健康概念解读 [J]. 体育学刊，2004，11（1）：132-133.

[18] 李董男 . 试论中国传统养生的原则和目标 [J]. 北京中医药大学学报，2013，36（4）：227-231.

[19] 陈岩波 . 中国古代养生思想演变的基本规律研究 [J]. 黑龙江科技信息，2012，

（16）：115.

[20] 孙中堂.中国古代养生概述 [J].中华医史杂志，2010，4（3）：185.

[21] 杨运高.中医养生四大主要流派之研究 [J].国医论坛，1991，3（2）：22-25.

[22] 王琦.弘扬中医养生文化促进人类健康文明——在国家部级以上干部学习班上的讲稿 [J].中医药通报，2007，6（1）：1-5.

[23] 王月云，尹平.亚健康的流行现状与研究进展 [J].中国社会医学杂志，2007，24（2）：140-142.

[24] Working Group of the Royal Australasian College of Physicians.Chronic fatigue syndrome.Clinical practice guidelines-2002[J].Med J Aust，2002，176（1）：23-561.

[25] 世界中医药学会联合会亚健康专业委员会.首届世界亚健康学术大会资料汇编 [C].北京：2006.

[26] 王佳佳，薛晓琳，张雅静，等.亚健康发生的流行病学特征及相关因素研究现状 [A].中华中医药学会编.2008 年'治未病'及亚健康防治论坛论文集 [C].长沙：中华中医药学会，2008：202-207.

[27] 于春泉，刘洋，汪洋，等.3568 例亚健康人群人口学特点的分层分析 [J].天津中医药，2006，23（1）：20-23.

[28] 鞠宝兆，冯居秦.中医养生与亚健康调理 [M].北京：中国中医药出版社，2015.

[29] He M，Wang Q，Zhu S，et al.Health related quality of life of doctors and nurses in China：findings based on the latest open access data[J].Qual Life Res.2012，21（10）：1727-1730.

[30] Dong J，Iat JP，Yan YX.Status of Subhealth and Its Influencing Factors in Some Professional Populations in Beijing[J].Chinese General Practice，2011，14（10A）：3275-3278.

[31] 刘雨果，黄志刚，罗皓，等.东莞市外来农民工亚健康现状调查 [J].重庆医学，2017，46（29）：4116-4120.

[32] 刘艳艳，陈淑娟，黄建华，等.深圳某私营企业工人亚健康现状及其影响因素研究 [J].热带医学，2010，10（4）：394-397.

[33] 罗仁，曹明满.健康研究新进展 [A].中华中医药学会编.第五次"治未病"及亚健康防治论坛暨 2014 年中华中医药学会亚健康分会年会论文集 [C].桂林：中华中医药学会，2014：257-260.

[34] 世界医学协会健康的社会决定因素报告 [R].中国全科医学，2012，15（2）：113.

[35] 李鲁，王红妹，沈毅.SF-36 健康调查量表中文版的研制及其性能测试 [J].中华预防医学杂志，2002，36（2）：109-113.

[36] 中华人民共和国卫生部，中华人民共和国科学技术部，中华人民共和国国家统计局.中国居民营养与健康现状 [J].中国心血管病研究杂志，2004，2（12）：919-922.

[37] 王琦．中医未病学 [M].北京：中国中医药出版社，2015.

[38] 孙涛．亚健康学基础 [M].北京：中国中医药出版社：2009.

[39] 林元新，严道南．从"治未病"天人相应理论防治鼻衄的经验体会 [A].中华中医药学会耳鼻喉科分会第二十三次学术年会、世界中联耳鼻喉口腔科专业委员会第九次学术年会论文集 [C]，张家港：中华中医药学会，2017：187.

[40] 刘改花．治未病思想在小儿咳嗽变异性哮喘中的临床运用体会 [J].四川中医，2018，36（3）：149-152.

[41] 王珏莲，潘静琳，黄仲羽．国医大师邓铁涛调理脾胃治未病理论与实践探析 [J].广州中医药大学学报，2018，35（3）：525-528.

[42] 陈相宜，吴承艳．《脾胃论》治未病思想探讨 [J].中医药导报，2018，24（4）：25-27.

[43] 张慧静．运用"治未病"思想探讨中医体质在慢性泄泻中的应用 [J].辽宁中医药大学学报，2015，17（3）：136-138.

[44] 徐丽，王河宝，等．以"治未病"思想为指导的中医健康管理在脂肪肝中的应用 [J].江西中医药，2018，49（2）：15-17.

[45] 宋晓龙，瞿惠燕，等．周华教授基于"治未病"理论防治心力衰竭及鹿角系列方运用经验 [J].中西医结合心脑血管病杂志，2018，16（2）：236-238.

[46] 丁元庆，张安玲．基于"治未病"原则探讨络病的几个问题 [A].第十一届国际络病学大会论文集 [C]，石家庄：中华中医药学会，2015：127-128.

[47] 张彩霞．运用"治未病"理念对老年良性前列腺增生的护理探讨 [J].中国民族民间医药，2012，21（6）：100.

[48] 徐海燕，陈娟，等．"治未病"理论对防治中风的指导意义 [J].湖南中医杂志，2016，32（6）：149-150.

[49] 史丽伟，倪青．《伤寒杂病论》治未病思想在糖尿病三级预防中的应用 [J].辽宁中医杂志，2018，45（7）：1383-1386.

[50] 刘竹林，李淑彦．基于"治未病"理论探讨亚临床甲状腺功能减退症的防治 [J].中医药临床杂志，2017，29（12）：2040-2044.

[51] 司裕．中医药治未病理论在骨伤科疾病防治中的应用 [J].新疆中医药，2016，34（04）：105-107.

[52] 王河宝，杨菲．中医"治未病"思想在恶性肿瘤全程防治中的作用研究 [J].江西中医药大学学报，2018，30（02）：18-19+58.

[53] 王俊壹，程海波．基于"治未病"思想探讨癌毒病机理论在肿瘤防治中的应用 [J].中医杂志，2018，59（12）：1014-1016.

[54] 朱曙明．"治未病"理论在中医妇科中的运用 [J].中医药管理杂志，2018，26（09）：7-8.

[55] 邓月娥．古代妇产科文献中月经期"治未病"的思想与方法 [J].福建中医药，2018，49（04）：54-55.

[56] 魏天星.数字化管理模式在做实居民健康管理中的探索 [J].上海预防医学.2018，30（4）：290-294.

[57] 顾东晓，周静怡，王晓玉，等.国际个性化健康管理研究热点与发展趋势的信息计量分析 [J].现代情报.2018，38（2）：122-129.

[58] 张晓天，钱呈秋.亚健康体质养生指导 [M].北京：科学出版社，2015.

[59] 何清湖.亚健康临床指南 [M].北京：中国中医药出版社，2009.

[60] 彭玉清，葛辛，张燕，等.膏方在体质调养中的运用 [A].中华中医药学会第十次全国中医体质学术年会论文汇编 [C].，2012：340-343.

[61] 蔡圣云.以医学人道主义伦理思想指导住院患者的健康教育 [J].中国医学伦理学，2002（05）：8.

[62] 王琦，靳琦.亚健康中医体质辨识与调理 [M].北京：中国中医药出版社，2012.

[63] 国家食品药品监督管理总局执业药师资格认证中心.国家执业药师考试指南中药综合知识与技能 [M].第 7 版.北京：中国医药科技出版社，2018.

[64] 饶健.连锁药店执业药师基础训练手册 [M].长沙：湖南科学技术出版社，2018.